Fach-
buch
Klett-Cotta

Roland Kachler

Die Therapie des Inneren Kindes

Konzepte und Methoden für Beratung und Psychotherapie

Klett-Cotta

MIX
Papier | Fördert gute Waldnutzung
FSC® C014889

Klett-Cotta
www.klett-cotta.de
J G. Cotta'sche Buchhandlung Nachfolger GmbH
Rotebühlstraße 77, 70178 Stuttgart
Fragen zur Produktsicherheit: produktsicherheit@klett-cotta.de

Cover: Bettina Herrmann, Stuttgart
unter Verwendung eines Fotos von © photocase/Manja
Gesetzt von Eberl & Koesel Studio, Kempten
Gedruckt und gebunden von Friedrich Pustet GmbH & Co. KG, Regensburg
ISBN 978-3-608-96432-5

Dritte Auflage, 2025

Bibliografische Information der Deutschen Nationalbibliothek
Die Deutsche Nationalbibliothek verzeichnet diese Publikation in der
Deutschen Nationalbibliografie; detaillierte bibliografische Daten
sind im Internet über http://dnb.d-nb.de abrufbar.

Vorwort

Das Innere Kind heilen?

Das Innere Kind therapieren, gar heilen? Ist das nicht ein grandioser Anspruch, ein falsches Versprechen? Ein Versprechen an die Klientinnen und Klienten darf es nicht sein, wohl aber ein Anspruch an jede therapeutische Arbeit und damit an uns. Es ist der fachliche Anspruch, den Menschen bestmöglich zu helfen, mithin zu heilen. So ist es auch ein Ziel der Inneren-Kind-Arbeit, die verstörten, gestörten und leidenden Inneren Kinder zu heilen.

Dabei heißt Heilung nicht, dass alle Symptome einfach weg wären, dass alles einfach nur gut wäre. Das wäre ein falsches Versprechen für die Klienten und Klientinnen, das nicht nur unerfüllbar, sondern zu schweren Enttäuschungen führen würde. Heilung heißt dagegen, dass wir Menschen und ihre Inneren Kinder wieder zu sich selbst und zu ihren ursprünglichen Potentialen führen. Natürlich müssen wir dazu auch die Störungen, Verwundungen und Verletzungen lösen, soweit das möglich ist und soweit das für ein in sich stimmiges, autonomes Leben nötig ist. Es werden auch Narben bleiben, die sich immer wieder schmerzlich bemerkbar machen, aber das Leben kann und darf bei allen bleibenden Schwierigkeiten wieder lebendig und lebenswert sein.

Die Innere-Kind-Arbeit ermöglicht es, in diesem Sinne die Heilung als ein Ziel der beraterischen und psychotherapeutischen Prozesse in den Blick zu nehmen. Sie ist ein integrativer Ansatz, der verschiedene psychotherapeutische Schulen zusammenbringt und so das Beste dieser Ansätze fruchtbar macht. Fokus und Brennpunkt ist das Konzept des Inneren Kindes, das die biografische Arbeit mit der Lösung von aktuellen Problemen und Störungen verbindet.

In den ersten beiden Kapiteln werde ich mit Ihnen die theoretischen Grundlagen der Inneren-Kind-Arbeit entdecken, um dann wie in jedem Kapitel sehr direkt mit der Anamnese der Inneren Kinder und dem Erstgespräch mit ihnen in die Praxis der Inneren-Kind-Arbeit einzusteigen.

In den Kapiteln 3 bis 5 beschreibe ich, wie die bindungsgestörten, neurotisierten, traumatisierten und traumatisiert-dissoziierten Kind-Ego-States entstehen, wie diese fühlen, denken und handeln. Zur inneren Dynamik einer Person gehören aber auch die in Kapitel 6 dargestellten destruktiven internalisierten Ego-States, insbesondere die Täter- und Täterinnen-Introjekte. Aus dem komplexen Zusammenwirken zwischen den Kind-Ego-States und den internalisierten Ego-States verstehen wir dann in Kapitel 7, wie die konkreten Probleme, Störungen und psychischen Erkrankungen unserer Klientinnen und Klienten entstehen. In den Kapiteln 8 bis 13 werden dann die verschiedenen Prozessschritte der Inneren-Kind-Arbeit vorgestellt, die zur Heilung der Kind-Ego-States führen.

Ich möchte Sie einladen, diese spannenden Schritte und Wege zur Therapie des Inneren Kindes mitzudenken, mitzufühlen und mitzugehen.

Roland Kachler
Remseck bei Stuttgart

Inhalt

KAPITEL 1

Was ist das Innere Kind?

Die Ego-States des Inneren Kindes

Fallbeispiel 1

Die zwanzigjährige Klientin beginnt rasch zu weinen, wenn sie auf ihre Großmutter zu sprechen kommt, die siebzigjährig starb, als sie selbst acht Jahre alt war. Beim Weinen wirkt die Klientin klein und hilflos. Als ich sie frage, was sie jetzt spüre, antwortet sie: »Ich denke an den schweren Krebstod meiner Oma.« Meine Frage: »Wie alt waren Sie als Kind damals, als Ihre Großmutter an Krebs erkrankte und dann starb?« Die Klientin: »Ich war sechs Jahre, als meine Oma den Krebs bekam. Da war ich so hilflos und habe mit meiner Oma gelitten.« Nach dem Tod der Großmutter war das Mädchen mit ihren Trauergefühlen sehr allein, weil die hinterbliebene Familie ebenfalls mit der eigenen Trauer beschäftigt war.

Die Klientin hat die Therapie aufgesucht, weil sie immer wieder in depressive Phasen mit einer ausgeprägten Antriebsschwäche und Traurigkeit gerät.

Die Klientin ist in ihrem Erleben offensichtlich zurückversetzt in die Zeit, als sie sechs Jahre alt war und sie die Erkrankung und schließlich das Sterben ihrer Großmutter miterleben musste. In ihren Gefühlen, in ihrer Körperhaltung und in ihrem Erleben ist sie nicht mehr die erwachsene Frau von heute, sondern sie ist wieder das Kind von damals. In der Sprache der Inneren-Kind-Arbeit befindet sie sich in dem Kind-Ich-Zustand von damals. Nun sind das Innere Kind aus der Krankheitszeit ihrer Großmutter und das trauernde Kind nach deren Tod aktiviert. Es ist für die Klientin unmittelbar zugänglich und einsichtig, dass sie sich in ihrem Erleben wieder in der für das damalige Kind schlimmen Zeit befindet.

Grundinformationen

10 zentrale Basics zum Konzept des Inneren Kindes und der Kind-Ego-States

An diesem Fallbeispiel wird die unmittelbare Plausibilität des Konzeptes des Inneren Kindes für Beratung und Therapie deutlich. Sehr rasch können wir einen Zusammenhang zwischen einem aktuellen Problem oder Symptom mit einer bestimmten biografischen Erfahrung herstellen. Für die Beratung oder Therapie ist dann das Konzept des Inneren Kindes sowohl für Therapeutinnen als auch Klienten eine wesentliche Basis, um die Interventionen zu planen und durchzuführen. Eine Schlüsselfrage hierfür lautet, was das Kind damals gebraucht hätte und was diesem Inneren Kind von damals heute gegeben werden muss, damit es ihm wieder besser gehen kann. Die Heilung einer heutigen belastenden Thematik oder Symptomatik setzt also am heute aktualisierten Inneren Kind von damals an.

Soweit eine intuitive Einführung in das Konzept des Inneren Kindes, das wir dann später auch theoretisch fundieren und begründen. Zunächst aber will ich Sie in die konkrete Innere-Kind-Arbeit einführen und Ihnen – wie auch in den folgenden Kapiteln dieses Buches – zehn Basics und zehn Grundinterventionen vorstellen, mit denen Sie in die Innere-Kind-Arbeit unmittelbar einsteigen können. Sie haben dann eine erste solide Basis für die konkrete beraterische und therapeutische Arbeit mit dem Inneren Kind. Die Abschnitte »Vertiefung und Weiterführung« begleiten Sie dann tiefer in die Innere-Kind-Arbeit und in komplexere Dimensionen; die Abschnitte »Theoretische und neurobiologische Hintergründe« begründen das Beschriebene aus der Theorie des sogenannten Ego-State-Ansatzes und aus anderen, insbesondere neurobiologischen Grundlagen. Jedes Kapitel schreitet also von der einfachen zur komplexeren Arbeit mit dem Inneren Kind bis zuletzt zu den theoretischen Grundlagen voran.

- Das Innere Kind – ein Subsystem der Persönlichkeit
  Der Begriff des Inneren Kindes beschreibt einen Teil des gesamten Persönlichkeitssystems eines Menschen, der wie eine eigene Persönlichkeit fühlt, denkt und agiert, allerdings eben als Person eines Kindes in einem bestimmten Alter. Das Innere Kind, das in einem bestimmten Zeitpunkt entstanden ist, ist ein zusammenhängendes System, das sich von anderen Teilsystemen einer Person deutlich unterscheidet und sich im Erleben von anderen Erlebenszuständen abgrenzen lässt. Eine genauere Bezeichnung findet sich in den Begriffen »Inneres Kind«, »Kind-Ich-Zustand« oder »Kind-Ego-State«. Der Begriff »Inneres Kind« ist die metaphorische, für Klienten leicht zugängliche Beschreibung

eines Kind-Ego-States oder Kind-Ich-Zustandes. Ich werde diese drei Begriffe hier gleichbedeutend gebrauchen.

- Das Innere Kind – neurobiologisch ein neuronales Netzwerk
  Neurobiologisch verstanden ist dieses Teilsystem einer Persönlichkeit, also der Kind-Ego-State als ein eigenes neuronales Netzwerk im Gehirn, insbesondere im biografischen und impliziten Gedächtnis gespeichert (Peichl, 2018). Die Neuronen, die zu diesem abgrenzbaren Netzwerk gehören, sind durch die synaptische Koppelung zwischen ihnen miteinander verbunden und bilden so dieses Netzwerk. Wird dieses neuronale Netzwerk aktiviert, werden die in den verschiedenen Gehirnteilen befindlichen Neuronen und so das dazugehörige Erleben aktiviert.
- Das Innere Kind – ein komplexes System aus Kognitionen, Erleben und Gefühlen
  Ein Kind-Ego-State ist also zu verstehen als ein aus der Kindheit und Jugend stammendes kohärentes Erlebens- und Verhaltenssystem, das um ein emotionales und motivationales Zentrum organisiert ist (Watkins & Watkins, 2003). Dieses kohärente System eines Kind-Ego-States besteht aus Erinnerungen, Gedanken und Kognitionen, Gefühlen und Körperempfindungen, die zu einer bestimmten Entwicklungsphase oder zu einer das Kind oder den Jugendlichen damals prägenden Situation gehören.
- Das Innere Kind – im Kern ein energetisierendes Bedürfnis
  Die Gefühle eines Kind-Ego-States wie Schmerz, Trauer, Ohnmacht oder Wut zeigen, dass im Zentrum eines Kind-Ego-States ein zentrales kindliches Bedürfnis steht, das enttäuscht, abgewertet oder verletzt wurde. Dieses im Zentrum eines Kind-Ego-States liegende Bedürfnis ist der motivierende Kern von jedem Kind-Ego-State. Natürlich gibt es auch Kind-Ego-States, die lustvolle Gefühle wie Liebesgefühle, Freude, Glück, Wohlbefinden und Lust speichern. Diese Gefühle zeigen die grundlegenden Bedürfnisse der Kind-Ego-States, zum Beispiel das Bedürfnis nach Bindung oder liebevoller Zuwendung.
- Das Innere Kind – das Erleben, das aus der Biografie stammt
  In jedem Kind-Ego-State sind Erfahrungen eines Menschen gesammelt und verdichtet, die aus seiner biografischen Vergangenheit aus einer bestimmten Zeit oder von einem bestimmten Ereignis stammen wie zum Beispiel eine Verlusterfahrung des Kindes. Ego-States entstehen in den wichtigen entwicklungspsychologischen Phasen in bestimmten interaktionellen, familiären und situativen Kontexten. Die am Leiden der obigen Klientin beteiligten Ego-States sind in der Phase der mittleren Kindheit im Kontext der Erkrankung, des

Sterbens und des Todes der Großmutter entstanden. Natürlich gibt es bei dieser Klientin auch Kind-Ego-States, die im Kleinkindalter oder in der Pubertät mit ersten Kontakten zu Jungen entstanden sind. Streng genommen ist auch der abgespeicherte Erlebenszustand eines Fünfunddreißigjährigen damals bei seiner Kündigung aus der heutigen Sicht des Vierzigjährigen ein Kind-Ego-State.

- Das Innere Kind – von der Schwangerschaft bis zum jungen Erwachsenen
  Aus pragmatischen Gründen werden für die Innere-Kind-Arbeit hier Kind-Ego-States behandelt, die im Laufe der Biografie von der Zeugung an über das uterine Erleben, die Geburt, die frühe und spätere Kindheit, die Pubertät und das frühe Erwachsenenalter (bis zu etwa fünfundzwanzig Jahren) entstanden sind.

Bitte beachten!
Wenn wir vom Kind von damals sprechen, ist damit auch der Jugendliche oder junge Erwachsene von damals in einem bestimmten Alter in seiner Entwicklungsphase, zum Beispiel der Pubertät, gemeint. Ich werde summarisch oft von »Kind und Jugendlichem«, oft aber auch abgekürzt vom »Kind« sprechen.

- Das Innere Kind – heute nicht ganz passend
  Ein heute erlebter Kind-Ego-State zeichnet sich zunächst intuitiv dadurch aus, dass das Erleben in diesem Zustand, also insbesondere die jetzt aktualisierten damaligen Gefühle und das dazugehörige Verhalten, augenscheinlich nicht in eine gegenwärtige Situation mit ihren Anforderungen von heute passen. Vielmehr hat das jetzige Fühlen und Erleben eine andere Quelle und eine größere Intensität, die nicht aus der gegenwärtigen Situation eines erwachsenen Menschen heraus erklärbar und einsichtig sind, sondern auf einen Kind-Ego-State aus der Kindheit oder Jugend verweisen.
- Nicht ein Inneres Kind – sondern viele!
  Entsprechend der zahlreich abgespeicherten kindlichen und jugendlichen in sich zusammenhängenden Erlebenszustände, die im Laufe der Kindheit und Jugend entstehen, gibt es zahlreiche Kind-Ego-States, wie zum Beispiel die Kind-Ego-States der Sechsjährigen beim Beginn der Erkrankung der Großmutter, der Siebenjährigen, die die fortschreitende Erkrankung ihrer Großmutter erlebt, der Achtjährigen, die die Bestattung ihrer Großmutter erlebt, und der Neunjährigen, die mit ihrer Trauer und ihrer inneren Beziehung zu ihrer Großmutter allein ist. Darüber hinaus gibt es auch einen Kind-Ego-State des Mäd-

chens, das unter der emotionalen Abwesenheit ihrer trauernden Mutter leidet. In der Inneren-Kind-Arbeit arbeiten wir mit verschiedenen Kind-Ego-States dieses Mädchens, um die gesamte biografische Erfahrung des Verlustes der Großmutter zu erfassen.

- Das Innere Kind – das heutige Erleben und Handeln dominierend
  Menschen können ganz »im« Inneren Kind sein, so dass dieser Kind-Ego-State jetzt ganz vorherrschend ist. Sie sind jetzt mit diesem Kind-Ego-State identifiziert. Der Betroffene hat keinen Zugang mehr zu seinen erwachsenen Fähigkeiten. Er ist dann ganz das Kind von damals.
  Meistens aber wirken ein oder mehrere Kind-Ego-States unbewusst auf das Erleben des in der jetzigen Gegenwart befindlichen Erwachsenen, wodurch die Funktion des Erwachsenen eingeschränkt oder getrübt ist. Sein Denken, Fühlen und Wollen ist maßgeblich von jetzt relevanten, aber meist nicht bewussten Kind-Ego-States beeinflusst.
- Das Innere Kind – am heutigen Problem oder Symptom beteiligt
  Verschiedene Kind-Ego-States sind – neben anderen Ego-States – in einer komplexen Weise an dem von den Klientinnen beklagten und eingebrachten Problem oder der zu behandelnden Symptomatik beteiligt. Über das Symptom können die beteiligten Kind-Ego-States eruiert werden und umgekehrt wird aus den beteiligten Kind-Ego-States das Problem oder Symptom verständlich und erklärbar. Über die Arbeit mit den beteiligten Kind-Ego-States, also über die Innere-Kind-Arbeit können wir das Problem oder die Symptomatik der Klientinnen lösen.

Kurz gefasst und im Überblick
Wir verstehen unter dem Ego-State eines Inneren Kindes den jetzt aktualisierten Erlebenszustand, den die Betroffenen damals in ihrer Biografie als Kind oder Jugendliche erlebt haben. Der Kind-Ego-State wird als ein in sich relativ geschlossenes Teilsystem der Persönlichkeit verstanden, in dessen Zentrum die Bedürfnisse des Kindes und Jugendlichen von damals beziehungsweise deren Verletzungen auch heute noch wirksam sind.

10 grundlegende Interventionen

Die Vorbereitung und die Vertragsarbeit für die Innere-Kind-Arbeit

Wir beginnen mit den ersten Interventionen im Erstgespräch einer Beratung oder Therapie, mit denen die Innere-Kind-Arbeit vorbereitet und in einen größeren Kontext eingebettet wird:

- Klärung des Beratungs- oder Therapieanliegens
  Wir fragen die Klientin nach den üblichen Eingangsformeln wie der Begrüßung nach deren Anliegen oder Wunsch für die Beratung oder Therapie. Dabei greifen wir die Problembeschreibung und das Klagen über das bisherige Leiden am Problem oder Symptom einfühlsam und würdigend auf. Dann suchen wir gemeinsam mit der Klientin oder dem Klienten lösungsorientiert nach einem ersten, noch offenen Ziel der gemeinsamen Zusammenarbeit.
- Klärung der Arbeits- und Behandlungsmotivation
  Wir klären mit den Klientinnen, was sie zu der Beratung oder Therapie motiviert. Hier können wir schon den Ego-States-Ansatz einführen, indem wir fragen, welche inneren Anteile die Beratung oder Therapie wünschen und welche sie fürchten. Wir erläutern, dass sich hier Kind-Ego-States zeigen und wir mit deren Befürchtungen einfühlsam und akzeptierend umgehen.
- Klärung des Settings und des übergeordneten Verfahrens
  Nun müssen wir mit den Klienten klären, ob eine Beratung oder eine Psychotherapie gewünscht wird. Beratung wird hier definiert als ein Veränderungsverfahren bis zu fünfundzwanzig Sitzungen mit dem Fokus auf ein ausgewähltes Problem wie zum Beispiel die Arbeit an einem Verlust oder an einer Partnerschaftsthematik. Psychotherapie wird verstanden als ein längeres Verfahren zur Veränderung umfassenderer, meist tiefgreifender Störungen wie zum Beispiel eine Komplextraumatisierung in der Kindheit.
  Bei einer Psychotherapie im Rahmen des Kassenverfahrens muss der verhaltenstherapeutische, tiefenpsychologische oder psychoanalytische, neuerdings auch systemische Ansatz benannt und dann der entsprechende Antrag gestellt werden. Die Innere-Kind-Arbeit ist dann integrierter Teil eines kassenzugelassenen Verfahrens.

> **Bitte beachten!**
> Die Innere-Kind-Arbeit kann in Beratung und Therapie genutzt und eingebettet werden. Deshalb spreche ich zunächst immer von Beratung und Therapie. Aber bei schwereren Störungen, die meist auf Traumatisierungen, insbesondere Komplextraumatisierungen zurückzuführen sind, braucht es eine Psychotherapie. In den entsprechenden Kapiteln zu den traumatisierten und dissoziierten Kind-Ego-States sowie den Täter- und Täterinnen-Introjekten spreche ich deshalb nur noch von Therapie.

- Prüfen, ob Innere-Kind-Arbeit indiziert ist
  Immer dann, wenn die vom Klienten mitgebrachte Thematik biografisch aufgearbeitet und gelöst werden soll, kann die Innere-Kind-Arbeit angewandt werden. In aller Regel ist sie dann nach Zustimmung durch die Klientinnen auch indiziert. Die Innere-Kind-Arbeit darf allerdings bei einer akuten Psychose oder einer Erkrankung aus dem schizophrenen Formenkreis nicht (!) angewandt werden.
- Erklären des Konzeptes des Inneren Kindes
  Dann stellen wir der Klientin das Konzept des Inneren Kindes zunächst in groben Zügen vor und bitten sie um Prüfung und ihre Zustimmung zur Inneren-Kind-Arbeit im Sinne des *informed consent.* Dabei achten wir darauf, dass die Klientin sich in ihrem Erwachsenen-Ego-State befindet. Widerständige Ego-States werden um eine vorläufige Zustimmung und Mitarbeit gebeten.
- Abschließen eines ersten Behandlungsvertrages
  Der Behandlungsvertrag formuliert angesichts der eingebrachten Problematik und Symptomatik klare Ziele, die bei einem Behandlungserfolg erreicht werden sollen.
  Die genaueren inhaltlichen Zielsetzungen der Inneren-Kind-Arbeit ergeben sich meist erst in den beiden nächsten Sitzungen, nachdem in der Anamnese die relevanten biografischen Erfahrungen und die entsprechenden Kind-Ego-States und die anderen internalisierten Ego-States, wie die Eltern-Ego-States, sichtbar wurden.
- Erläutern der Behandlungsphasen für Innere-Kind-Arbeit
  Die Therapeutin erläutert nun die Phasen der Inneren-Kind-Arbeit, die sich ganz grob an dem sogenannten SARI-Modell (Phillips & Frederick, 2003; Fritzsche, 2013), das sich in der Traumatherapie bewährt hat, orientiert:

1. Phase der Stabilisierung und Symptomreduktion (S für Safety and Stabilisation)

2. Phase des Zugangs zum Trauma und den relevanten Ego-States (A für Accessing)
3. Phase der Traumabearbeitung mit unterschiedlichen Methoden der Traumalösung (R = für Resolving and Restabilisation)
4. Phase der Integration und Neuorientierung der Klienten (Integration and Identity)

Wir können dann mit Peichl (Peichl, 2018) noch eine weitere Phase anschließen, so dass wir zu einem SARIR-Modell kommen: Phase der Reorientierung ins Leben und Realisierung der Veränderung im Lebensalltag der Klienten (R für Reconnecting with the world).
Natürlich sind das keine streng nacheinander folgenden Phasen, vielmehr sind es auch Prozessabschnitte, die kleinteilig oft auch in einer einzigen Sitzung durchlaufen werden.

- Klären der Stabilität des Klienten – Stabilisierungsarbeit
  Mit den Klienten wird geprüft, ob sie stabil genug sind, um über den Inneren-Kind-Ansatz in die biografische Arbeit einzusteigen. Hierzu gehört auch die Frage, ob bei traumatisierten Klienten noch Täterkontakt besteht. Sollten die Klientinnen ihre Emotionen und körperlichen Reaktionen noch nicht genügend sicher selbst regulieren können, ist die bekannte Stabilisierungsarbeit, die Stärkung von Erwachsenenressourcen und die Stärkung des Erwachsenen-Ego-States nötig. Dies gilt insbesondere für Patientinnen mit schwersten Bindungsstörungen und traumatisierenden Erfahrungen.
- Abrufen einer positiven Kindheitserfahrung und eines dazugehörigen Kind-Ego-States
  Als erster konkreter Einstieg in die Innere-Kind-Arbeit fragen wir nach einer – möglicherweise sehr kleinen – angenehmen und erfreulichen Kindheitserfahrung. Wir überlegen mit der Klientin, wie das Kind damals diese Situation erlebt hat.
- Aufgabe bis zur nächsten Sitzung
  Am Ende der ersten Sitzung stellen wir den Klienten eine Arbeitsaufgabe, um die nächsten Schritte der Inneren-Kind-Arbeit vorzubereiten. Das kann die Bitte sein, nach einer positiven Kindheitserfahrung zu suchen oder bis zu nächsten Sitzung einige Fotos vom Kind von damals auszusuchen und dann mitzubringen. Wir können Klienten auch bitten, die wichtigsten Phasen der Kindheit im Sinne eines kurzen Lebenslaufes aufzuschreiben.

Wichtig ist, dass mit dieser Aufgabe eine Fokussierung auf die Kindheit und auf mögliche relevante Kind-Ego-States hergestellt wird.

Gesprächsbeispiel der Inneren-Kind-Arbeit

Das Vertragsgespräch

Dieser und die im Buch folgenden Dialoge zeigen exemplarisch das Vorgehen in der Inneren-Kind-Arbeit. Natürlich gibt es in jeder Gesprächssituation sehr viele Varianten, die hier nicht berücksichtigt werden können. Ebenso sind die Formulierungen als Beispiel zu verstehen, die Sie entsprechend Ihrem eigenen Sprachduktus formulieren sollten.

Therapeut: »Darf ich fragen, für welches Thema Sie sich in unserer Zusammenarbeit eine Lösung wünschen?«

Klientin: »Ich bin immer wieder so depressiv und niedergeschlagen …«

Der Klientin treten Tränen in die Augen.

Therapeut: »Das ist wohl immer wieder sehr belastend.«

Klientin nickt: »Und das will ich endlich in den Griff bekommen.«

Therapeut: »Ja, gut zu verstehen. Wie soll es Ihnen dann gehen, wenn Sie diese Thematik hier in der Beratung lösen können?«

Klientin: »Ich will wieder Energie haben und … (zögert) wieder mehr lachen können.«

Therapeut: »Ja, das wäre doch schön. Das heißt aber auch, dass Sie oft traurig sind?«

Klientin schluckt, erneut steigen Tränen auf: »Ja, diese blöde Traurigkeit blockiert mich immer wieder.«

Therapeut: »Ja, die Traurigkeit kommt Ihnen in die Quere. Haben Sie eine Idee, wo und wie sie denn entstanden ist?«

Klientin: »Damals, als meine Großmutter starb, war ich sehr traurig, im Grunde bis heute.«

Therapeut: »Das traurige Mädchen von damals scheint immer noch wirksam zu sein. Das wäre auch eine Möglichkeit, nämlich mit diesem traurigen Mädchen zu arbeiten, damit sich seine und damit Ihre Trauer lösen können. Wie denken Sie darüber?«

Hier werden die Gefühle der Trauer und deren heutige Wirkung einfühlsam aufgegriffen. Daraus wird der Lösungswunsch für die Zusammenarbeit abgeleitet und zugleich die Möglichkeit der Inneren-Kind-Arbeit mit einem Vertragsangebot verbunden.

Vertiefung und Weiterführung I

Die Dynamik der Kind-Ego-States – Wie Kind-Ego-States denken, fühlen und agieren

Wir schauen uns nun die innere Dynamik und das Agieren eines Kind-Ego-States genauer an:

Kind-Ego-States agieren unbewusst

Die Kind-Ego-States sind für das aktuelle Erleben der Klientinnen zum großen Teil unbewusst. Klienten erleben nur die Auswirkungen, wenn ein Kind-Ego-State im inneren System agiert. Die Klientin im obigen Fallbeispiel 1 spürt ihre Traurigkeit und Energielosigkeit als Symptom, zu dem beteiligten Kind-Ego-State des achtjährigen Mädchen hat sie keinen Zugang, obwohl sie weiß, dass ihre Problemzustände mit dem Verlust der Großmutter in der Kindheit zusammenhängen. Eine neunzehnjährige Klientin, die sich beim Beziehungsstress mit ihrem Freund ritzt, hat keinerlei Zugang zu dem siebenjährigen Mädchen, das von ihrem deutlich älteren Bruder sexuell missbraucht wurde.

Kind-Ego-States reagieren körperlich und unwillkürlich

Schon im Entstehen sind die Kind-Ego-States im Körper des Kindes oder Jugendlichen und im unwillkürlichen Nervensystem verankert, weil gerade Kinder und Jugendliche sehr körpernah leben und erleben. Kinder reagieren immer mit ihrem ganzen Körper und Körpererleben, insbesondere auf massive und destruktive Erfahrungen. Deshalb sind die Aktivierung und Reaktion der Kind-Ego-States unwillkürlich auf der Körperebene des sympathischen und parasympathischen Nervensystems angesiedelt. Sie und ihre Aktivierung sind deshalb zunächst der bewussten Kontrolle entzogen.

Kind-Ego-States reagieren affektiv

Kinder und Jugendliche sind nicht nur körpernahe, sondern auch affektive Organismen, die mit basalen Affekten und Emotionen reagieren. Zunächst sind hier Schmerz und Wohlbefinden, Lust und Unlust, Ohnmacht und Selbstwirksamkeit, Wut und Liebesgefühle, Trauer und Bindungsgefühle, Enttäuschung und Freude zu nennen, später kommen dann weitere Gefühle wie Scham, Schuld, Selbstempfinden, Hoffnung und Glücksgefühle dazu.

Kind-Ego-States werden von ihren Bedürfnissen motiviert

Der innerste, sozusagen heiße Kern jeden Kind-Ego-States sind die grundlegenden Bedürfnisse des Kindes, die bei unseren Klienten meist unerfüllt, enttäuscht, abgewertet, verletzt oder zerstört wurden. Dies ist auch der innerste Kern des Leidens der Kind-Ego-States und damit der Klienten und Klientinnen. Auch die Probleme und die Symptome der Klienten müssen von den enttäuschten, abgewerteten, verletzten Bedürfnissen der Kind-Ego-States her verstanden werden.

Kind-Ego-States reagieren und agieren aus dem Wunsch nach Überleben

Mit der Bedrohung oder Verletzung der fundamentalen Grundbedürfnisse des Kindes und Jugendlichen fühlen sich diese auf Grund ihrer existentiellen Verletzbarkeit meist auch in ihrer Existenz und in ihrem Überleben bedroht und verletzt. Deshalb reagieren Kinder und Jugendliche und später die Kind-Ego-States auf Bedrohungen, Verletzungen und Abwertungen auf einer existentiellen Ebene mit einer Überlebensreaktion. Diese Überlebensreaktion bestimmt sehr häufig das automatische, unwillkürliche und unbewusste Verhalten der Kind-Ego-States. Später können wir die Überlebensreaktion als Lebensskript in einzelnen Sätzen formulieren (vgl. Kapitel 13).

Kind-Ego-States sehnen sich nach Linderung und Heilung

Die erlebten destruktiven Erfahrungen hinterlassen in den betroffenen Kind-Ego-States Einengungen, Blockaden, Verletzungen und tiefe Wunden. Der Schmerz dieser Verletzungen drängt die Kind-Ego-States nach Linderung und Heilung. Weil die Kind-Ego-States dieses auf kindliche Weise selbst versuchen, erreichen sie meist keine Linderung oder Heilung, sondern sie wiederholen auf tragische Weise die Einschränkungen und Verletzungen.

Kind-Ego-States sehnen sich nach nachholender Erfüllung der Bedürfnisse
Die in der Kindheit nicht erfüllten, abgewerteten oder verletzten Bedürfnisse wie der Wunsch nach Bindung und Nähe oder nach Anerkennung drängen die Kind-Ego-States, diese nachholend doch noch erfüllt zu bekommen. Auch dies führt oft in tragischer Weise zum Gegenteil, nämlich zur Wiederholung der alten Enttäuschungen und Verletzungen.

Bitte beachten!
Das Konzept des »Inneren Kindes« ist ein für Klientinnen sehr eingängiges und für die Beratung und Therapie sehr hilfreiches Konzept. Allerdings besteht die Gefahr, dass wir und die Klienten das Konzept für die Realität halten. Daraus entstehen manchmal irreführende Konsequenzen, die dann nicht mehr heilsam sind. So sind Kind-Ego-States eben »nur« neuronale Netzwerke, die anders und leichter verändert werden können als scheinbar »ganz reale« Innere Kinder.

Vertiefung und Weiterführung II

Welche Kind-Ich-Zustände können herausgearbeitet werden?

Natürlich gibt es keine feststehende oder gar eine Art natürlicher Kategorisierung der Kind-Ich-Zustände, auch wenn das zum Beispiel in der Transaktionsanalyse mit angepasstem, rebellischem und freiem Kind (Berne, 2002; Berne, 2006) oder in der Schematherapie mit dem verletzlichen, wütenden oder verwöhnten Kind-Modus (Roediger, 2016) versucht wird. In der Beratung und Therapie arbeiten wir zielorientiert mit den Kind-Ego-States, die für eine Heilung der von den Klienten vorgebrachten Symptomatik und für eine Lösung der Probleme und Symptome zieldienlich sind. Aus dieser systemisch-konstruktivistischen Sicht werden die Kind-Ego-States allererst in der Inneren-Kind-Arbeit für die Bearbeitung der eingebrachten Problematik oder Symptomatik konstituiert.

Dennoch sollten wir wissen, welche Kind-Ich-Zustände in aller Regel für die Innere-Kind-Arbeit wichtig sind, gerade weil in der Inneren-Kind-Arbeit sehr häufig unbewusste und abgespaltene, also dem Erleben zunächst nicht zugängliche Kind-Ego-States relevant sind.

Wir können für die Beratung und Therapie die Kind-Ego-States aktivieren und organisieren nach den Kriterien von

- Alter und Entwicklungsphase des Kind-Ego-States:
  Die einfachste Kategorie des Kind-Ego-States entsteht mit der Frage: »Wie alt fühlen Sie sich in dieser Situation?« oder »Wie alt ist das Kind, das so traurig ist?« Wir können dann von dem sechs- oder achtjährigen Mädchen reden, das jetzt die Erkrankung der Großmutter erlebt. Wir können aber auch nach Kind-Ego-States in entwicklungspsychologisch relevanten Phasen fragen: »Wie hat sich der vierzehnjährige Junge in der Pubertät erlebt?« Dann fokussieren wir auf die Kind-Ego-States in einer bestimmten Entwicklungsphase mit ihren dazugehörigen Themen und Schwierigkeiten.
- Affekten, Emotionen und Gefühlen des Kind-Ego-States:
  Wir können die Kind-Ego-States nach ihrem vorherrschenden Gefühl kategorisieren, so dass wir vom sich verlassen fühlenden, vom verzweifelten, ohnmächtigen oder wütenden und vom sich glücklich, lebendig oder zuversichtlich fühlenden Kind-Ego-State sprechen können. Dies ermöglicht uns in der Inneren-Kind-Arbeit einen empathischen und direkten Zugang zu dem jeweiligen Kind-Ego-State. Zugleich zeigen die Gefühle uns und dem erwachsenen Klienten, was das Innere Kind jetzt in seinem Gefühlszustand braucht, nämlich zu allererst Empathie, Akzeptanz und ein Verständnis dieser Gefühle.
- Bedürfnissen, Wünschen und Sehnsüchten des Kind-Ego-States:
  Im Zentrum von Kind-Ego-States befinden wir uns, wenn wir von den bedürftigen Kind-Ego-States sprechen, also zum Beispiel vom lebenshungrigen oder bindungsbedürftigen Kind. Klientinnen wissen dann oft intuitiv, was das bindungsbedürftige Innere Kind jetzt braucht. Es ist dann Aufgabe der Therapeuten, die Klienten darin zu unterstützen, dem Kind-Ego-State jetzt die Erfüllung der Bedürftigkeit zu ermöglichen.
- Schweregrad der Belastung des Inneren Kindes – Leidende Kind-Ego-States:
  Wir können die Kind-Ego-States in ihren destruktiven Erfahrungen und damit in ihrem Leid und Leiden ansprechen. Wir werden sehr ausführlich die unterschiedlichen destruktiven Belastungen der bindungsgestörten, neurotisierten und traumatisierten Kind-Ego-States kennen lernen, um dann mit ihnen an ihrer Grundthematik zu arbeiten.
- Überlebensreaktion und Lebensskript:
  Die Kinder und Jugendlichen reagieren auf destruktive Erfahrungen mit einer Überlebensreaktion, die dann die Kind-Ego-States in ihren Aktionen dominiert und die wir als Lebensskript formulieren können (Näheres dazu in Kapitel 13). So haben wir beispielsweise sehr angepasste Kind-Ego-States, die so von den Eltern doch noch geliebt werden wollen.

- Grad der Unbewusstheit des Kind-Ego-States:
  Viele Kind-Ego-States sind zum Beispiel durch Erinnerung leicht dem Bewusstsein zugänglich. Es genügen einzelne Erinnerungsbilder oder Gefühle, die dann die dazu passenden Kind-Ego-States ins Bewusstsein bringen. Bei schwereren Symptomatiken aber ist ein Großteil der betroffenen Kind-Ego-States dem Bewusstsein nur sehr schwer oder zunächst gar nicht zugänglich. Sie unterliegen entweder dem Mechanismus der Verdrängung bei der Neurotisierung oder der Dissoziation durch eine schwere Bindungsstörung oder Traumatisierung. Ein Kind-Ego-State kann verdrängt sein, weil seine kindlichen sexuellen Impulse von den Eltern mit Beschämung oder Abwertung besetzt waren. Bei schweren Bindungsstörungen und Traumatisierungen ist immer ein Teil der betroffenen Kind-Ego-States dissoziiert.
- Ressourcen-Kind-Ego-States und Archetypus des Inneren Kindes:
  Nicht zuletzt besitzt jeder Mensch immer auch selbstwirksame, kompetente Kind-Ego-States mit positiven Gefühlen. In der Transaktionsanalyse gibt es das Konzept des freien Kindes, das in uns angelegt ist und trotz allen Beschädigungen erhalten bleibt. Carl Gustav Jung hat in seinem Ansatz der Analytischen Psychologie den Archetyp des Kindes und des göttlichen Kindes herausgearbeitet (Jung, 1976; Asper, 1994; Seifert, 2003). Sowohl das freie Kind als auch der Archetypus des Kindes sind überindividuelle Grundfähigkeiten in jedem Kind, die wir in der Inneren-Kind-Arbeit reaktivieren können.

In der Inneren-Kind-Arbeit steht zunächst meist ein Aspekt im Vordergrund, der uns den Zugang zu den relevanten Kind-Ego-States ermöglicht. Dann sollten wir allerdings zum leidenden, emotionalen und bedürftigen Inneren Kind gelangen, um mit diesen Kind-Ego-States heilsam und heilend arbeiten zu können.

Vertiefung und Weiterführung III

Das Gegenüber und das Umfassende der Kind-Ego-States – Der Erwachsenen-Ego-State und das Selbst

Kind-Ego-States sind Teilsysteme des Gesamtsystems einer Person. Für das Verständnis und die Arbeit mit den Inneren Kindern brauchen wir auch die anderen Teilsysteme einer Person und das Gesamtsystem eines Menschen, in dem er sich als individuelle Person erlebt, versteht und beschreibt. In dieses Gesamtsystem sind im besten Falle die Kind-Ego-States gut integriert und bilden einen Teil des biografischen Selbst. Wenn uns Klienten aufsuchen, dann haben wir es mit enttäuschten, abgewerteten, bedrohten und verletzten Kind-Ego-States zu tun, die zugleich im Persönlichkeitssystem meist nicht gut integriert sind. Deshalb müssen wir immer auch mit einen systemischen Blick die Kind-Ego-States und das sie umfassende Persönlichkeitssystem berücksichtigen (Schmidt, 2019; Peichl, 2018). Wir können die weiteren wesentlichen Persönlichkeitssysteme beschreiben als

- Systeme, die den Kind-Ego-States gegenüberstehen:
  Hier sind das Erwachsenen-Ich oder der Erwachsenen-Ego-State, das Ich und die von außen übernommenen Ego-States, also die internalisierten Ego-States, zum Beispiel die Ego-States der internalisierten Eltern zu nennen.
- System, das als Gesamtsystem der Person fungiert:
  Menschen erleben und fühlen sich als integrierte und zusammenhängende Einheit, die die Funktionseinheit des Gesamtsystems der Person darstellt. Wir können diese Einheit als Selbst bezeichnen. Das Selbst kann als das Umfassende und als das Gesamt einer Person verstanden werden, das mehr ist als die Summe aller Ego-States.

Über beide Systeme gibt es in der Psychotherapie- und Psychologiegeschichte lange Debatten und Auseinandersetzungen, besonders seit mit Freud das Ich eine prominente Rolle spielte und dann mit Kohut in der Entwicklung der Narzissmustheorie der Selbstbegriff zentral wurde (Peichl, 2012; Peichl, 2013). Ich versuche hier in der gebotenen Kürze, die für die Innere-Kind-Arbeit wesentlichen Aspekte zusammenzuführen.

Der Erwachsenen-Ego-State – aktuelles Steuerungssystem und Gegenüber zu den Kind-Ego-States und den internalisierten Ego-States

Mit dem Erwachsenen-Ego-State des Klienten wird der Erlebenszustand einer Person beschrieben, der sich in der Jetztzeit und im Kontakt mit der Jetzt-Realität befindet. Man könnte den Erwachsenen-Ego-State auch Präsenz-Ego-State – bei Eric Berne als Neo-Psyche bezeichnet (Berne, 2002; Berne, 2006) – nennen. Der Erwachsenen-Ego-State entsteht aus dem Gesamtsystem der Person in Reaktion auf seine jetzt erlebte Innen- und Außenwelt. Der Erwachsenen-Ego-State aktualisiert also das Gesamtsystem einer Person im Hier und Jetzt.

Die aktuellen Funktionen des Erwachsenen-Ego-States bestehen nach außen im angemessenen Fühlen, im Reflektieren, im Distanzieren und in der Realitätsprüfung. Nach innen reguliert der Erwachsenen-Ego-State jetzt die Emotionen, Körperbedürfnisse und psychischen Bedürfnisse. Es sei noch einmal betont, dass die Klienten auch im Erwachsenen-Ego-State Gefühle haben, nämlich als angemessene psychische Reaktion auf eine Außensituation. So kommt die Trauer des erwachsenen Partners um seine soeben verstorbene Ehefrau aus dem Gesamtsystem seiner Person und wird jetzt und hier bei der Bestattungsfeier im Erwachsenen-Ich gelebt und ausgedrückt.

Das Ich einer Person – Ein Metakonzept

Ich will nur ganz kurz auf den Begriff des Ichs hier eingehen, zumal es zum Begriff des Erwachsenen-Ego-States viele Überschneidungen gibt (Peichl, 2012). Bei Freud und in der Psychoanalyse ist das Ich eher ein Metakonzept im Strukturmodell, während in der Ego-State-Psychologie das Erwachsenen-Ich als jetzt konkret erlebbarer, auch für das Gegenüber spürbarer Zustand konzeptualisiert wird.

Man kann den Erwachsenen-Ego-State als Teil und als gegenwärtige Aktualisierung des Ichs verstehen, das die größere Einheit darstellt, die die verschiedenen Erwachsenen-Ego-States umfasst. Das Konzept des Ichs steht also zwischen seiner aktualisierten Form des Erwachsenen-Ego-States und dem Selbst, also dem größeren, übergreifenden und integrierenden Background des Gesamtsystems einer Person.

Das Selbst einer Person – der sich selbst organisierende Prozess der eigenen Identität

Menschen erleben sich als Einheit, die sich trotz allen inneren Widersprüchen in einem umfassenden Gefühl der Identität zeigt. Dieses existentielle Gefühl der Einheit beschreiben wir mit dem Begriff des Selbst. Dabei ist das Selbst keine Substanz und hat keinen festen Ort im Gehirn, vielmehr entsteht es in einem ständigen Prozess der Selbstwerdung. Das Selbst stellt also einen sich selbst ständig organisierenden, sich über das gesamte Gehirn erstreckenden Prozess dar.

Ich will hier nur kurz einige Merkmale eines ausgereiften Selbst benennen. Im Vordergrund steht die Erfahrung der Autorschaft, in der sich ein Selbst als handelnder Autor seiner selbst erlebt. Das Gefühl der Meinigkeit zeigt der Person, dass ihre Gefühle, Gedanken und Handlungen zu ihr gehören. Kann eine Person diese grundlegenden Erfahrungen der Autorschaft und Meinigkeit zu einem Ganzen mit einem Gefühl der Stimmigkeit integrieren, erlebt sie Konsistenz, Kongruenz und Kohärenz. Das Gefühl des Zusammenhangs der zur Person gehörenden Elemente bestimmt also im Wesentlichen das Gefühl des Selbstseins. Daraus entsteht das selbstverständliche Gefühl, dass das eigene Selbst gerade in dieser seiner besonderen Individualität richtig und stimmig ist und damit Sinn ergibt. In dem Gesamtsystem einer Person, erlebt und beschrieben als Selbst, sind die verschiedensten Kind-Ego-States und die internalisierten Ego-States integriert. Das Ich und seine Aktualisierungen in Erwachsenen-Ego-States sind Ausdruck des Selbst im Hier und Jetzt.

Hier wird auch deutlich, dass psychische Probleme und Störungen mehr sind als die Störungen einzelner Kind-Ego-States, sondern eben auch eine Störung des Selbst, in dem die verschiedenen Ego-States nicht mehr gut integriert sind.

Wir können also zusammenfassend sagen, dass die Kind-Ego-States im Gesamtsystem der Person integriert sind. Die Arbeit mit den Kind-Ego-States muss deshalb systemisch auf die anderen Teilsysteme der Person und auf das Gesamtsystem der Person bezogen sein. Damit sind wir bei einer systemischen Inneren-Kind-Arbeit.

10 grundlegende Interventionen

Die Aktualisierung des Erwachsenen-Ego-States und das Herstellen einer Arbeitsbeziehung

Für die Innere-Kind-Arbeit brauchen wir stabile, realitätsorientierte Erwachsenen-Ego-States bei unseren Klienten und Klientinnen, mit denen wir zuerst einen Beratungs- oder Behandlungsvertrag vereinbaren und mit denen wir dann im Weiteren zusammenarbeiten. Deshalb gehört in die ersten beiden Sitzungen als Grundlage für jede weitere Innere-Kind-Arbeit folgendes Vorgehen, das direkt und indirekt die Erwachsenen-Ego-States aktiviert und stärkt:

- Einführung des Konzeptes des Erwachsenen-Ego-States
  Wir erlautern psychoedukativ das Konzept des Erwachsenen-Ego-States und dessen Funktion. Wir geben selbst einige Beispiele dafür und fragen die Klienten, in welchen Situationen sie sich kompetent und selbstwirksam als Erwachsene erleben.

- Fokussierung der Klienten und Klientinnen auf das Hier und Jetzt
  Wir klären ab oder spüren, ob die Klienten sich in den ersten Sitzungen im Hier und Jetzt befinden. Sollte dies nicht der Fall sein, orientieren wir sie im Beratungs- oder Therapieraum in der aktuellen Realität: »Ja, schauen Sie sich gut in diesem Raum um und seien Sie jetzt ganz da!«
- Grounding und Beruhigung des Klienten
  Befinden sich Klienten in einer großen Nervosität oder emotionalen Labilität, lassen wir sie spüren, wie sie jetzt im Stuhl sitzen, wie sie ihre Fußsohlen auf dem Fußboden spüren und wie sich ihr Brustkorb beim Atmen bewegt. Damit sorgen wir für eine Erdung und aktualisieren den Erwachsenen-Ego-State des Klienten im Körper hier und jetzt.
- Installation der aktuellen Beziehungsebene
  Wir prüfen, ob die Klienten sich jetzt in der Beziehung zu uns als Berater oder Therapeuten befinden und ob sie erwachsen auf unsere Interventionen reagieren. Zentral sind hier der Augenkontakt und die emotionale Resonanz auf uns als das jetzt für die Klienten relevante Gegenüber. Gegebenenfalls müssen wir Klienten bitten, uns jetzt zuzuhören und wahrzunehmen.
- Orientierung an Fakten bei einer akuten Krisensituation
  Kommen Klienten in einer akuten Krisensituation zum Beispiel nach einer aktuellen schmerzlichen Trennung, fragen wir sie nach den äußeren Geschehnissen, Fakten und Abläufen ihrer Problemsituation. Damit laden wir sie zum Ordnen und Strukturieren ihrer akuten Erfahrung und damit in den Erwachsenen-Ego-State ein.
- Fragen nach Erwachsenen-Fähigkeiten in anderen Situationen
  Wir fragen die Klienten nach ihren Bewältigungsressourcen, die sie in anderen Situationen schon gezeigt haben. Hier können wir auch nach anderen Stärken und Ressourcen fragen, um die Erwachsenenfähigkeiten der Distanzierung, der Reflexion und des Verstehens zu installieren.
- Betonung der Eigenverantwortlichkeit und der Freiwilligkeit
  Beim Erarbeiten des Behandlungsvertrages betonen wir, dass die Verantwortung der Klienten für den Prozess darin liegt, ihre Themen, Gefühle und Gedanken einzubringen und sich auf den Prozess einzulassen. Wichtig ist hier auch, dass wir die Verantwortung der Klienten für ihre leidenden Kind-Ego-States betonen. Die Verantwortung der Therapeuten liegt in der fachlichen Fundierung der Inneren-Kind-Arbeit, im Einbringen hilfreicher Methoden und in der Prozessgestaltung. Dabei muss die Verantwortlichkeit zwischen Beraterin und Klientin immer wieder auf der Erwachsenenebene austariert werden.

- Installation einer Arbeitshaltung und Zielorientierung
  Wir betonen, dass eine Innere-Kind-Arbeit immer auch Arbeit ist und damit einer Anstrengung bedarf, um das angestrebte Ziel einer Veränderung oder Lösung zu erreichen. Zwar unterstützen wir als Therapeutinnen die Klientinnen in ihrem Prozess, aber die Arbeit müssen diese selbst leisten, insbesondere ihre Arbeit mit den Kind-Ego-States und den internalisierten Ego-States.
- Reorientierung in den Erwachsenen-Ego-State beim Abdriften in dissoziative Prozesse
  Vor allem bei traumatisierten Patientinnen kann es trotz sorgfältiger Aktivierung des Erwachsenen-Ego-States gerade zu Beginn der Therapie zu einem dissoziativen Abdriften kommen. Die Patientinnen gehen dann unwillkürlich aus der Beziehung zur Therapeutin und aus dem aktuellen Erleben. Dies zeigt sich häufig durch ein abwesendes Schweigen oder durch das Wegdrehen der Augen. Dann müssen wir die Klientinnen aktiv wieder zurück in ihren Erwachsenen-Ego-State holen, indem wir sie bitten, tief einzuatmen, aufzustehen oder sich selbst zu berühren.
- Aufgaben zum Erwachsenen-Ego-State bis zur nächsten Sitzung
  Wir bitten die Klientinnen zu beobachten, in welchen Situationen sie als erwachsene Frau oder erwachsener Mann reagieren und handeln. Wir bitten sie zu überlegen, woran Außenstehende bemerken, dass sie im Erwachsenen-Ego-State sind.

Mit der Aktivierung, der ausdrücklichen Installation und der Verankerung des Erwachsenen-Ego-States haben wir eine wichtige Basis für die weitergehende Innere-Kind-Arbeit gelegt. Bei schwer bindungsgestörten und traumatisierten Patienten brauchen wir zudem in aller Regel die Stabilisierungsarbeit als weitere Grundlage für die Innere-Kind-Arbeit (vgl. Kapitel 5).

Theoretische und neurobiologische Hintergründe

Die Geschichte der Konzepte des Inneren Kindes

Ich will hier in kompakter Form den Werdegang des Konzeptes des Inneren Kindes darstellen (vgl. Peichl, 2012; Heathcote, 2010, Abramowitz & Torem, 2018; Tudor, 2010):

Anfänge des Ego-State-Ansatzes bei Federn und Weiss

Der Begriff und das Konzept eines Ego-States wurden von Paul Federn, einem Schüler Freuds, entwickelt (die Schriften von Federn wurden 1952 posthum veröffentlicht). Federn wollte damit das Phänomen der Multiplizität der Persönlichkeit beschreiben. Dieses Konzept wurde dann von Eduardo Weiss, einem Schüler von Federn, bekanntgemacht und weiterentwickelt (Peichl, 2012).

Eric Berne – Erste Formulierung des Konzeptes eines Kind-Ego-States

Paul Federn war nun wiederum Ausbildungsanalytiker von 1942 bis 1943 für Eric Berne am New Yorker Psychoanalytischen Institut. Eric Berne bezieht sich explizit auf Federn und Weiss, wenn er zu Beginn der 1950er Jahre zunächst zwischen kindlichem und erwachsenem Ich-Zustand und später dem elterlichen Ego-State unterscheidet. Berne (2002, 2006) definiert einen Ego-State schon sehr modern »phänomenologisch als ein kohärentes System von Gefühlen bezogen auf ein bestimmtes Thema, operational als ein Set von kohärentem Verhalten oder pragmatisch als ein System von Gefühlen, das ein Set von Verhaltensmustern motiviert« (zit. nach Tudor, 2010, S. 263). Eric Berne kommt das Verdienst zu, als Erster explizit das Konzept des Kind-Ego-States benannt und entwickelt zu haben. Er nannte diesen Ego-State auch »Archeopsyche«, die, aus der Biografie kommend, archaische Qualitäten hat, die nicht zur gegenwärtigen Realität passen. Eric Berne bezog sich im Übrigen als einer der Ersten in der Psychologie auf die frühen Erkenntnisse der Hirnforschung unter anderem von Penfield, der durch Stimulation des Gehirns bestimmte Erlebensmuster – für Berne bestimmte Ego-States – abrufen konnte. Aus der Analyse der Ego-States, die Berne als Strukturanalyse bezeichnet, entwickelt Berne dann seine bekannte Transaktionsanalyse, in der die Interaktion zwischen Menschen eine Abfolge von Transaktionen zwischen den Ego-States der Beteiligten darstellt.

Weiterführung zur Ego-State-Therapie durch Watkins & Watkins und Nachfolger – Kind-Ego-State als Bewältigungsreaktion

Die beiden Autoren greifen ähnlich wie Eric Berne auf die grundlegenden Arbeiten von Paul Federn zurück (Watkins & Watkins, 2003) und verorten die Entstehung von Problem erzeugenden Ego-States schwerpunktmäßig in dissoziativen Prozessen bei traumatischen Erfahrungen. Das besondere Verdienst von Watkins & Watkins besteht darin, dass sie als Erste einen eigenen Ansatz einer Ego-

State-Therapie entwickelt und diesen mit der Hypnotherapie verbunden haben. Die Ego-States, eben auch die Kind-Ego-States sind am besten zugänglich über Tranceprozesse.

Watkins & Watkins betonen, dass neben den in der normalen Entwicklung eines Kindes entstehenden Kind-Ego-States besonders die durch Traumatisierung entstehenden dissoziierten kindlichen Zustände von Bedeutung sind. Kindliche Ich-Zustände sind also häufig Ergebnis einer Anpassungsleistung und einer Bewältigungsreaktion in einer vergangenen traumatisierenden Situation.

In Deutschland haben Woltemade Hartman, Kai Fritzsche (Fritzsche, 2013; Fritzsche & Hartman, 2016) und Jochen Peichl (2013) diesen Ansatz bekannt gemacht und weitergeführt.

Systemische und Hypnosystemische Ego-State-Ansätze

Die Ego-State-Ansätze wurden nun auf dem Hintergrund des systemischen Denkens erweitert. Bekannt ist der Ansatz der inneren Familie (Schwartz, 2018), des inneren Parlaments (Schmidt, 2019), des inneren Teams (Schulz von Thun, 2013) oder das innere System (Peichl, 2019). Gunther Schmidt hat in seinem hypnosystemischen Ansatz die Hypnotherapie mit dem systemischen Ansatz, Jochen Peichl in seinem hypnoanalytischen Ansatz das psychoanalytische Denken mit dem systemischen und hypnotherapeutischen Denken verbunden. Die Ego-States einer Person bilden ein internales System und stehen untereinander in kommunikativem Austausch.

Die Kind-Ego-States sind also Teile eines umfassenden inneren Systems einer Person, weshalb neben der direkten Arbeit mit den einzelnen Kind-Ego-States in Beratung und Therapie auch das Gesamtsystem einer Person bearbeitet werden muss (vgl. Kapitel 12).

Schematherapie – Kind-Modus statt Kind-Ego-State

Die Schematherapie spricht vom Kind-Modus, der einen aktuell aktivierten Erlebenszustand mit der dazugehörigen Verhaltenstendenz beschreibt (Roediger, 2016). Diese sind keine Teile im Sinne von Persönlichkeitsteilen, sondern passagere funktionelle Zustände, die deshalb als Modus und nicht als Ego-State beschrieben werden. Es werden ein verletzbarer, ärgerlicher, impulsiv-undiszipliniert-gieriger und glücklicher Kind-Modus unterschieden. Ebenso gibt es dysfunktionale internalisierte Eltern-Modi. Die Modi stellen Bewältigungsmodi dar, mit denen auf die in der Kindheit vorkommenden Schemata, also Grundthemen destruktiver kindlicher Erfahrungen, reagiert wird. Für die Innere-Kind-Arbeit sind besonders die Schemata mit ihren fünf Domänen hilfreich und weiterführend (ähnlich in Kapitel 2).

Die IRRT – Adaption der Inneren-Kind-Arbeit in die Verhaltenstherapie

Die IRRT (Imagery Rescripting and Reprocessing Therapy) übernimmt viele Konzepte der Ego-State-Ansätze und viele der Methoden aus der Ego-State-Therapie und Hypnotherapie und überträgt sie in den Kontext der Verhaltenstherapie (Schmucker & Köster, 2019a, 2019b). Dies ist insofern wichtig, als die Innere-Kind-Arbeit nun auch im universitären Rahmen als wissenschaftlich anerkannte Therapieform Eingang gefunden hat. Es ist davon auszugehen, dass dann auch bald der wissenschaftliche Nachweis der Wirksamkeit der Inneren-Kind-Arbeit erfolgen wird. Im IRRT wird das Kind-Ich als biografisches Kind als damaliges, also als ein in der Kindheit erlebtes Ich verstanden. Daneben wird ein metaphorisches Inneres Kind als das Kind von heute eingeführt. In ihm sind Ressourcen wie Lebensfreude und Unbeschwertheit bis hin zu einer kindlichen Weisheit gespeichert. Dieses metaphorische innere Kind von heute entspricht am ehesten dem Freien Inneren Kind in der Transaktionsanalyse. Andererseits kann dieses heutige Innere Kind vom Erwachsenen auch heute destruktiv behandelt werden, so dass dieses metaphorische Innere Kind auch Gefühle von Zurückweisung oder Ablehnung aktuell erlebt. Deshalb muss in der Therapie zunächst die Beziehung zu diesem aktuellen, metaphorischen Kind positiv gestaltet werden. Die therapeutische Arbeit mit dem biografischen Inneren Kind und den Tätern von damals ähnelt dem Inneren-Kind-Retten von Gabriele Kahn (Kahn, 2010; Kahn, 2018).

Inneres-Kind-Retten nach Kahn – Traumatherapie mit dem traumatisierten Inneren Kind

Eine sehr aktuelle und hilfreiche Methode in der Arbeit mit traumatisierten und deshalb meist dissoziierten Inneren Kindern hat Gabriele Kahn in Aufnahme von Ego-State-Ansätzen, Traumatherapie und Hypnotherapie entwickelt (Kahn, 2010; Kahn, 2018). Dieser Ansatz wird in Kapitel 11 aufgegriffen.

Carl Gustav Jung – Inneres Kind als Symbol und Archetyp

Schon früh in den 1930er Jahren hat Carl Gustav Jung das Symbol und den Archetyp des Kindes entdeckt (Jung, 1976). Dies ist nun kein Ego-State im Sinne der bisher beschriebenen Ansätze, dennoch sind viele Gedanken von Carl Gustav Jung und seinen Nachfolgern (Asper, 1994; Bolle, 2012) für die Arbeit mit dem Inneren Kind von großer Bedeutung. In allen Kulturen und Mythologien gibt es das Bild und Symbol des Kindes, das häufig auch ein göttliches Kind ist. Das Symbol des Kindes und die Mythen vom göttlichen Kind sind Ausdruck des Archetypus des Kindes (Seifert, 2003) im kollektiven, also allen Menschen gemeinsamen Unbewussten. Das Kind symbolisiert dabei Lebenskräfte und Lebendigkeit, die in der Beratung und Therapie wieder zugänglich gemacht werden müssen. Das göttliche Kind beschreibt zudem die spirituellen Ressourcen von Neuanfang, Vergebung, Erlösung und Neuentwicklung. Dieses spirituelle Innere-Ressourcen-Kind ist im kollektiven Unbewussten bei allen Menschen tief verankert und kann über Träume und durch Hypnose wieder zugänglich werden. Dies ist für die Beratung und Therapie, aber auch für die Therapeutinnen selbst eine unverzichtbare Ressource, insbesondere in der Arbeit mit Menschen, die in ihrer Kindheit oder Jugend komplex traumatisiert wurden.

Neurobiologische Modelle – Das Innere Kind als neuronales Netzwerk

Neurobiologisch gesehen ist ein Kind-Ego-State als ein synaptisch dicht verbundenes neuronales Netzwerk zu verstehen, das aus der biografischen Vergangenheit stammt und sich bis in die Gegenwart erhalten hat.

KAPITEL 2

Wie entsteht das Innere Kind?

Die normale und gestörte Entwicklung von Kindern und Jugendlichen und ihrer Kind-Ego-States

Fallbeispiel 2

Das Paar kommt nach achtjähriger Beziehung in die Paartherapie, weil es sich immer wieder in heftige Auseinandersetzungen verstrickt. Die Analyse der Paarthematik zeigt, dass der Mann sich von seiner Frau immer wieder in seiner Autonomie eingeengt fühl. Er fühlt sich in diesen Paarsituationen wie ein trotziger Junge, der sich unangemessen massiv gegenüber seiner Frau erwehren muss. Er kennt diese Prozesse und kann sich teilweise daraus befreien, spürt aber, dass es ihn und seine Partnerschaft doch belastet.

Der Mann in diesem Fallbeispiel reaktiviert in seiner Paarbeziehung den Kind-Ego-State aus einer ganz normalen Phase seiner frühen Entwicklung als Junge, indem er in einer Trotzreaktion versucht, seine Autonomie zu bewahren. Vermutlich hat er als Junge das ähnlich gegenüber seiner Mutter versucht. Die Reaktion dieses trotzig-wütenden Kind-Ego-States ist nun freilich in der Paarbeziehung unangemessen und führt zu Problemen.

Grundinformationen

10 zentrale Basics zur Entstehung von Kind-Ego-States

Kind-Ego-States sind also zunächst der Ausdruck der Biografie und Entwicklung eines Menschen. Die Kind-Ich-Zustände gehören deshalb in die Vergangenheit eines Menschen und sind im Verlauf seiner Biografie entstanden. Sie sind gewissermaßen die Elementarteilchen, die aus der Vergangenheit stammen und die die wesentlichen Bestandteile unseres Persönlichkeitssystems bilden, das sich wiederum als Ganzheit als Selbst fühlt und sich im Erwachsenen-Ich aktualisiert.

Neben den ganz normalen biografischen Erfahrungen gibt es aber massiv einschränkende bis hin zu traumatisierenden Erfahrungen, in denen ebenfalls Kind-Ego-States entstehen. Diese Kind-Ego-States spiegeln destruktive Erfahrungen wider und gehören ebenfalls zur Biografie und damit zum inneren System der Persönlichkeit eines Menschen.

Die biografische Entstehung von Kind Ego States lässt sich in folgenden zehn Basics entfalten:

- Kind-Ego-States entstehen aus Erfahrungen in jeder Entwicklungsphase
  Kind-Ich-Zustände entstehen durch die Erfahrungen einer bestimmten Entwicklungsphase eines Kindes und Jugendlichen im Verlaufe seines Heranwachsens. Die Erfahrungen werden vom Gehirn des Kindes entsprechend seinem Entwicklungsstand verarbeitet und in einem neuronalen Netzwerk repräsentiert und abgespeichert. Sie sind ganz normale Kind-Ego-States, in denen gespeichert ist, wie die jeweiligen Entwicklungsaufgaben jeder Entwicklungsphase altersentsprechend und funktional bewältigt wurden. Diese sogenannten normalen Kind-Ego-States sind dann später auch nicht an der Entstehung und Aufrechterhaltung der Probleme oder Symptome einer Klientin beteiligt.
- Kind-Ego-States entstehen durch ähnliche biografische Erfahrungen
  Die Erfahrungen in einer bestimmten Entwicklungsphase werden nach dem Gestaltprinzip der Ähnlichkeit zu einem Ich-Zustand zusammengeführt. Da das Gehirn des Kindes und Jugendlichen ökonomisch und effizient arbeitet, werden ähnliche Erfahrungen zu einem Kind-Ego-State zusammengefasst und verdichtet. Hier lassen sich je nach Erleben unterschiedliche Phasen der Entwicklung wie zum Beispiel die pränatale Zeit oder die Säuglingsphase zusammenfassen und die zu diesen zeitlichen Entwicklungsphasen gehörenden Kind-Ego-States beispielsweise des Säuglings oder des Kleinkindes abrufen.
- Kind-Ego-States sind bestimmt durch Entwicklungsthemen
  Diese ganz normalen Kind-Ego-States, die sich im Verlauf der Entwicklung eines Kindes und Jugendlichen kondensieren, werden durch die motorischen, emotionalen und kognitiven Fähigkeiten in jedem Entwicklungsstadium und durch die spezifischen Entwicklungsthemen des Kindes und Jugendlichen im jeweiligen Alter bestimmt. Die zentralen Entwicklungsthemen werden einerseits von den Grundbedürfnissen des Kindes und Jugendlichen getrieben, andererseits stellen sie Entwicklungsaufgaben und -herausforderungen dar. Damit Kinder und Jugendliche diese gut bewältigen können, braucht es die

nährende, unterstützende, ermutigende und fördernde Begleitung zunächst der Eltern, dann anderer Bezugspersonen.

- Angenehm erlebte Erfahrungen spiegeln sich in positiven Kind-Ego-States
  Kind-Ego-States entstehen auch in angenehmen und als konstruktiv, freundlich oder nahe erlebten Kindheitserfahrungen. Wenn wir beispielsweise im Erstgespräch die Klienten nach schönen Kindheitserfahrungen fragen, tauchen zumeist Kind-Ich-Zustände aus Urlauben, von Festen und anderen Höhepunkten des Lebens auf. Sie sind als Gegengewicht zu schwierigen, schlimmen und destruktiven Erfahrungen in der Inneren-Kind-Arbeit wichtig.
- Selbstwirksame Kind-Ego-States als wichtige Ressourcen
  Wichtig sind auch Kind-Ego-States, in denen die Selbstwirksamkeits- und Kompetenzerfahrungen des Kindes von damals gespeichert sind. Wir können Kind-Ich-Zustände aus bestandenen Prüfungen oder sportlichen Leistungen abrufen. Diese Ich-Zustände sind stolz und voller Selbstvertrauen. Wir können sie als Ressourcen-Ego-States aktivieren, die zur Heilung der Klienten beitragen.
- Kind-Ego-States entstehen in prägenden Interaktionen und Familienkonstellationen
  Bestimmte Kind-Ich-Zustände entstehen in den besonderen Interaktionen mit prägenden Bezugspersonen im Laufe der Kindheit. So bildet sich im obigen Fallbeispiel der trotzige Kind-Ego-State in der Beziehung zur Mutter, während sich gegenüber dem ermutigenden Vater ein selbstbewusster Kind-Ego-State entwickelt hat. In der frühen Entwicklung sind die Kind-Ich-Zustände sehr stark auf die Eltern bezogen und deshalb von ihnen stark geprägt, später bilden sich die Kind-Ego-States zunehmend frei und autonom gegenüber den Bezugspersonen aus.
  Weitere Kind-Ego-States entstehen in besonderen Familienkonstellationen, von denen das Kind damals geprägt wurde und auf die es reagiert hat (mehr dazu in Kapitel 12). Wenn sich ein Kind beispielsweise um den Zusammenhalt der disparaten Familie kümmern muss, entsteht ein parentifizierter, sich für das Weiterbestehen der Familie aufopfernder Kind-Ego-State.
- Bindungsgestörte Kind-Ego-States
  Das Bindungssystem ist das früheste und wichtigste Motivationssystem des Kindes und spielt deshalb eine zentrale Rolle bei der Entstehung von Kind-Ich-Zuständen. Wird das Bindungsbedürfnis des Embryos, Neugeborenen, Kleinkindes und Kindes massiv enttäuscht, blockiert oder verletzt, entstehen bindungsgestörte Kind-Ego-States. Dabei gibt es Ich-Zustände mit unterschiedlichen Bindungsmustern, die von der Bindungsforschung als Bindungs-

stile herausgearbeitet wurden. Bei Verlusten von nahen Bezugspersonen in der Kindheit oder Jugend bilden sich oft Kind-Ego-States aus, die trauern und sich nach dem Verstorbenen sehnen. Schwere Verletzungen des Bindungssystems zum Beispiel durch Beziehungsabbruch oder Traumatisierungen wie körperliche Gewalt durch nahe Bezugspersonen lassen Kind-Ego-States mit einem chaotisch-destruktiven Bindungsmuster entstehen.

- In einschränkenden, abwertenden oder blockierenden Kontexten entstehen neurotisierte Kind-Ego-States
  Bei leichteren bis mittelschweren Einschränkungen, Blockierungen und Abwertungen durch die Eltern und nahe Bezugspersonen reagieren Kinder mit einem eingeschränkten, zum Teil blockierten Fühlen, Denken und Verhalten. Ich will diese Erfahrungen »neurotisierend« nennen und die daraus entstehenden Kind-Ego-States als »neurotisierte« bezeichnen. Sie sind in der Entfaltung ihrer Persönlichkeit in wichtigen Bereichen wie beispielsweise dem Selbstvertrauen gehemmt, aber anders als bei Traumatisierungen relativ gut funktionsfähig.
- Durch Traumata entstehen traumatisierte und dissoziierte Kind-Ego-States
  In traumatisierenden Situationen entstehen traumatisierte Kind-Ego-States. Werden sie abgespalten und aus dem Bewusstsein verbannt, entstehen zudem traumatisiert-dissoziierte Kind-Ego-States. Wir werden diese Prozesse bei Traumatisierungen später sehr genau beschreiben und verstehen. Die durch Vernachlässigung, emotionale, körperliche oder sexuelle Gewalt traumatisierten und dissoziierten Kind-Ich-Zustände sind über die dabei erlebte Vernichtungsbedrohung und -erfahrung in ihrem Zentrum verletzt und auf einer existentiellen Ebene bedroht und verwundet.

Wir werden uns den bindungsgestörten, neurotisierten, traumatisierten und dissoziierten Kind-Ego-States im Folgenden genauer zuwenden und sehen, wie wir ihnen über die Innere-Kind-Arbeit helfen können.

Kurz gefasst und im Überblick

Die Kind-Ego-States sind konkret fühlbare Einheiten, in denen die biografischen Erfahrungen eines Menschen gespeichert sind. Sie können bestimmte biografische Phasen und Themen, aber auch spezifische Interaktions- und Familienerfahrungen abbilden, die in der Aktivierung des Kind-Ego-States wieder abrufbar und dann auch therapeutisch veränderbar sind. Neurotisierte Kind-Ego-States bilden leichte bis mittelschwere destruktive Erfahrungen des Kindes ab, bindungsgestörte Kind-Ego-States haben in ihrem Bindungssystem verletzende bis traumatisierende Erfahrungen erlebt und traumatisierte und traumatisiert-dissoziierte Kind-Ego-States drücken extreme, traumatisierende Erfahrungen in der Kindheit aus.

10 grundlegende Interventionen

Die biografische Anamnese zu den Kind-Ego-States

Für die Innere-Kind-Arbeit brauchen wir einen Überblick über die Biografie des Klienten und seine wesentlichen biografischen Erfahrungen, seine Prägungen und die möglichen bindungsstörenden, neurotisierenden und traumatisierenden Einflüsse. Meist im zweiten Gespräch erarbeiten wir eine biografische Anamnese. In diesem anamnestischen Gespräch wollen wir zunächst einen Überblick, in dem die Biografie zunächst kognitiv im Gespräch rekonstruiert wird. Dabei sollen die Klientinnen verstehen, welche Kind-Ego-States für ihre Thematik relevant sind und wann diese entstanden sind und geprägt wurden. Deshalb wird immer wieder die Frage gestellt, was das Kind oder der Jugendliche damals in einer bestimmten Entwicklungsphase oder biografischen Situation erlebt hat:

- Erklären der Funktion einer biografischen Anamnese
  Zunächst erklären wir den Klienten, dass ein Blick auf die Biografie hilft zu verstehen, wann und wie das eingebrachte Problem und Thema entstanden ist und welche – vielleicht jetzt noch unbewussten – Kind-Ich-Zustände daran beteiligt sind. Dabei werden auch die Risiken einer vorübergehenden Destabilisierung benannt. Wir erbitten dann die Zustimmung zur biografischen Anamnese als Grundlage für die weitere Innere-Kind-Arbeit.
- Erstellen eines biografischen Überblicks
  Nun erstellen wir zusammen mit den Klienten im Rahmen einer Sitzung einen zeitlich mit der Empfängnis und Geburt beginnenden Überblick. Dabei gehen wir die verschiedenen Entwicklungsphasen vom Säugling über das Neugeborene bis hin zum Pubertierenden und jungen Erwachsenen durch. Den Klientinnen kann auch die Hausaufgabe gestellt werden, ihre Biografie zu Hause malend oder zeichnerisch als Lebensweg darzustellen. In der Sitzung kann dies auch als eine auf dem Boden ausgelegte Timeline gestaltet werden (Nemetschek, 2006; Keweloh, 2018).

Bitte beachten!
Beim biografischen Interview steht das Erleben des Kindes und Jugendlichen im Fokus, ohne schon die Gefühle der Kind-Ego-States zu aktualisieren, damit es nicht zu einer ungewollten Retraumatisierung kommen kann. Werden Gefühle bei den Klienten spontan aktualisiert, werden sie einfühlsam aufgegriffen, gehalten, versorgt und bis zu ihrer Bearbeitung zurückgestellt.

- Rekonstruktion der wesentlichen Entwicklungsübergänge
  Im biografischen Verlauf sind vor allen Dingen die Übergänge zwischen den verschiedenen Entwicklungsphasen kritisch und für Kinder und Jugendliche oft schwierig, stellen sich doch nun neue Entwicklungsaufgaben. Diese Entwicklungsaufgaben können funktional bewältigt werden oder aber in eine Krise führen. So können zum Beispiel der Wechsel in eine Kita, der Übergang in die Schule oder dann in eine weiterführende Schule zu Versagens- und Minderwertigkeitserfahrungen führen. Dementsprechend befragen wir Klientinnen nach den Übergängen zwischen den Entwicklungsphasen und nach Krisen im Laufe der Kindheit und Jugend.
- Rekonstruktion von Entwicklungsproblemen und Störungen in der Kindheit
  Entwicklungsprobleme, die genetisch oder organisch verursacht sind, haben oft massive Einflüsse auf das Erleben des Kindes. So können zum Beispiel eine Sprachverzögerung oder Rechtschreibschwäche das Kind in seinem Selbstwertgefühl beeinträchtigen. Wir interessieren uns für die Entwicklungsprobleme und für erste Störungen in der Biografie mit der Frage, wie sich diese in den Kind-Ego-States wiederfinden.
- Rekonstruktion von besonderen Familienkonstellationen und prägenden Familienereignissen
  Natürlich sind bestimmte Familienkonstellationen und die Position des Kindes in diesem Familiensystem prägend für das Kind und bewirken ganz bestimmte Kind-Ego-States wie beispielsweise die parentifizierten Kind-Ego-States. Diese Ich-Zustände übernehmen früh die sie überfordernde Verantwortung im Familiensystem, wenn zum Beispiel ein Geschwister behindert ist.
  Zur Erarbeitung der Familienkonstellationen bietet sich das bekannte Genogramm an, auch hier immer mit der Frage, wie sich das Kind damals in einer bestimmten Familienstruktur erlebt hat und wie es darauf reagiert hat. Näheres zum Thema der Inneren Familie findet sich in Kapitel 12.
- Rekonstruktion von belastenden Verlusterfahrungen
  Wir fragen routinemäßig nach Verlusten von nahen und wichtigen Bezugspersonen in der Kindheit. Frühe Verluste von Bezugspersonen, aber auch von wichtigen Orten wie der Heimat bei Umzügen oder bei der Flucht werden häufig übersehen oder in ihrer belastenden Wirkung unterschätzt. Gibt es solche Verluste, wird rasch der trauernde Kind-Ego-State sichtbar und die entsprechenden Trauergefühle werden aktualisiert. Wir greifen diese empathisch auf, aber bearbeiten sie erst später in der nachholenden Trauer- und Beziehungsarbeit mit den betroffenen Kind-Ego-States.

- Rekonstruktion von lebensbedrohlichen Erfahrungen wie Unfällen, schweren Operationen und schweren Erkrankungen
  Zunächst fragen wir nach einzelnen, zeitlich begrenzten belastenden, oft auch traumatisierenden Erfahrungen, die als Monotraumen bezeichnet werden. Auch hier sollten wir die Auswirkungen von Monotraumen nicht unterschätzen. Bei der biografischen Rekonstruktion von Traumatisierungen ist äußerste Vorsicht und Behutsamkeit angebracht, damit es nicht zu einer Retraumatisierung kommt. Wir fragen zwar einfühlsam, bleiben aber auf der Ebene der faktischen Ereignisse.
- Rekonstruktion von komplexen Traumatisierungen wie körperlicher oder sexueller Gewalt
  Oft ist schon von der Symptomatik wie Selbstverletzungen oder von den ersten Andeutungen im Erstgespräch zu erwarten, dass es möglicherweise massivere, meist länger dauernde Traumatisierungen wie körperliche oder sexuelle Gewalt in der Biografie gegeben haben könnte. Hier sollten wir die Klienten bitten, diese Erfahrungen, die wir als Komplex-Traumatisierung bezeichnen, zunächst nur anzudeuten oder in kurz gefasster und distanziert-sachlicher Form zu erzählen. Wir erläutern den Klienten, dass wir zunächst eine Phase der Stabilisierung voranstellen wollen, damit dann später weitere Details einer solchen Komplex-Traumatisierung ohne Retraumatisierung erzählt werden können. Dann werden wir uns auch direkt den traumatisierten und dissoziierten Kind-Ego-States zuwenden. Tauchen bei der Anamnese dennoch schon Gefühle aus der Traumatisierung auf, werden sie aufgegriffen und als angemessener Ausdruck dessen, was im Trauma geschehen ist, gewürdigt. Diese Gefühle werden aber nicht vertieft, sondern zunächst zurückgestellt.
- Erarbeiten eines durchgehenden biografischen Grundthemas
  Sehr häufig zeigen sich ähnliche, wiederkehrende Erfahrungen in der Biografie der Klientinnen, die jeweils eine Wiederholung einer vorigen Erfahrung darstellen und in denen immer wieder ähnliche Kind-Ego-States involviert sind. Deshalb kann man mit vielen Klienten ein biografisches Grundthema, das sich wie ein roter Faden durch die Biografie zieht, herausarbeiten. Die dazugehörigen Mechanismen, die auf den Lebensskripten der Kind-Ego-States basieren, werden wir in Kapitel 13 genauer verstehen. Die Erarbeitung eines durchgehenden Grundthemas gibt den einzelnen biografischen Erfahrungen einen Zusammenhang und einen Sinn.
- Öffnen für die spätere Erinnerung von biografischen Erfahrungen
  Wir schließen diese erste Anamnese mit dem Hinweis ab, dass im weiteren

Verlauf der Inneren-Kind-Arbeit noch andere, bisher unbekannte, oft dissoziierte Kind-Ego-States auftauchen könnten. Wir bitten die Klientinnen, darauf zu achten und die später auftauchenden Erinnerungen einzubringen.

Natürlich werden in der biografischen Anamnese nicht alle der hier genannten Punkte detailliert erarbeitet. Meist stellt sich rasch heraus, an welchen kritischen Stellen oder Lebenskonstellationen die leidenden Kind-Ich-Zustände geprägt wurden oder bei welchen Traumatisierungen sie entstanden sind.

Methodik der Inneren-Kind-Arbeit

Die biografische Anamnese mit Fokus auf die relevanten Kind-Ego-States

Einige Methoden der biografischen Anamnese wurden vorher schon genannt. Es gibt viele weitere Methoden insbesondere aus der Familientherapie, Hypnotherapie oder der Gestalttherapie. Hier sollen nur einige Methoden etwas ausführlicher dargestellt werden.

Offenes Interview zu den Kind-Ego-States

Diese Methode geht nicht strukturiert entlang den Entwicklungsphasen oder -übergängen vor, sondern ist offen und assoziativ. So sollen spontan und unwillkürlich erste wichtige Kind-Ego-States abgerufen werden. Dabei stellen wir folgende Fragen mit dem Fokus auf die Kind-Ego-States:

- Was fällt Ihnen als Erstes zu sich als Kind ein?
- Wenn Sie an Ihre Kindheit denken, welches Bild von Ihnen als Kind taucht auf?
- Was ist Ihre früheste Erinnerung an Sie als Kind?
- Was ist die schönste Erinnerung an Sie als Kind?
- Was ist die schwierigste Erinnerung an das Kind von damals?
- Beschreiben Sie mir das Mädchen als Fünfjährige ein wenig genauer? Wie war das Mädchen gekleidet? War das Mädchen eher groß oder klein, eher rundlich oder schlank?

Durch diese und weitere Fragen soll ein lebendiges Bild von dem Kind oder Jugendlichen in den wichtigen unterschiedlichen Entwicklungsphasen entstehen.

Erinnerungsarbeit mit Fotografien vom Kind

Die Klienten werden gebeten, fünf bis sieben der wichtigsten Fotos von dem Kind und Jugendlichen aus der Biografie mitzubringen. Man kann Klienten auch bitten, aus jeder wichtigen Entwicklungsphase ein das Kind kennzeichnendes Foto mitzubringen und sich bis zur Sitzung mit diesem Kind schon zu beschäftigen und darauf zu achten, welche Gefühle beim Anblick des Kindes auf dem Foto auftauchen. In der Sitzung bitten wir die Klienten, uns die Szenen und die abgebildeten Kinder auf den Fotos zu beschreiben.

Gestalten einer biografischen Timeline auf dem Fußboden

Die Kindheit und Jugend werden von den Klienten als Lebenslinie mit einem ausgelegten Seil auf dem Boden gestaltet (Nemetschek, 2006; Keweloh, 2018). Die Lebenslinie wird durch Kärtchen mit Zahlen in Lebensjahre eingeteilt. Dann bitten wir Klienten beispielweise auf grünen Kärtchen angenehme, auf roten Kärtchen schwierige Erfahrungen zu notieren und sie an die entsprechende Stelle der Timeline zu legen. Die Klienten können für die jeweiligen Erfahrungen als Kind oder Jugendliche auch entsprechende Symbole wie einen Teddybär, ein Herz aus Stein oder etwas anderes an die Timeline legen. Dann können wir die Klienten bitten, die eigene Timeline der Kindheit abzuschreiten und jeweils in die Gefühle des Kindes von damals hineinzuspüren. Mit der Timeline erhalten wir einen guten Überblick und zugleich können bisher nicht bewusste Kind-Ego-States auftauchen.

Gesprächsbeispiel der Inneren-Kind-Arbeit

Das anamnestische Gespräch

In diesem kurzen Gesprächsausschnitt zeige ich, wie der Therapeut zwar das Erleben der Klientin in ihrem ängstlichen und trauernden Kind-Ego-State erfragt und benennt, aber doch dann bei der anamnestischen Fragestellung bleibt:

Therapeut: »Ich möchte Sie gerne jetzt in der zweiten Sitzung einladen, einen Überblick über Ihre Kindheit zu erarbeiten. Das hilft uns auch, Ihre jetzige Situation zu verstehen. Sind Sie dazu bereit?«
Klientin nickt zustimmend.
Therapeut: »Ich möchte dabei gerne auf die Inneren Kinder achten, die damals in

den schwierigen Erfahrungen Ihrer Kindheit geprägt wurden, vielleicht dadurch erst entstanden sind.«

Klientin: »Ja, damals, als meine Großmutter krank wurde und sie dann starb, war das für mich als Kind sehr schlimm.«

Therapeut: »Lassen Sie uns diese Erfahrung des Kindes von damals zeitlich geordnet anschauen.«

Klientin: »Es begann damit, dass meine Mutter weinte und sie erzählte, dass meine Oma ganz schlimm krank sei.«

Therapeut: »Das hat Sie als Kind dann sehr getroffen und beunruhigt.«

Klientin: »Ja, ich hatte große Angst um meine Oma.«

Therapeut: »Die sich dann bestätigt hat.«

Klientin: »Ja, sie wurde immer kränker und starb dann zwei Jahre später.«

Therapeut: »Wie hat dann das Mädchen den Tod der Oma erlebt?«

Klientin: »Erst habe ich gar nichts gespürt und dann war ich sehr allein.«

Therapeut: »Das war dann in der Zeit nach dem Tod Ihrer Großmutter?«

Klientin: »Ich wurde erst ein halbes Jahr nach ihrem Tod richtig traurig, aber meine Eltern haben das gar nicht bemerkt.«

Therapeut: »Und dieses traurige Mädchen von damals ist heute immer noch traurig und wohl an Ihren depressiven Phasen beteiligt!?«

Vertiefung und Weiterführung I

Das Innere Kind und seine zentralen Grundbedürfnisse

Die Innere-Kind-Arbeit erfordert eine Kenntnis der Entwicklung des Kinds vom Embryo bis zum jungen Erwachsenen, um zu wissen, welche Bedürfnisse und welche Themen den Kind-Ego-State jeweils prägen.

Im Rahmen dieses Buches können nun nicht die ganze Entwicklungspsychologie (Siegler et al., 2016; Tyson & Tyson, 2012) und die verschiedensten Entwicklungstheorien dargestellt werden, vielmehr sollen die wichtigsten Grundbedürfnisse und Entwicklungsaufgaben von Kindern und Jugendlichen benannt werden. Die hier genannten Entwicklungsthemen eines Kindes und Heranwachsenden lassen sich zeitlich von der Embryonalzeit bis zum jungen Erwachsenen in einer Abfolge einordnen. Das heißt, die hier erst genannten Themen sind in der ersten Zeit der Entwicklung eines Kindes zentral, aber die Themen wiederholen sich auch in späteren Phasen (Rudolf, 2014). So beginnt das Grundthema der Autonomie schon mit der allerersten Ablösung im Wegkrabbeln des Kleinkindes, zeigt sich aber auch in der Pubertät noch einmal in einer neuen Weise und mit einer verstärkten Intensität.

Hier nun die wichtigsten Entwicklungsthemen, die sich dann in den Kind-Ego-States und deren Störungen wiederfinden:

Entwicklung des Bindungssystems

Das fundamentale und früheste Motivationssystem des Menschen ist das Bindungssystem (Brisch, 2019). Neugeborene sind evolutionsbiologisch auf Bindung hin angelegt und auf sie angewiesen. Das schon bei der Geburt, beim Stillen und bei Berührung ausgeschüttete Bindungshormon Oxytocin sorgt bei Säugling und Eltern für eine intensive Bindungsbereitschaft. Nun sind die Eltern gefordert, die angeborenen Bindungssignale des Säuglings angemessen, rasch und einfühlsam zu beantworten. Da das Bindungssystem das fundamentalste System eines Menschen ist, ist es von entscheidender Bedeutung, dass die Eltern dem Kind verbal und besonders auch nonverbal – zum Beispiel durch körperlichen Halt – signalisieren: »Bei uns bist du gehalten«, »Bei uns bist du sicher«, »Bei uns bist du geborgen«, »Du kannst dich auf uns verlassen und uns vertrauen«, »Auch wenn es schwierig wird, schützen und verteidigen wir dich«, »Wenn es dir nicht gut geht, trösten wir dich«.

Diese konstruktiven Elternbotschaften werden wir dann in der Inneren-Kind-Arbeit für solche Kind-Ego-States brauchen, die eine verunsichernde, kühl-abweisende oder gar chaotische Bindungserfahrung in sich tragen.

Entwicklung des Kommunikationssystems

Das Neugeborene und die Eltern treten sofort in eine beiderseitige intensive Kommunikation, damit die Bedürfnisse des Säuglings und Kleinkindes geäußert und befriedigt werden können und so die Bindung realisiert wird (Cozolino, 2007; Dornes, 2006). Eltern deuten zum Beispiel das Schreien, das angeborene Lächeln oder das bald einsetzende Brabbeln als Kommunikation und übersetzen sie in Sprache. Sie selbst reden in der Babysprache mit dem Säugling und betonen so die besondere Kommunikation. Die Kommunikation stellt als ständiger Austausch eine wechselseitige Bezogenheit zwischen Kind und Eltern her. Neugeborene und Kleinkinder spüren so Resonanz und eine Spiegelung durch die Kommunikation der Eltern. Eltern vermitteln in einer feinfühlig-abgestimmten Kommunikation: »Wir sehen dich und hören dich«, »Wir reagieren auf dich, weil du und deine Bedürfnisse wichtig sind«, »Wir reagieren rasch und angemessen«, »Wir verstehen dich und werden dich immer verstehen«, »Wir geben dir, was du brauchst, und freuen uns über deine Reaktionen«, »Wir stellen Nähe zu dir her und genießen sie«, »Wir reden miteinander und wir können über alles reden«.

In der Inneren-Kind-Arbeit äußern wir diese Botschaften den Kind-Ego-States gegenüber verbal und direkt und versuchen so als Therapeutinnen diese gelingende Kommunikation ständig, explizit und implizit auf der Beziehungsebene zu den Klienten und zu ihren einzelnen Kind-Ego-States zu realisieren.

Entwicklung des Affekt-, Emotions- und Bedürfnissystems

Das Neugeborene ist seinen Körperzuständen und den entsprechenden Affekten wie Schmerz, wie Müdigkeit, Unlust, Gereiztheit, Hunger und Durst ausgeliefert (Panksepp, 2004; Cozolino, 2007). Der Säugling braucht die Eltern, die ihm helfen, seine Affekte zu begrenzen und zu regulieren, indem sie rasch und angemessen die Bedürfnisse stillen. Sie halten seine Empfindungen aus und geben ihnen durch das Containing und ständige Verbalisieren eine Gestalt. So begleiten Eltern den Säugling koregulierend und als verständnisvolles Gegenüber, das stärker ist als die bedrohlichen Affekte des Säuglings und Kleinkindes. Ab dem dritten Lebensjahr kann das Kind dann noch genauer die verschiedenen körpernahen Affekte als Gefühle wahrnehmen und differenzieren. Gefühle werden so zu Signalen für eigene Bedürfnisse, die von den Bezugspersonen wahrgenommen, aufgenommen, akzeptiert und reguliert werden.

Wenn Eltern Kinder in dieser sehr anspruchsvollen Aufgabe der Entwicklung eines differenzierten und ausgewogenen Affekt-, Emotions- und Bedürfnissystems begleiten, dann signalisieren sie ihnen: »Wir nehmen deine Gefühle wahr«, »Wir verstehen deine damit signalisierten Bedürfnisse«, »Deine Gefühle und deine Bedürfnisse sind in Ordnung«, »Wir erfüllen deine Bedürfnisse, soweit das möglich ist. Wir helfen dir auch, auf manche Bedürfnisse zu verzichten und das auszuhalten«. Innere-Kind-Arbeit pendelt zwischen dem nachholenden Erfüllen der emotionalen Grundbedürfnisse der Kind-Ego-States und dem Aushalten, Halten und Begleiten der Trauer über nicht mehr erfüllbare Bedürfnisse der Kind-Ego-States.

Entwicklung des Autonomiesystems

Ist das Kind in der Bindung auf die Eltern bezogen und auf sie angewiesen, führt nun das Neugierverhalten und das Explorationsbedürfnis die Kinder aus der sicheren Bindung heraus in unbekanntes Terrain (Brisch, 2019). Dabei entfernt sich das Kind von den Eltern, geht eigene Wege und muss sich auf sich selbst verlassen.

In der sogenannten Trotzphase lernt das Kind, Nein zu sagen, den eigenen Namen zu nennen und schließlich Ich zu sagen. Auch die Erfahrung, den Eltern bei der Nahrungsaufnahme und bei der Sauberkeitserziehung den eigenen Willen entgegenzusetzen und ihn immer wieder durchzusetzen, zeigt dem Kind bis zum dritten Lebensjahr, dass es eine gegenüber den Eltern eigenständige Person ist.

Der letzte große Schritt der Autonomieentwicklung geschieht dann in der Pubertät, in der sich die Jugendlichen deutlich von den Eltern abgrenzen, eigene Zukunftspläne und ein eigenes Weltbild entwickeln. Die Entwicklung der Autonomie ist immer auch mit dem Gefühl von Selbstwirksamkeit und Freiheit verbunden.

Ermutigung zur Autonomie vermittelt dem Kind und Jugendlichen: »Du darfst dich eigenständig entwickeln«, »Du schaffst das auch ohne uns«, »Du bist auch ohne unseren Schutz groß und stark«, »Du darfst und sollst dich von uns ablösen«, »Du darfst frei sein«. Die Innere-Kind-Arbeit zielt letztlich immer auf eine selbstbewusste und starke Autonomie der Klienten und Klientinnen ab, die sich spätestens mit dem Ende der Beratung oder Therapie zeigen und bewähren muss.

Entwicklung der Sexualität

Säuglinge bringen das Bedürfnis mit, körperlich lustvolle Stimulation, Befriedigung und Wohlsein und damit den eigenen Körper als lustvoll zu erleben (Quindeau & Brumlik, 2012). Kinder suchen von Anfang an lustvolle Erfahrungen, zum Beispiel indem sie sich auf kindliche Weise auch in ihren Genitalregionen lustvoll stimulieren. Die kindliche Sexualität ist dabei eine eigenständige und wichtige Form der Sexualität. Sie entwickelt sich von der Sauglust über die Berührungslust beim Gestreicheltwerden, über die Entdeckung der Genitalien und deren Lust, über das erprobende Spiel mit den Sexualorganen mit anderen Kindern bis zum lustvollen Schmusen und Streicheln in freier Unbefangenheit. In der Pubertät wird dann die Sexualität über die hormonelle und körperliche Entwicklung zur erwachsenen, eigenständigen Sexualität im Rahmen der Partnersuche und ersten sexuellen Erfahrungen.

Eine gelingende Sexualerziehung vermittelt, dass das Kind sich als lustvoll erleben darf und zugleich in seiner kindlichen Sexualität geschützt wird: »Lust ist etwas Schönes«, »Deine Sexualorgane gehören dir und schenken dir Lust«, »Du darfst deine Sexualität – auch Homosexualität – frei entwickeln«, »Du darfst deine Sexualität entsprechend deiner Entwicklung befriedigend erleben«.

Eng mit einer gelingenden Sexualentwicklung verbunden ist die Entwicklung einer liebevollen Beziehung zum eigenen Körper in einem sicheren Körperselbst.

Entwicklung des Körperselbst

Der Körper und das Körpererleben sind die zentrale Basis auch für die psychische Entwicklung der Kinder, die sich dann in und mit ihrem Körper wohl und identisch fühlen können. Schon als Embryo und als Säugling spürt sich das Kind in seinem Körper über die Proprio- und Interozeption bei Bewegungen, durch das Gewicht und durch Eigenberührungen. In Erfahrungen wie Hunger, Durst, Müdigkeit, Schmerzen beim Zahnen oder Bauchschmerzen erleben Kinder ihren Körper auch aversiv und brauchen hier die körperliche Nähe der Eltern. Ebenso erleben Kinder ihren Körper bei der Sättigung, beim Streicheln und Eincremen lustvoll und mit Wohlbefinden. Kinder brauchen dafür die Erlaubnis und Ermutigung sowie einfühlsame Erklärungen ihrer Körperempfindungen durch die Eltern, so dass Kinder sich in ihrem Körper heimisch und ihren Körper zu sich gehörig fühlen können. Kinder brauchen die Ermutigung und Anleitung, ihre Körperreaktionen differenziert zu spüren, sie ernst zu nehmen, den eigenen Körper zu lieben und zu verwöhnen. Nach außen hin sollten Kinder lernen, ihre Körpergrenzen zu spüren und zu wahren.

Über die verbal und körperlich vermittelten Botschaften wie »Dein Körper ist schön und gut«, »Dein Körper bist du«, »Dein Körper gehört dir«, »Du darfst dich in deinem Körper wohlfühlen«, »Du darfst dich in deinem und über deinen Körper liebhaben« entwickelt sich eine grundlegend liebevolle Beziehung zum Körper, der dann wiederum zur sicheren Basis und Heimat für das gesamte psychische Wachstum wird. Die positiven Botschaften im Blick auf den Körper sind vor allem für Klientinnen und deren Kind-Ego-States wichtig, die durch Grenzverletzungen körperlich traumatisiert wurden.

Entwicklung der Geschlechtsidentität

Die Geschlechtsidentität gehört in das Kernselbst eines sich entwickelnden Kindes durch sein genetisches Geschlecht schon von der Zeugung an (Hartmann & Becker, 2013). Schon im Embryonalstadium werden die Gehirne der männlichen Embryonen durch das Testosteron, bei weiblichen Embryonen durch die Östrogene unterschiedlich geprägt. Inzwischen ist auch deutlich, dass es neben den beiden Geschlechtern auch intersexuelle Formen des Geschlechtes gibt, die nun bei Kindern erkannt und anerkannt werden müssen. Zentral für die Geschlechtsidentität ist der Umgang der Eltern mit dem Jungen oder Mädchen in seinem zunächst biologischen Geschlecht, das dann auch ein sozial definiertes Geschlecht wird.

Botschaften wie »Du darfst ein Junge oder Mädchen oder etwas anderes sein«, »Du kannst stolz auf dein Geschlecht sein« und »Du darfst dein Geschlecht leben« ermöglichen ein sicheres Gefühl für das eigene Geschlecht als körperliche, psychische und soziale Erfahrung.

Entwicklung des Sprach- und Denksystems

Die Entwicklung der Sprache ermöglicht nicht nur eine differenzierte Kommunikation mit den Eltern, sondern ermächtigt Kinder, sich selbst zu beschreiben und zu verstehen. Das Kind kann nun körperliche und emotionale Zustände bei sich benennen und als Bedürfnisse formulieren. Mit der Fähigkeit zur Mentalisierung (Fonagy et al., 2019) kann es auch andere Menschen in deren Gefühlen und Absichten verstehen. Die Entwicklung des Denkens ermöglicht dem Kind zudem kausale Zusammenhänge und damit die Welt zu verstehen. Schließlich ermöglicht die Sprache die eigenen Erfahrungen als biografische Erzählung in einen Zusammenhang von Sinn zu bringen.

Kinder brauchen die Ermutigung von sich zu sprechen, eigenständig zu denken und über sich als Person und Ich zu reden. Beratung und Psychotherapie ermöglichen dieses vertiefte Sprechen und Nachdenken über sich selbst.

Entwicklung des Ichs und des kindlichen Selbst

Über die Spiegelung durch die Eltern, über den Erwerb der Muskelkontrolle, die Nennung des eigenen Namens und den Gebrauch von Worten wie »Nein« oder »Ich will« entdeckt das Kind sich als eigenes Ich. Wenn sich dann das Kind im Spiegel selbst sehen und begrüßen kann, ist dies ein weiterer Schritt in der Entdeckung eines eigenständigen Ichs. Gefühle wie Stolz und Scham machen nun das eigene Ich zu einem Selbst, in dem das Kind sich als Ganzes erlebt (Klöpper, 2018).

Das Selbstvertrauen, die Selbstliebe und die Selbstachtung stärkende Botschaften sind hier »Du darfst du selbst sein«, »Du darfst dich selbst verstehen und ernst nehmen« und »Du bist ein ganz besonderer, einmaliger Mensch«.

In der Pubertät entwickeln sich der präfrontale Cortex und damit neue Fähigkeiten der Selbstdistanzierung und der Selbstreflexion. Jugendliche lernen nun, über sich selbst und die eigene Person zu reflektieren, sich dabei selbst zu korrigieren und realistische Entwicklungsziele zu setzen. Die euphorische Selbstverliebtheit in der Pubertät muss sich in eine realistische Selbstliebe verwandeln, in der die Jugendlichen eine freundliche, liebevolle Beziehung vor allem zu den eigenen Schwächen und Grenzen entwickeln können.

Entwicklung eines sozialen Selbst

Kinder befinden sich von Anfang an nicht nur in den dyadischen Beziehungen zu Mutter und Vater, sondern im sozialen System der Familie und der Geschwisterreihe. Sehr bald kommen dann weitere soziale Systeme wie die Kleinkindergruppe in der Kita und im Kindergarten, das soziale System der Schule und der Freundesgruppen dazu. Immer müssen Kinder lernen, sich als Teil des Systems zugehörig zu fühlen. Dabei entwickeln Kinder und Jugendliche ein soziales Selbst, das sich in den Systemen zurechtfinden kann. Kinder und Jugendliche lernen sich einzuordnen und durchzusetzen, zu verzichten und zu fordern und für die anderen und zugleich für sich selbst da zu sein (Bierhoff, 2009). Damit diese Entwicklung zwischen Rivalität und Konkurrenz, Dominanz und Einordnung, Altruismus und Egoismus gelingt, brauchen Kinder Botschaften wie »Du gehörst selbstverständlich dazu«, »Du bist ein wichtiger Teil von diesem System«, »Du kannst dich einordnen, aber auch durchsetzen«, »Du musst immer wieder verzichten und darfst zugleich für dich fordern« und »Du bist Teil eines größeren Ganzen, und das größere Ganze braucht dich«.

Wenn Kinder und Jugendliche ein sicheres soziales Selbst entwickeln, dann können sie sich sicher in sozialen Systemen bewegen und dabei die eigenen Bedürfnisse und die Anforderungen und Bedürfnisse der anderen in einer ausgewogenen Balance halten.

Entwicklung eines regulierenden Erwachsenen-Ichs und eines integrierenden Selbst
Gelingen die hier beschriebenen Entwicklungsprozesse, so kann sich mit der Adoleszenz im Alter von achtzehn bis etwa fünfundzwanzig Jahren nun ein in sich ruhendes und stimmiges Selbst einstellen. Über das nun mögliche umfassende Selbsterleben und damit die Kind-Ego-States umgreifende Selbstsystem wird ein ausgereiftes, also ein in sich kohärentes und nach außen klar abgegrenztes Selbst erreicht. Dieses Selbst aktualisiert sich nun in konkreten Lebenssituationen als Erwachsenen-Ich, das die Anforderungen des Hier und Jetzt nach innen und nach außen in Balance hält. Natürlich ist die Reifung des Selbst als ein offenes, sich selbst konstruierendes System nie abgeschlossen, sondern wird sich, bis zuletzt im Sterben, immer wieder verändern wollen.

In der Inneren-Kind-Arbeit mit den Kind-Ego-States prüfen wir, welche dieser Grundthemen ihrer Entwicklung und welche ihrer Grundbedürfnisse gestört oder massiv verletzt wurden.

Vertiefung und Weiterführung II

Wie gestörte Kind-Ego-States entstehen – Wenn Kinder und Jugendliche leiden

Wir haben im letzten Abschnitt gesehen, wie wichtig eine gelingende Bewältigung der zentralen Entwicklungsaufgaben für Kinder und Jugendliche ist. In einer solchen Entwicklung werden die zentralen Grundbedürfnisse von Kindern und Jugendlichen erfüllt und führen zu einer stabilen, ausbalancierten Persönlichkeit mit einem kohärenten Selbst und funktionsfähigen Erwachsenen-Ego-States im jungen Erwachsenenalter.

Natürlich gibt es auch Störungen in der Entwicklung eines Kindes, die mehr oder weniger starke destruktive Spuren und entsprechende Kind-Ich-Zustände hinterlassen. Ich werde sie summarisch als gestörte Kind-Ego-States bezeichnen.

Viele der leichteren Störungen können vom Kind oder Jugendlichen mit Unterstützung der Eltern und anderen Bezugspersonen ausgeglichen oder kompensiert werden. Destruktivere und traumatisierende Einflüsse aber können später zu deutlichen Einschränkungen bis hin zu schweren psychischen Symptomen wie Ängsten oder Depressionen führen.

Ich will drei grundlegende Störungen und damit drei Grundformen von gestörten Kind-Ego-States beschreiben:

- Bindungsstörungen führen zu bindungsgestörten Kind-Ego-States:
  Hier blieb das früheste, für das Überleben wichtigste Grundbedürfnis der Bindung unerfüllt, wurde verletzt oder missbraucht. Die Fähigkeit zur Bindung wurde hier gestört oder massiv beeinträchtigt.
- Neurotisierende Einflüsse der Bezugspersonen führen zu neurotisierten Kind-Ego-States:
  Hier wurden die verschiedensten Grundbedürfnisse der psychischen Entwicklung des Kindes enttäuscht, eingeengt, blockiert oder abgewertet. Die Fähigkeiten zur freien persönlichen Entfaltung und einer sich selbst liebenden Person wurden hier gebremst, gehemmt oder blockiert.
- Traumatisierungen führen zu traumatisierten und dissoziierten Kind-Ego-States:
  Sie sind die massivste Form der Störungen, die in aller Regel auf die Missachtung, Verachtung und Vernichtung von zentralen Grundbedürfnissen des Kindes oder des Jugendlichen abzielen. Hier wurde die Fähigkeit, sich in sich und im Körper selbst zu fühlen und zu spüren, massiv eingeschränkt oder weitgehend zerstört.

Natürlich lassen sich diese dem Kind und Jugendlichen zugefügten Störungen und damit die entstandenen gestörten Kind-Ego-States nicht trennscharf voneinander unterscheiden. Es gibt natürlich auch Mischformen; so kann sich eine Bindungsstörung auch neurotisierend auswirken oder eine starke neurotische Besetzung des Kindes durch die Eltern kann zu einer symbiotischen Bindungsform führen. Umgekehrt haben Traumatisierungen wie zum Beispiel emotionale oder sexuelle Gewalt immer auch destruktive Auswirkungen auf das Bindungssystem des Kindes oder des Jugendlichen (Brisch, 2019).

Entsprechend diesen Störungen haben die Kinder und Jugendlichen mehr oder weniger starkes Leid erfahren, wodurch die Kind-Ego-States dieses Leid in sich tragen. Eine allererste Grundaufgabe der Inneren-Kind-Arbeit ist es deshalb, das Leid und das Leiden dieser Kind-Ego-States anzuerkennen, zu würdigen und zu betrauern. Darüber finden wir einen Zugang zu diesen leidenden Kind-Ego-States und erst dann können wir ihre Störung genauer verstehen. Dies wollen wir nun in den Kapiteln 3 bis 7 tun.

Theoretische und neurobiologische Hintergründe

Wie Kind-Ego-States als neuronale Netzwerke entstehen

Die Hirnforschung und die Neurobiologie (Trepel, 2015; Panksepp, 2004; Roth & Strüber, 2019; Schiepek, 2011) ermöglichen nun einen neuen, auch empirisch abgesicherten Blick auf das Innere Kind und die anderen Ego-States einer Person. Dieses rasant zunehmende Wissen hilft, das zunächst metaphorisch oder symbolisch gedachte Konzept des Inneren Kindes zu prüfen und immer wieder auch gegenüber Vereinfachungen, Substantiierungen und einer Anthropomorphisierung zu korrigieren. Es sei noch einmal in Erinnerung gerufen, dass die Kind-Ego-States im Erleben, Denken, Fühlen und Handeln zwar dem Kind von damals ähneln, aber eben kein »reales« Inneres Kind, sondern ein neuronales Netzwerk darstellen.

Mit der Hirnforschung wissen wir, dass jede erlebte Erfahrung seine Repräsentation im Gehirn hat. Diese Repräsentation findet in komplexen Netzwerken im Gehirn statt, die wir als Connectome beschreiben (Sporns, 2013). Dabei ist das gesamte Gehirn selbst als Connectom zu verstehen, also als ein in sich vielfach verbundenes und verknüpftes Gesamtsystem von synaptischen Verbindungen über alle Teile des Gehirns hinweg.

Wir können nun die Ego-States neu definieren als spezifische neuronale Netzwerke im Gehirn (Peichl, 2018), die eine zusammenhängende biografische Erfahrung repräsentieren und dauerhaft speichern. Wird dieses neuronale Netzwerk heute stimuliert, dann feuern die im Netzwerk eng verbundenen Synapsen und aktualisieren im Erleben so den Kind-Ego-State.

Die Entstehung des neuronalen Netzwerkes eines Kind-Ego-States

Stellen wir uns vor, ein Kind erlebt an einem Sonntag seinen zehnten Geburtstag. Der Tag beginnt mit dem Wecken und den Geburtstagswünschen der Eltern. Das Kind fühlt sich wohl und ist ein bisschen nervös. Es sieht dann einen schön gedeckten Geburtstagstisch mit zehn brennenden Kerzen. Die Eltern singen ein Geburtstagslied. Das Kind beginnt aufgeregt seine ersten Geburtstagsgeschenke aufzupacken. Meistens ist es erfreut, manchmal enttäuscht.

In folgenden Prozessen werden diese Erfahrungen des Kindes nun zuerst ins Erleben und dann als neuronales Netzwerk ins biografische Gedächtnis im Gehirn übersetzt (Roth & Strüber, 2019; Johnson & de Haan, 2015):

Aktivierung der Sinneszellen und Weiterleitung ins Gehirn

Die Aktivierungen der Sinneszellen in den Sinnesorganen wie dem Auge, dem Gehör, den Sensoren in Haut und Muskeln und in den anderen Sinnesorganen werden ins Gehirn geleitet. Dort werden entsprechende Zellen des Gehirns, die Neuronen, aktiviert. Die Aktivierung zeigt sich in den elektrischen Entladungen zwischen den Neuronen an deren Verbindungsstelle, dem Synapsenspalt. Metaphorisch gesprochen »feuern« die Neuronen.

Synaptische Entladungen bilden neuronales Netzwerk

Die gemeinsam feuernden Neuronen werden nun über die synaptischen Entladungen nach dem bekannten Hebb'schen Gesetz »Fire together, wire together« verbunden.

Es gibt dabei prä- und postsynaptisch strukturelle Veränderungen in den Neuronen, die sie dauerhaft untereinander verbinden. Andere, nicht beteiligte Neuronen feuern nicht, so dass nur die im Erleben angeregten Neuronen zusammen feuern. So entsteht nun ein Netzwerk als eigene abgegrenzte Größe mit der Überschrift »Ich und mein zehnter Geburtstag«.

Langzeitpotenzierung festigt neuronales Netzwerk

Die sogenannte Langzeitpotenzierung stärkt dann im Nachklang der Erfahrung die Verbindungen im neu entstandenen neuronalen Netzwerk in der nächsten Zeit weiter.

Neue Axonen und Dendriten vernetzen noch enger

Zugleich wird in den verbundenen Neuronen die Proteinsynthese, die die Axonen und Dendriten an den Neuronen wachsen lässt, stimuliert. Weitere Axonen und Dendriten vernetzen das Netzwerk noch enger. Wird ein Netzwerk durch Üben oder durch häufiges Wiedererinnern aktiviert, entstehen neue Synapsen in diesem Netzwerk. So wird jetzt das Netzwerk »Ich und mein zehnter Geburtstag« durch das Erzählen oder Erinnern weiter gefestigt und gesichert.

Übergeordnete Netzwerke entstehen

Das neuronal aktuell stimulierte Netzwerk stimuliert zugleich die Netzwerke des neunten, achten und siebten Geburtstages, so dass es auch Teil eines größeren Netzwerkes mit der Überschrift »Ich und meine Geburtstage« wird.

Späterer Abruf des neuronalen Netzwerks

Werden später ein oder mehrere Neuronen des nun dauerhaft angelegten Netzwerks zum Beispiel durch eine Erinnerung oder das Erblicken eines Geburtsgeschenks stimuliert, dann wird die Erregung im Netzwerk weitergegeben und so das ganze Netzwerk aktiviert. Bei traumatischen Erlebnissen aktivieren Trigger, also einzelne Erinnerungsreize, das Netzwerk des Traumas, und es kommt zu einer Retraumatisierung (Elbert & Schauer, 2014).

Das nun entstandene Netzwerk repräsentiert mehr als nur die visuelle Abbildung einer Erfahrung – es speichert das gesamte Erleben des Kindes von damals als neuronale Einheit. Genau dies bezeichnen wir psychologisch als Kind-Ego-State und neurophysiologisch als neuronales Netzwerk. Ähnliche Prozesse laufen im Übrigen auch bei der Internalisierung von außenstehenden Personen ab, die dann einen internalisierten Ich-Zustand zum Beispiel des Vaters oder der Mutter bilden.

KAPITEL 3

Wie das bindungsgestörte Innere Kind entsteht

Wenn Kinder und Jugendliche in ihren Bindungen gestört und verletzt werden

Fallbeispiel 3

Eine fünfunddreißigjährige Frau fühlt sich rasch verlassen und einsam, wenn ihr Ehemann für zwei oder drei Nächte beruflich auswärts übernachtet. Sie gerät dann in Panik und ruft ihren Mann während dessen Abwesenheit häufig an. Auch sonst gerät sie aus scheinbar nichtigen Gründen immer wieder in Panikzustände. Auf meine Frage, woher sie diese massiven Verlassenheitsgefühle kennt, erzählt sie stockend mit blassem Gesicht, dass ihr Vater ganz plötzlich die Familie verließ, als sie 2 Jahre alt war. Sie hat ihn seither nie mehr gesehen. Als Kind hat sie sich sehr einsam gefühlt, zumal die Mutter mit dem Weggehen des Vaters nicht zurechtkam und ihre Tochter emotional mit dem Verlust des Vaters allein ließ.

Ganz offensichtlich hat diese Frau eine frühe massive Bindungsstörung erlebt, in der bindungsgestörte Kind-Ego-States entstanden sind, die sich bis heute leicht aktualisieren lassen. Der ganz frühe Ich-Zustand mit etwa zwei bis drei Jahren fühlt sich verlassen und verraten, spätere Kind-Ego-States des zehnjährigen oder vierzehnjährigen Mädchens erleben sich suchend und sehnend. Die Klientin, genauer muss man sagen, ihre bindungsgestörten Kind-Ego-States sehnen sich nach einer sicheren, stabilen Bindung, die diese nun vom Partner einfordern. Dadurch aber gefährdet die Klientin unbewusst – wieder müssten wir genauer sagen: gefährden ihre bindungsgestörten Kind-Ego-States – ihre Paarbeziehung mit dem Risiko, dass ihre frühen verlassenen Kind-Ego-States bei einer möglichen Trennung erneut ein Verlassenwerden erleben. Die unsicher gebundenen Kind-Ego-States mit ihrer Heilungssehnsucht reinszenieren und wiederholen ungewollt das damals Erlebte. Auch dies ist ein Zeichen dafür, dass diese Kind-Ich-Zustände einerseits eine massive Bindungsstörung in sich tragen und andererseits verzweifelt nach Lösungen dieser Störung suchen. Wenn die Lösungsversuche misslingen, melden sich diese Kind-Ego-States in den Panikattacken als Notsignal.

Grundinformationen

10 zentrale Basics zur Entstehung des bindungsgestörten Inneren Kindes

Die Fähigkeit zur Bindung ist evolutionsbiologisch vorgeprägt und sie setzt sofort mit der Geburt über die Ausschüttung von Oxytocin bei Mutter und Säugling ein (Brisch, 2019; Cozolino, 2007). Störungen des Bindungssystems werden in den entstehenden Kind-Ego-States gespeichert und später dann in Beziehungen lebenslang aktualisiert. Auch in der Inneren-Kind-Arbeit spielen die bindungsgestörten Kind-Ego-States eine besondere Rolle, sind doch Beratung und Therapie immer Bindungs- und Beziehungsarbeit. Würden wir die bindungsgestörten Kind-Ego-States übersehen oder zu spät berücksichtigen, wäre die Basis der beraterischen oder therapeutischen Arbeit selbst gestört. Deshalb müssen wir sie in ihrer ganz eigenen Dynamik vor den anderen gestörten Kind-Ich-Zuständen berücksichtigen und verstehen:

- Bindungsforschung und Bindungsstile
  Die Bindungsforschung hat die klassischen Bindungsstile (Brisch, 2019) wie den sicher gebundenen, den unsicher-vermeidenden, den unsicher-ambivalenten und den unsicher-desorganisierten Bindungsstil bei Kleinkindern und Kindern herausgearbeitet. Die Bindungsstile sind für unsere Innere-Kind-Arbeit eine erste grobe Orientierung, um die Bindungsstörungen der betroffenen Kind-Ego-States einzuordnen und zu verstehen. Wir müssen allerdings wie bei obiger Klientin deren ganz spezifische Bindungsgeschichte herausarbeiten, so dass wir für unsere Klientin und deren Kind-Ego-States ganz spezifische Bindungsmuster sehen werden.
- Sicher gebundene Kind-Ego-States
  Gehen die Eltern angemessen, zugewandt und Sicherheit gewährend mit dem Bindungssystem des Kindes um, entstehen sicher gebundene Kind-Ego-States, die sich auch in sich selbst sicher fühlen. Sie können auf dieser Basis ihre Beziehungen mit Selbstvertrauen und in Autonomie gegenüber anderen gestalten. Sicher gebundene Kind-Ego-States sind eine starke Ressource für das weitere Leben und ein Schutz gegenüber psychischen Störungen oder Erkrankungen.

- Verunsicherte Kind-Ego-States beim vermeidenden und ambivalenten Bindungsstil
  Für die praktische Arbeit mit erwachsenen Klienten fassen wir den unsicher-vermeidenden und unsicher-ambivalenten Bindungsstil zusammen, weil in beiden Bindungsstilen eine massive Verunsicherung des Kindes in der Beziehung zu den Beziehungspersonen wirksam ist. Die verunsicherten Kinder suchen dann zwei unterschiedliche Lösungen, nämlich die Vermeidung oder die Ambivalenz. Im vermeidenden Bindungsstil vermeiden das Kind und dann später der Kind-Ego-State die Beziehung aus der Angst heraus, abgewiesen zu werden. Im ambivalenten Bindungsstil sucht das Kind zwar die Bindung, wehrt sie aber aus Schutzgründen zugleich auch ab.
- Abhängig gebundene Kind-Ego-States – häufig bei Erwachsenen
  Eine in der Beratung und Psychotherapie häufig vorkommende Bindungsform wird von der Kategorisierung der Bindungsstile nicht erfasst, nämlich die abhängig gebundene Bindung. Hier gibt es eine intensive, durchaus Sicherheit bietende Bindung, die aber überbetont und für die Entwicklung des Kindes zu eng ist. Die Eltern binden das Kind zu sehr an sich und an die eigenen Bedürfnisse, weshalb das Kind sich nicht ablösen und keine Schritte in die eigene Autonomie machen kann.
- Trauernd gebundene Kind-Ego-States durch Verluste
  Die trauernd gebundenen Kind-Ego-States gilt es eigens zu beachten. Sie haben einen frühen Verlust von nahen Beziehungspersonen durch den Tod oder andere Beziehungsabbrüche wie im obigen Fallbeispiel erlebt. Hier spielt neben der Trauerreaktion die unterbrochene, aber weiterhin bestehende innere Beziehung zum Verstorbenen oder zur weggegangenen Bezugsperson eine wichtige Rolle. Diese trauernd gebundenen Kind-Ego-States sind einerseits noch an die Trauer, andererseits sehr häufig auch in einer sehnenden Beziehung zu den Ego-States des Verstorbenen gebunden (Kachler, 2018).
- Unsicher-desorganisierte Kind-Ego-States entstehen durch destruktive Bindungserfahrungen
  Der unsicher-desorganisierte Bindungsstil entsteht durch massive negative Bindungserfahrungen, häufig durch Traumatisierungen durch die Eltern und andere nahe Bezugspersonen. Es gibt massive Beziehungsabbrüche, Doppelbotschaften von »Komm her – Geh weg« oder beispielsweise sexuelle Übergriffe, wodurch das Grundvertrauen des Kindes schwer gestört, häufig auch zerstört ist. Das Kind ist dabei verwirrt und gerät in dissoziative Zustände von Erstarrung oder scheinbar bizarren Ersatzhandlungen. Das sieht von

außen chaotisch und desorganisiert aus, ist aber nichts anderes als der verzweifelte Beziehungsversuch in einer für das Kind unlösbaren Bindungskatastrophe.

- Unsicher gebundene Kind-Ego-States im Bindungsbedürfnis enttäuscht und verletzt
  Die unsicher gebundenen Kinder wurden also in ihrem grundlegenden, evolutionsbiologisch angelegten Bedürfnis nach Bindung enttäuscht, abgelehnt, verletzt oder traumatisiert. Sie haben keinen sicheren Halt, zu wenig feinfühlige Resonanz und zu wenig Spiegelung durch ihre Eltern erlebt, so dass sie sich in dieser Beziehung immer auch alleine gefühlt haben. Die unsicher gebundenen Kinder sind deshalb ihren Einsamkeitsgefühlen ausgeliefert, zugleich wünschen und sehnen sie sich nach sicheren Beziehungen. Die damals entstandenen bindungsgestörten Kind-Ego-States suchen diese verzweifelt, allerdings mit untauglichen, letztlich destruktiven Mitteln, oder vermeiden sie von vornherein ganz.
- Übermäßig gebundene Kind-Ego-States in ihrer Autonomie beschränkt
  Dazu im Gegensatz wurden die übermäßig gebundenen Kinder von ihren Eltern symbiotisch oder ängstlich festgehalten. Dabei wurden die Kinder in ihrem grundlegenden evolutionsbiologischen Bedürfnis nach Exploration, nach Selbstwirksamkeit und Wachstum gehemmt und blockiert. Damit ist ihre psychische Autonomieentwicklung erschwert oder in schweren Fällen weitgehend verhindert. Diese Klienten werden von ihren übermäßig gebundenen Kind-Ego-States entweder wieder in symbiotisch-enge Beziehungen oder aber in den ständig rebellischen Kampf gegen scheinbar zu enge Beziehungen geführt.
- Trauernd gebundene Kind-Ego-States in Trauer und Sehnsucht gebunden
  Trauernd gebundene Kind-Ego-States entstehen bei Verlusten von nahen Bezugspersonen wie Großeltern, Eltern, Geschwistern oder wichtigen Freunden. Sie sind in ihrem Schmerz und ihrer Trauer gebunden und suchen weiter nach der Beziehung zu dem verstorbenen nahen Angehörigen. Insofern erleben sie sich zwar als unverbunden, sind in ihrem Sehnen nach dem Verstorbenen aber oft destruktiv an ihn gebunden.
- Bindungsgestörte Kind-Ego-States wirken lebenslang in allen Beziehungen – auch in der Beziehung zur eigenen Person
  Die bindungsgestörten Kind-Ego-States suchen lebenslang nach gelingenden Beziehungen in verschiedensten Kontexten. Sie gestalten die Beziehung der Betroffenen entsprechend ihren Bindungsthemen und den verzweifelten Lö-

sungsversuchen. Besonders betroffen sind nahe, intime Beziehungen zu Partnern oder eigenen Kindern, zugleich entfalten sich dort die Störung und die destruktive Beziehungssuche am stärksten.

Die Bindungsstörung der Kind-Ego-States wirkt sich auch in der internalen Beziehung zu sich selbst aus. Ein Kind-Ego-State, der Beziehungsabbrüche erlebt hat, bricht auch zu sich selbst, zu den anderen Kind-Ich-Zuständen und zu dem Gesamtsystem der eigenen Person immer wieder die Beziehung ab. So wiederholt und verstärkt sich die Beziehungsstörung auch im Umgang der Klienten mit sich selbst.

Kurz gefasst und im Überblick
Verschiedene Bindungsstörungen lassen bindungsgestörte Kind-Ego-States entstehen: die abhängig gebundenen, die unsicher-vermeidenden, die unsicher-ambivalenten, die trauernd gebundenen und die unsicher-desorganisierten Kind-Ego-States. Diese agieren ihre Bindungsstörung auf der Suche nach Erfüllung ihrer verletzten Bindungsbedürfnisse später in nahen Beziehungen destruktiv aus.

10 grundlegende Interventionen

Die Aktivierung der relevanten leidenden Kind-Ego-States und der Zugang zu ihnen

Nachdem wir über die biografische Anamnese Hypothesen über die relevanten leidenden und gestörten Kind-Ego-States mit den Klientinnen erarbeitet haben, geht es nun darum, zu diesen Ich-Zuständen einen direkten Zugang zu finden. Die Arbeit mit den Kind-Ego-States setzt voraus, dass sie aktiviert werden und nun ins Erleben der Klienten treten, um dann in ein erstes Gespräch mit ihnen einzutreten.

Die Innere-Kind-Arbeit ist dabei immer zweigleisig angelegt: Nicht nur die Therapeutin will und soll einen Zugang zu den relevanten leidenden Kind-Ego-States finden, sondern auch der Klient mit seinem Erwachsenen-Ego-State. Langfristig ist es sehr wichtig, dass der Klient Zugangswege zu seinen – vielleicht auch später noch auftauchenden – Kind-Ego-States findet.

Bitte beachten!
Bei der Aktivierung der relevanten leidenden und gestörten Kind-Ego-States stehen die Stabilität der Klienten und der Schutz dieser Kind-Ich-Zustände an erster Stelle. Deshalb müssen die Erwachsenen-Ego-States der Klienten stabil und präsent sein (vgl. Kapitel 1). Bei schwer bindungsgestörten und traumatisierten Klientinnen müssen wir einer direkten Aktivierung der Kind-Ego-States eine längere Phase der Stabilisierungsarbeit voranstellen.

Der Zugang zu den relevanten leidenden, also zu den neurotisierten, bindungsgestörten und traumatisierten Kind-Ego-States kann auf verschiedenen Wegen erfolgen und hängt davon ab, wie aktuell präsent oder aber verdrängt und dissoziiert diese Kind-Ego-States sind.

- Achtsame Innenfokussierung anleiten
  Voraussetzung für den Zugang zu den leidenden Kind-Ego-States ist eine Achtsamkeit der Klienten, die sich nun nach innen und auf die inneren Prozesse richtet. Die Klienten werden angeleitet, nach innen zu spüren, zu hören und zu schauen. Dies ist am besten in einer Tiefenentspannung oder Trance möglich.
- Ansprechen der spontan auftretenden leidenden Kind-Ego-States
  Nicht selten ist schon im ersten Gespräch wie in Fallbeispiel 1 (S. 17) der leidende und für das Problem der Klientin relevante Kind-Ego-State über die Emotionen präsent. Wir nehmen über die Gefühle den Kontakt zu den auftauchenden Kind-Ego-States auf und versorgen sie im Sinne der Erstbeelterung (vgl. dazu Kapitel 8).
- Kognitive Reflexion über mögliche relevante leidende Kind-Ego-States
  Im Anschluss an die biografische Anamnese überlegen wir mit den Klienten, welche Kindheitserfahrungen und damit welche Kind-Ego-States für das eingebrachte Thema relevant sind, wie alt sie sein könnten, wie sie aussehen und welche Hilfe sie wohl brauchen könnten. Über diese kognitiv angelegte Reflexion kommen die Klienten ihren betroffenen Kind-Ego-States näher und umgekehrt werden diese ermutigt, sich nun zu zeigen.
- Problem oder Symptom als Hinweis auf relevante leidende Kind-Ego-States
  Symptome sind als indirekter Hinweis auf die beteiligten Kind-Ego-States und deren Leiden zu verstehen. Besonders die mit dem Symptom verbundenen Gefühle führen uns zu den relevanten Ich-Zuständen. Die Angstzustände der Klientin in Fallbeispiel 3 (S. 53) sind im Wesentlichen die intensiven und berechtigten Ängste der Kind-Ego-States vor einem erneuten Verlassenwerden.

- Regression in die relevanten Phasen der Kindheit
  Ausgehend von der biografischen Anamnese können wir nun in die belastenden Phasen der Kindheit hineingehen. Die Klientin wird angeleitet, in belastenden Phasen der Kindheit und in schwierigen Konstellationen der Familie das leidende Kind zu entdecken und zu spüren: »Ich möchte Sie bitten, jetzt in diese Zeit des vier- oder fünfjährigen Mädchens, das begreift, dass der Vater weg ist, zurückzugehen und nach diesem Mädchen zu schauen.«
- Affekt- und Körperempfindungs-Brücken zu den relevanten leidenden Kind-Ego-States
  Wir fragen nach den zum Problem gehörenden Gefühlen und Körperempfindungen und lassen die Klientinnen diese genauer spüren. Dann nutzen wir diese Wahrnehmung als Brücke zurück zu dem dazugehörigen Kind-Ego-State mit zwei verschiedenen Fragerichtungen: »Woher kennen Sie dieses Gefühl als Kind oder Jugendliche?« oder »Nehmen Sie jetzt dieses Gefühle wie eine Brücke oder einen roten Faden und lassen Sie sich von Ihren Gefühlen zu dem zu passenden Inneren Kind führen. Zu welchem Kind werden Sie geführt?«
- Nonverbale Körpersignale als Hinweis auf relevante leidende Kind-Ego-States
  In der Beratung oder Therapie melden sich leidende Kind-Ego-States durch nonverbale Körpersignale. So ballte der Klient im nächsten Fallbeispiel 4 (S. 74) immer wieder seine Fäuste, wenn er davon sprach, dass er es seinem Vater beweisen wolle. Hier zeigt sich der Kind-Ego-State, der um die Zuneigung des Vaters kämpft. Wie bei der Arbeit mit den Affekt- und Körperbrücken heißt hier die Intervention: »Spüren Sie, was jetzt Ihre Fäuste machen. Machen Sie das jetzt stärker und lassen Sie sich von dieser Geste zu dem Inneren Kind von damals führen.«
- Offenes Hinein-Fragen in das System der Ego-States
  Wir fragen die Klientin in einer Tiefenentspannung oder Trance, welche zum Leiden der Klientin passende Kind-Ego-States sich nun vor dem inneren Auge oder auf einer Inneren Bühne zeigen wollen: »Wenn Sie jetzt nach innen schauen und spüren, möchte ich in Ihr Inneres fragen, welche Kind-Ego-States zu Ihrem Problem gehören. Ich möchte diese betroffenen und leidenden Kind-Ego-States dann einladen, sich zu melden und sich vor Ihrem inneren Auge zu zeigen.«
- Aktivierung der Kind-Ego-States durch Mitwirken des Unbewussten
  Bei einem hypnotherapeutisch angelegten Vorgehen beziehen wir das Unbewusste mit ein und bitten es, die für das Problem oder Symptom relevanten Kind-Ego-States zu aktivieren, damit diese sich zeigen. Die Klienten selbst

werden gebeten, auf Signale von den aus dem Unbewussten auftauchenden Kind-Ego-States zu achten: »Ich möchte Ihr Unbewusstes bitten, in Ihrem Inneren auf die Suche nach weiteren verlassenen Mädchen zu gehen und sie Ihnen dann zu zeigen.«

- Respekt vor noch nicht auftauchenden relevanten leidenden Kind-Ego-States
  Sehr häufig werden auch durch die verschiedensten Methoden der Aktivierung zunächst nicht alle Kind-Ego-States, insbesondere die traumatisiert-dissoziierten, auftauchen. Wir müssen die guten Gründe hierfür anerkennen: »Vielleicht gibt es noch Innere Kinder, die jetzt nicht auftauchen wollen oder können. Das ist völlig in Ordnung, gibt es doch dafür gute Gründe.«

Wenn wir nun die relevanten leidenden und gestörten Kind-Ego-States aktiviert haben, können wir die Klientinnen anleiten, sich die Kind-Ego-States vorzustellen und zu imaginieren, um dann in das erste Gespräch mit ihnen einzutreten. Dazu unten und im nächsten Kapitel mehr.

Methodik der Inneren-Kind-Arbeit

Affekt- und Körperbrücken zu den Kind-Ego-States

Die Affekt- und Körperbrücken sind ein sehr direkter Zugang zu den Kind-Ego-States und deshalb äußerst vorsichtig und behutsam durchzuführen (Fritzsche, 2013). In aller Regel brauchen wir hier vorab eine gute Stabilisierung, insbesondere die Fähigkeit, aufbrechende Emotionen zu regulieren. Dafür vereinbaren wir auch ein Stoppsignal wie beispielsweise beide Hände heben, falls die mit dem Kontakt zu den leidenden Kind-Ich-Zuständen aufbrechenden Gefühle zu intensiv werden sollten.

Die Affektbrücke geht von aktualisierten Gefühlen aus, die Körperbrücke von Körperempfindungen; sie führen zum früheren Erleben eines Kind-Ego-States in folgenden Schritten (vgl. Fritzsche, 2013):

- Genaues Wahrnehmen der Gefühle oder Körperempfindungen:
  Wir bitten die Klientinnen, ein aktualisiertes Gefühl oder eine Körperempfindung genau wahrzunehmen. Dazu helfen Impulse und Fragen wie: »Nehmen Sie dieses Gefühl genau wahr. Fühlt es sich heiß oder kühl an? Fühlt sich die Empfindung eher schwer oder leicht an?« Die genaue Wahrnehmung führt häufig zu weiteren, bisher noch verdeckten Empfindungen und Gefühlen.

- Intensivierung der Gefühle oder Körperempfindungen:
  Wir laden die Klienten ein, die nun genau wahrgenommenen Gefühle und Körperempfindungen intensiver und stärker werden zu lassen, damit diese zu einem starken Kompass für die Zurückführung werden können.
- Regression in die Biografie zum relevanten Kind-Ego-State:
  Wir bitten die Klientin, sich von diesem Gefühl oder der Körperempfindung in die Kindheit zurückführen zu lassen. Hier übernimmt also das Gefühl oder die Körperempfindung selbst die Brückenfunktion: »Wenn Sie jetzt Ihrem Gefühl zurück in die Kindheit folgen, zu welchem Kind führt Sie dieses Gefühl?« Weniger effektiv sind kognitive Fragen wie »Woher kennen Sie dieses Gefühl als Kind?« oder »Wann ist diese Körperempfindung zuerst in Ihrer Kindheit aufgetaucht?« Wir können dieses kognitive Vorgehen als erste Annäherung an frühere Kind-Ego-States oder aber bei traumatisierten Patientinnen benutzen, die wir nicht direkt in die Gefühle und Empfindungen führen wollen.
- Eruieren des dazugehörigen Kind-Ego-States:
  Wir können nun die Klienten bitten, den mit der Brücke verbundenen Kind-Ego-State zu imaginieren und wieder Fragen über den Erwachsenen-Ego-State stellen: »Wie alt ist dieses Mädchen?« und »Was geschieht diesem Mädchen gerade?« Schließlich kann die Klientin direkten Kontakt zum Kind-Ego-State aufnehmen und ihn als Erstbeelterung zum Beispiel in die Arme nehmen.

Gesprächsbeispiel der Inneren-Kind-Arbeit

Die Aktivierung der Kind-Ego-States über die Affektbrücke

Nachdem über das Erstgespräch und das anamnestische Gespräch bei obiger Klientin klar war, dass es um die Kind-Ego-States des verlassenen Mädchens geht, lade ich die Klientin in der vierten Sitzung ein, den frühesten erinnerbaren Ich-Zustand zu aktivieren:

Therapeut: »Ich möchte heute gerne das verlassene Mädchen kennen lernen, damit wir dann mit ihm arbeiten können. Ist das in Ordnung für Sie?«

Klientin nickt, schaut fragend.

Therapeut: »Ja, vom Kopf her kennen Sie das Mädchen, jetzt würde ich Sie gerne das Mädchen spüren lassen – und zwar das Mädchen, das wir über eine Gefühlsbrücke erreichen können.«

Therapeut erklärt die Methode der Affektbrücke und bittet um Zustimmung.

Therapeut: »Nun möchte ich Sie einladen, diese Ängste, die Sie bei der Abwesenheit Ihres Mannes spüren, jetzt herzuholen. Sie können dazu die Augen schließen. Wenn es zu heftig wird, können Sie jederzeit beide Hände heben und ›Stopp‹ sagen.«
Klientin schließt die Augen.
Therapeut: »Nehmen Sie die Angst, die ja auch die Angst des Mädchens ist, genauer wahr. Wie fühlt sie sich an?«
Klientin: »Es wird eng um meinen Hals und mir stockt der Atem. Ich könnte gleich weinen.«
Therapeut: »Ja, das passt zu einem verlassenen Mädchen. Lassen Sie sich jetzt von dieser Empfindung zurück zu dem Mädchen führen, das genauso fühlt, wie Sie fühlen. (Pause)
Zu welchem Mädchen werden Sie jetzt geführt?«
Klientin braucht Zeit und sagt dann: »Zu dem Mädchen, das allein an der Türe steht und auf den Papa wartet.«
Therapeut: »Wie alt ist das Mädchen da?«
Klientin: »Vielleicht drei oder vier Jahre alt.«
Therapeut: »Wie geht es dem Mädchen?«
Klientin: »Es ist so traurig, dass der Papa nicht da ist, und es will ihn suchen gehen.«
Therapeut: »Sagen Sie dem Mädchen, dass Sie es gut verstehen. Dann gehen Sie als erwachsene Frau in der Vorstellung zu dem Mädchen und nehmen es in die Arme.«
Klientin kommen die Tränen: »Das tut dem Mädchen gut. Jetzt weint es, aber ich halte es fest.«

Die Affektbrücke führt zu einem frühen Kind-Ego-State und dann zu einer in Kapitel 8 beschriebenen Erstbeelterung.

Vertiefung und Weiterführung I

Die verschiedenen Bindungsstörungen von Kind-Ego-States

Die abhängig gebundenen Kind-Ego-States

Die abhängig gebundenen Kind-Ego-States sind in einer durchaus sicheren Bindung zu ihren Eltern aufgewachsen, aber die Bindung war von Seiten der Eltern zu eng, zu intensiv und festhaltend. Diese Eltern binden aus eigenen, meist unbewussten Motiven und eigenen ungelösten Bindungen heraus sehr häufig ihre Kinder an sich und halten sie zu lange fest.

Dies führt dann zu Einschränkungen in der eigenständigen Entfaltung dieser Kinder. Die gebunden bleibenden Kind-Ego-States lassen später den Erwachsenen seine Beziehungen nach dem Modell der abhängigen Gebundenheit leben. Nötiger Abstand und Freiheit in Beziehungen lösen bei den Kind-Ego-States der Betroffenen Angst vor der nie oder kaum gekannten Autonomie aus. In vielen Beziehungsproblemen, insbesondere Partnerschaftsproblemen wirken die abhängig gebundenen Kind-Ich-Zustände einengend und klammernd. In schwereren Fällen führt der Verzicht auf die eigene Autonomie und Selbstentfaltung zu depressiven Symptomen oder Angststörungen.

Die Gebundenheit dieser Kind-Ego-States entsteht durch folgende Prozesse in der Beziehung zu den übermäßig bindenden Eltern:

Die überbehüteten, übermäßig beschützten Kind-Ego-States

Eltern vermittelten diesem Kind die Botschaften »Geh' nicht weg, die Welt ist gefährlich. Wir haben Angst um dich« und »Wir können dich am besten vor den Gefahren der Welt schützen. Bleib' bei uns«. Diese Eltern sind entweder noch selbst an ihre Eltern gebunden oder haben eine Verlusterfahrung wie den Tod eines Angehörigen erlebt, aus der heraus sie Angst um ihr Kind haben. Nicht selten ist es aber auch eine Gefährdung ihres Kindes wie eine schwere Erkrankung oder ein Unfall, die sie vorsichtig und ängstlich werden ließ.

Die persönlich parentifizierten Kind-Ego-States

Einzelne Elternteile signalisieren dem Kind, dass sie ganz persönlich und für ihre eigene schwache Persönlichkeit das Kind als Stabilisator brauchen. Das Kind wird für einen Elternteil zu einem stabilisierenden oder solidarischen Helfer und gerät so in die Position des parentifizierten Kindes. Die verbal, oft aber nonverbal geäußerten Botschaften lauten hier: »Du darfst nicht weggehen. Bleibe da. Ich brauche dich. Ohne dich kann ich nicht leben. Ohne dich geht es mir schlecht. Hilf mir und bleibe bei mir.«

Die systemisch parentifizierten Kind-Ego-States

Hier wird das Kind durch die Konstellation in der Familie in eine Parentifizierung gezogen oder gedrängt. So stellen sich Kinder immer auf die Seite eines schwächeren Familienmitgliedes, besonders des vom Kind als unterlegen erlebten Elternteils. Bei Konflikten und bei der Trennung der Eltern übernimmt das Kind den Schutz des schwächeren oder sich schwächer zeigenden Elternteils. Ist beispielsweise der Zusammenhalt der Familie gefährdet, versucht das Kind die Familie zusammenzuhalten. Dabei bindet sich das Kind auch selbst an die Familie, übernimmt Aufgaben und Verantwortung, die ihrerseits wieder binden.

Die traumagebundenen Kind-Ego-States

Zwar stören Traumatisierungen durch Bezugspersonen wie zum Beispiel sexuelle Gewalt die Bindungsfähigkeiten des Kindes, dennoch gibt es auch hier eine Gebundenheit, nämlich an das Trauma selbst. Die schrecklichen Ereignisse eines Traumas besetzen das Kind und halten es in der Zeit des Traumas fest. Eine weitere Bindung entsteht im Trauma durch die Bindung an den Täter oder die Täterin. Das Kind oder der Jugendliche ist aus vielen Gründen gegenüber dem Täter oder der Täterin loyal.

Die unsicher gebundenen Kind-Ego-States

Die Eltern waren für ihre Kinder nicht, zu wenig oder nicht konstant verfügbar, so dass das Kind keine sichere Bindung aufbauen konnte. Von den Eltern gab es nicht das einfühlende Einschwingen in die Gefühle des Kindes, nicht die Regulation bei intensiven Affekten und nicht die rasche Regulation der kindlichen Bedürfnisse. Die Kinder weinten, griffen und schrien buchstäblich ins Leere, in der kein elterliches Gegenüber präsent und als Halt verfügbar war. Die Eltern waren nicht das sichere und wärmende Nest für die Kinder. So konnten diese Kinder auch keine inneren Arbeitsmodelle einer sicheren Beziehung und keine Repräsentanzen von sicheren Eltern, also keine internalisierten positiven Eltern-Ego-States aufbauen.

Wir können die Entstehungsgründe für unsicher-unverbundene Kind-Ego-States in fünf große Themenbereiche zusammenfassen:

Entzug oder Abbruch der Bindung durch die Eltern

Die Bindung zum Kind wurde durch das Weggehen wie im obigen Fallbeispiel 3 (S. 53) abgebrochen, so dass dieser Elternteil nicht mehr erreichbar ist.

Unterbrochene oder blockierte Bindung

Zeitweise wurde die Beziehung zum Kind unterbrochen oder war emotional blockiert, wie zum Beispiel bei der nicht selten vorkommenden Schwangerschaftsdepression der Mutter oder einer späteren psychischen Erkrankung eines Elternteils.

Bindungsstörungen durch äußere Umstände

Oft wurden wichtige Beziehungen zu Großeltern, Freunden oder zu Peers durch äußere Umstände wie einen Umzug oder den Verlust der Wohnung oder aber auch wegen familiärer Konflikte abgebrochen. In der Bewältigung dieser Beziehungsabbrüche erhielt das Kind wenig Hilfe.

Trennungskonflikte und Trennung der Eltern

Wenn die Eltern sich in ihrer Paarbeziehung in massiven Konflikten oder in Trennungskonflikten befinden, fühlen sich die Kinder von der womöglichen Trennung bedroht und verunsichert. Bei der Trennung der Eltern verlieren Kinder häufig emotional einen Elternteil und werden bei diesem oft nicht sichtbaren Verlust allein gelassen.

Unsichere Bindung durch das Verhalten der Eltern

Eltern können sich auf Grund eigener Bindungsstörungen oder aktueller eigener Probleme gegenüber den Bindungsbedürfnissen der Kinder unterschiedlich destruktiv verhalten. Manche unsichere Eltern können sich nicht auf eine emotionale Nähe und ein Verstehen ihrer Kinder einlassen, so dass sie für ihre Kinder nicht erreichbar sind. Andere Eltern können aus Angst vor Nähe die Nähe ihrer Kinder nicht zulassen und verhalten sich emotional kühl oder abweisend.

Die trauernd gebundenen Kind-Ego-States

Eine ganz eigene Bindungsstörung kann durch den Tod eines nahen Familienmitglieds des Kindes oder Jugendlichen in seiner Kindheit entstehen. Der Verlust durch den Tod hat gegenüber den anderen Bindungsstörungen eine eigene Dynamik und Auswirkungen und muss deshalb eigens beachtet und bearbeitet werden (Kachler, 2018):

Eingefrorene, blockierte und bleibende Trauer und Traurigkeit

Die trauernden Kinder und Jugendlichen konnten häufig ihre Trauer nicht zulassen, fließen und damit abfließen lassen. Häufig sind die Kinder noch im Schock über den Verlust gebunden, so dass die Trauer eingefroren ist. Sehr häufig nehmen Kinder bei einem Verlust Rücksicht auf die Trauer der anderen Familienmitglieder und verzichten deshalb auf die eigene Trauer, so dass dauerhaft trauernde und traurige Kind-Ego-States zurückbleiben.

Fehlende Realisierung des Todes des Angehörigen und des Verlustes

In vielen Fällen konnten die Kinder und Jugendlichen den Tod und die bleibende Abwesenheit des Verstorbenen nicht realisieren. Kinder können auf Grund ihres Zeit- und Realitätsverständnisses noch nicht verstehen, was der Tod und die bleibende Abwesenheit des Verstorbenen bedeuten. Sehr häufig hatten Kinder und Jugendliche auch nicht die Möglichkeit, zum Beispiel am Sarg oder bei der Bestattung den Tod des Angehörigen zu realisieren und allmählich zu akzeptieren.

Fehlende innere Beziehung zum Ego-State des Verstorbenen

Entgegen den klassischen Traueransätzen zeigt ein neues Verständnis von Verlusten, dass es eine weitergehende innere Beziehung zu den Ich-Zuständen des Verstorbenen gibt (Klass et al., 1996; Kachler, 2019). Auch Kinder wollen diese innere Beziehung und wünschen sich den Ego-State des Verstorbenen zum Beispiel als inneren Begleiter. Häufig wurden Kinder und Jugendliche nicht unterstützt, eine innere stabile und zugleich freie Beziehung zum Ego-State des Verstorbenen zu finden.

Ungeklärte gebundene Beziehung zum Ego-State des Verstorbenen

Häufig sind Kinder und Jugendliche aber auch massiv und destruktiv an den Ego-State des Verstorbenen gebunden. So fühlen sich Kinder und Jugendliche häufig am Tod des Verstorbenen oder wegen eines ungeklärten Streites mit ihm schuldig. Auch die Wut darüber, dass der Verstorbene verschwindet und nicht mehr da ist, richtet sich gegen den Verstorbenen und bindet die Kinder und Jugendlichen an diesen. Um in eine freie und förderliche innere Beziehung zum Ego-State des Verstorbenen zu kommen, müssen die ungeklärten Themen zwischen den Kind-Ego-States und dem Ego-State des Verstorbenen gelöst werden.

Lebensverzicht aus Loyalität zum Ego-State des Verstorbenen

Kinder und Jugendliche verzichten häufig aus der loyalen Verbundenheit zum Verstorbenen auf einen Teil ihrer Lebendigkeit. Sie verbieten sich zum Beispiel überschäumende Freude und sehen in diesem Liebesverzicht einen Liebesdienst für den Verstorbenen. Hier brauchen die Kinder und Jugendlichen die Erlaubnis, sich wieder ganz in das Leben und die eigene Entwicklung einzulassen mit der Botschaft, dass der Verstorbene sich genau dieses für sie gewünscht hätte.

Um die Kind-Ego-States und damit die Klientin wie zum Beispiel aus Fallbeispiel 1 (S. 9) zu lösen, braucht es eine nachholende Trauerarbeit, die zugleich auch Beziehungsarbeit an der inneren Beziehung zum Ego-State des Verstorbenen ist.

Die unsicher-desorganisiert gebundenen Kind-Ego-States

Abgesehen von Unfällen, Naturkatastrophen und schweren Erkrankungen, die ein Kind treffen können, werden Traumatisierungen den Kindern und Jugendlichen von Bezugspersonen immer in einer Beziehung zugefügt. Deshalb führen Traumatisierungen wie Vernachlässigung, häusliche Gewalt zwischen den Eltern, emotionale und körperliche Gewalt, sexuelle Gewalt immer auch zu schweren Bindungsstörungen (Brisch, 2019). Bei Traumatisierungen entstehen deshalb traumatisierte Kind-Ego-States mit einem desorganisiert-unverbundenen Bindungsmuster. Auch das chaotisch-desorganisierte Bindungsmuster von Eltern kann an die Kinder weitergegeben werden und zu desorganisiert-unverbundenen Kind-Ego-States führen. Die abrupten Wechsel von scheinbarer Nähe, Abweisung und Ignorieren wirken massiv störend auf das Bindungssystem des Kindes. In diesem chaotischen Bindungsstil geben die Eltern oder ein Elternteil nicht selten die eigenen frühen Traumatisierungen weiter.

Traumatisierungen führen zu Bindungstraumata

Traumatisierungen durch Bezugspersonen führen immer auch zu einem Bindungstrauma, also zu einer massiven Störung bis hin zur Vernichtung des Bindungssystems bei Kindern und Jugendlichen.

Traumatisierungen führen zum Verlust von Bindungsfähigkeiten

Traumatisierungen durch Bezugspersonen lassen die Kinder und Jugendlichen einen Teil ihres Vertrauens und ihrer Beziehungsfähigkeiten verlieren. Wir haben es deshalb mit in ihrem Vertrauen tief verletzten, traumatisierten Kind-Ego-States zu tun.

Traumatisierungen führen zu desorganisiert-chaotischen Bindungsmustern

Traumatisierungen durch Bezugspersonen in der Kindheit oder Jugendzeit führen zu traumatisierten Kind-Ego-States mit einem desorganisiert-chaotischen Bindungsmuster.

Traumatisierungen binden destruktiv

Traumatisierungen durch Bezugspersonen binden die Kinder und Jugendlichen aber zugleich an das Trauma und an Täter und Täterin über die Loyalität des Kindes.

Traumatisierte bindungsgestörte Kind-Ego-States führen zu schweren Beziehungsstörungen
Die schwer bindungsgestörten Kind-Ego-States agieren dann später in den Beziehungen des Erwachsenen ihr Bindungstrauma aus. Die schwerste Form einer auf Bindungstraumata zurückgehenden Beziehungsstörung ist die Borderline-Persönlichkeitsstörung (Bohus, 2019). Aber auch viele andere Beziehungsstörungen wie zum Beispiel sexuelle Störungen (Büttner, 2018) sind auf traumatisiert-bindungsgestörte Kind-Ego-States zurückzuführen.

Das Bindungstrauma – die massive Störung des Bindungssystems – ist also immer Teil einer Traumatisierung von Kindern und Jugendlichen durch Bezugspersonen. Insofern müssen wir bei der Traumatherapie immer auch das Bindungstrauma mitbearbeiten.

Vertiefung und Weiterführung II

Imaginationen in der Inneren-Kind-Arbeit zwischen Distanz und Identifikation

Die Imagination der Kind-Ego-States und der entsprechenden destruktiven Situation ist zentrales Medium der Inneren-Kind-Arbeit. Viele Methoden für diese Arbeit stammen aus der Hypnotherapie (Revenstorf & Peter, 2015; Kaiser Rekkas, 2013) und anderen imaginativen Verfahren (Kirn et al., 2015). Wir werden im nächsten Kapitel sehen, dass für die imaginative Arbeit eine Tiefenentspannung oder eine Trance sehr hilfreich ist, da dann den Klienten die Imaginationen sehr viel leichter fallen und oft auch spontan entstehen.

Zunächst müssen wir uns aber klarmachen, dass es für jede Imagination eines Kind-Ego-States oder einer Szene aus der Geschichte eines Kind-Ego-States zwei grundsätzlich unterschiedliche Prozesse gibt, die wir unbedingt unterscheiden müssen:

Imaginationen aus dem Abstand heraus

Wir können uns einen Kind-Ego-State oder eine Kindheitsszene aus dem Abstand heraus anschauen. Dann sehen Klienten mit ihrem Erwachsenen-Ego-State den Kind-Ego-State vor sich und schauen aus der Distanz auf ihn: »Lassen Sie das Bild von dem traurigen zweijährigen Mädchen vor Ihrem inneren Auge entstehen. Und schauen Sie das Mädchen mit einem guten Abstand an.«

Die räumliche Distanz zum Kind-Ego-State hilft den Klientinnen auch emotional eine Distanz zu bewahren und sich nicht mit den Gefühlen des Kind-Ego-States zu identifizieren. Dies verhindert eine Überflutung der Klientin mit den Gefühlen des Kind-Ego-States. Die Distanz kann mit der Bildschirmtechnik, der Methode der Leinwand oder der in Distanz befindlichen Bühne verstärkt werden (vgl. Kapitel 6).

Bitte beachten!
In der Inneren-Kind-Arbeit sollten wir alle Erinnerungs- und Imaginationsprozesse aus Sicherheitsgründen zunächst in der Distanz durchführen. Dies gilt besonders für traumatisierte Patienten, weil bei ihnen eine Retraumatisierung verhindert werden muss.

Imaginationen in der Identifikation mit den Kind-Ego-States

Sobald die Klienten durch eine vorangegangene Stabilisierung sicher sind und die Gefühle der Kind-Ich-Zustände regulieren können, ist es ihnen möglich, in die Szene und in das Bild des Kind-Ego-States hineinzugehen. Sie nehmen nun die Perspektive des Kind-Ego-States ein und spüren ihn in der Identifikation von innen: »Ich möchte Sie einladen, nun in diese Szene von damals und in das Kind von damals hineinzugehen, so dass Sie jetzt das Kind sind und alles aus seiner Sicht sehen und erleben.«

Nun können die Klienten sehr unmittelbar die Körperempfindungen, Gefühle und Bedürfnisse des Kind-Ego-States spüren und dann auch aussprechen. Die Therapeutin kann dann auch unmittelbar mit dem Kind-Ego-State kommunizieren und ihm direkt Hilfe und Veränderung anbieten.

Die Identifikation mit dem Kind-Ego-State ist aber immer dann auch sehr wichtig, wenn wir die Lösungen, Veränderungen und heilsamen Prozesse für die Kind-Ego-States verstärken und im Körper verankern wollen.

Bitte beachten!
In aller Regel sollten wir Klienten nicht zu einer Identifikation mit den internalisierten Ego-States zum Beispiel der Eltern einladen. Bei traumatisierten Klienten ist die Identifikation mit den Täter- und Täterinnen-Introjekten in jedem Falle zu vermeiden. Sollte dies spontan geschehen, müssen wir sofort für eine Differenzierung von Klient beziehungsweise dessen täterloyalem Kind-Ego-State und dem Täter- und Täterinnen-Introjekt sorgen.

Ich stelle die wichtigsten Imaginationen für die Innere-Kind-Arbeit in einem Überblick zusammen:

Erinnerung an das Einzelbild eines Kind-Ego-States

Die Klienten können sich einen bestimmten Kind-Ego-State unabhängig von einer konkreten biografischen Szene vorstellen: »Ich bitte Sie, sich dieses Mädchen, das über den weggehenden Vater so wütend ist, vorzustellen. Lassen Sie es vor Ihrem inneren Auge entstehen. Wie sieht es aus? Wie steht oder sitzt es da? Welche Gesten und welche Mimik sehen Sie bei dem Mädchen?«

Über die Fragen wird die Imagination des Kind-Ego-States klarer und deutlicher, so dass auch seine Gefühle und Bedürfnisse sichtbar werden.

Erinnerung an erlebte biografische Szenen

Hier wird nun nicht der Kind-Ego-State als Einzelbild, sondern als Teil eines Erinnerungsbildes einer Situation imaginiert: »Erinnern Sie sich an die Situation, als Ihre Mutter dem vierjährigen Mädchen am Kinderbett sagt, dass es vom Vater verlassen wurde. Wie sieht diese Situation aus? Wie liegt das Mädchen in ihrem Bettchen? Wie sagt die Mutter das Schlimme? Wie reagiert nun das Mädchen in dieser Szene?« Hier werden also die biografische Szene und der jeweilige Kind-Ego-State in dieser Szene imaginiert, um dann die besonders prägenden Szenen und die damit verbundenen Kind-Ego-States zu verändern.

Imagination von vorgestellten potentiellen Szenen

Klienten können auch Szenen, an die sie sich nicht erinnern können, die aber stattgefunden haben müssen, imaginieren. Dies ist nun im engeren Sinne keine Erinnerungsimagination, sondern eine konstruierte Imagination. Sie ist hilfreich, um zum Beispiel Gefühle von Verlassensein in einen imaginativen Kontext zu setzen, mit dem dann gearbeitet werden kann: »Stellen Sie sich das als Szene vor, wie das damals wohl war, als das Mädchen immer wieder zur Tür lief mit der Hoffnung, dass Vater kommt. Malen Sie sich diese Szene genau aus und schauen Sie, was das Mädchen macht, wie es ihm geht und wie es reagiert, wenn der Vater nicht in der Türe steht.«

Imagination der hilfreichen und heilsamen Veränderung der Szenen

Wir werden die verschiedenen destruktiven Szenen und die dazugehörigen Kind-Ego-States in der Imagination systematisch so verändern, dass dies für die Kind-Ego-States heilsam wird. Die verschiedenen Prozessschritte dafür werden wir in den Kapiteln 8 bis 13 sehr genau kennen lernen.

Imagination der Veränderung der internalisierten Ego-States und der internalisierten Familie auf der Inneren Bühne

Auch die Auseinandersetzung mit den destruktiven internalisierten Ego-States und deren Depotenzierung lässt sich nachhaltig am besten in einem Imaginationsprozess durchführen. Ebenso werden wir in imaginativen Familienaufstellungen das internalisierte destruktive Familiensystem für die Kind-Ego-States heilsam verändern.

Imagination von sicheren und heilenden Orten

Die Imagination und die Installation dieser Orte ist eine wichtige Voraussetzung der vielen noch zu beschreibenden Veränderungsprozesse der Kind-Ego-States in der Inneren-Kind-Arbeit (vgl. Kapitel 5).

Imagination von hilfreichen und heilenden Ressourcen-Ego-States

Die Veränderungsprozesse werden von imaginierten erinnerten oder konstruierten Ressourcen-Ego-States durchgeführt (vgl. Kapitel 8), die die Klienten zum Beispiel als starken Löwen oder schützenden Engel imaginieren und so für die Kind-Ego-States wirksam werden lassen.

Imagination von heilsamen Prozessen beim Kind-Ego-State

Alle heilsamen Veränderungen der Kind-Ego-States werden intensiv imaginiert, so dass die Veränderungen nachhaltig wirksam werden. So kann eine Klientin ihr bisher sehr gehemmtes Kind nun singend und fröhlich durch einen Garten hüpfen sehen. Hier ist dann die Identifikation mit dem Kind-Ego-State und seinem Körpererleben außerordentlich wichtig, damit die heilsame Veränderung sicher im Körper verankert wird.

Es gibt noch viele weitere hilfreiche Imaginationen in der Inneren-Kind-Arbeit. Der Phantasie sind hier keine Grenzen gesetzt, da der Raum der Imagination als Raum der Möglichkeiten sozusagen unendlich ist. Doch alle Imaginationen sollten die mit den Klienten vereinbarte Lösung und Heilung für die Inneren-Kind-Ego-States und damit für die Klienten und Klientinnen anstreben.

Theoretische und neurobiologische Hintergründe

Wie Kind-Ego-States als neuronale Netzwerke im Gehirn verortet sind

Wir haben im letzten Kapitel die Entstehung eines Netzwerks als Repräsentanz eines Kind-Ego-States oder der internalisierten Ego-States auf der neuronalen Ebene verstanden. Das Netzwerk eines Ego-States erstreckt sich dabei über das ganze Gehirn, in dem verschiedene Regionen des Gehirns aktiviert und damit verbunden werden (Cozolino, 2007).

Aus den Forschungen zum Connectom (Sporns, 2013) wissen wir, dass ein relevantes neuronales Netzwerk sich aus Teilnetzwerken in verschiedenen Regionen des Gehirns, den Modulen, zusammensetzt. Je stärker die Module durch zentrale Knoten, die sogenannten Hubs, verbunden sind, desto stärker ist das Netzwerk verknüpft und desto schneller werden Informationen im Netzwerk weitergegeben. Wenn wir jetzt die beteiligten Gehirnregionen anschauen, dann sind das keine getrennten Gehirnorgane, sondern Module für ein bestimmtes neuronal verbundenes Netzwerk. Genauso entscheidend wie die Module ist die Vernetzung derselben:

- Nervenimpulse von den Sinneszellen:
  Ein Erleben stimuliert zunächst die Sinneszellen zum Beispiel von Auge und Gehör. Deren neuronale Erregung wird über den Thalamus an die visuellen, akustischen und somatosensiblen Areale des noch jungen Cortex eines Kindes oder Jugendlichen gesandt und dort modular abgespeichert.
- Bedrohliche Reize werden in der Amygdala zur Angst:
  Bedrohliche oder unangenehme Erfahrungen werden nicht über den Cortex, sondern direkt in die Amygdala geleitet. Dort entstehen dann die Angstreaktion und das Angstgefühl. Die Amygdala ist das Zentrum des limbischen Systems, dem alten Teil des Gehirns, in dem die Emotionen entstehen und abgespeichert werden. Die Amygdala aktiviert dann das sympathische Nervensystem über die Hypophyse und den Hirnstamm.

- Angenehme Erfahrungen eines Kind-Ego-States führen zum Belohnungszentrum:
  Angenehme oder lustvolle Erfahrungen aktivieren das Belohnungszentrum, besonders den Nucleus accumbens, und werden dort gespeichert.
- Körpererleben des Kindes über die Insula:
  Das Erleben im Körper, besonders das viszerale Erleben, aber auch andere Körpergefühle werden insbesondere in der Insula, die zum limbischen System gerechnet wird, repräsentiert und gespeichert. Schmerzgefühle entstehen ebenfalls in der Insula im Zusammenwirken mit dem Periaquäduktalen Grau, der Amygdala und dem Anterioren Cingulum.
- Handlungen in den Basalganglien und im Cerebellum:
  Bewegungen und Handlungen, die das Kind vollzieht, werden in den Basalganglien und im Kleinhirn, dem Cerebellum, initiiert und abgespeichert.
- Biografische Strukturierung und Speicherung im Hippocampus:
  Schließlich wird die Erfahrung visuell als geordneter Ablauf im Hippocampus im Sinne einer Erzählung strukturiert und dann ins Langzeitgedächtnis überführt. Die einzelne Erfahrung wird damit Teil des biografischen Gedächtnisses. Hier ist zu beachten, dass der Hippocampus erst ab dem dritten bis vierten Lebensjahr funktionsbereit ist. Deshalb haben wir bis zu diesem Zeitpunkt keine visuellen Erinnerungen an bestimmte Ereignisse, wohl aber spürbare Körpererinnerungen. Entsprechend sind die Kind-Ego-States bis zum vierten Lebensjahr körperlich abgespeichert, sozusagen als Körper-Kind-Ego-States.

Wir sehen also, dass das neuronale Netzwerk einer intensiven Erfahrung oder eines Kind-Ego-States sich über das ganze Gehirn erstreckt. So ergeben also nicht nur die einzelnen Gehirnregionen, sondern die komplexen Rückkopplungsprozesse in der Vernetzung dieser Module das neuronale Netzwerk und damit den Kind-Ego-State. Besonders wichtig für die Kind-Ego-States sind dabei die Module im limbischen System, in dem die Gefühle und damit der heiße Kern eines Kind-Ego-States abgespeichert sind.

KAPITEL 4

Wie das neurotisierte Innere Kind entsteht

Wenn Kinder und Jugendliche eingeengt, überfordert, kritisiert und abgewertet werden

Fallbeispiel 4

Ein vierzigjähriger Mann entwickelt ein Burn-out, nachdem er sich als Manager in einer mittleren Führungsposition über Jahre zu Höchstleistungen angetrieben hat. In seiner Freizeit, in seiner Ehe und in seiner Familie mit zwei jüngeren Kindern fühlt er sich wohl, auch wenn er für diese Bereiche auf Grund seiner fordernden Arbeit zu wenig Zeit hat. Auf die Frage, wozu und für wen er diese Höchstleistungen erbringt, erzählt er von seinem Vater, der ihn als Junge immer wieder zu besonderen sportlichen und schulischen Leistungen angetrieben hat. Dabei war er mit den durchaus guten Leistungen des Sohnes nie zufrieden und kritisierte ihn ständig. Der Junge versuchte es seinem Vater recht zu machen und ihm zu beweisen, dass er noch besser ist, als es der Vater von ihm verlangte. Zugleich spürt der Junge, dass er den Ansprüchen seines Vaters nie gerecht werden wird.

In diesem Fallbeispiel wird ein neurotisierter Kind-Ego-State sichtbar, der durch die ständige Überforderung und gleichzeitige Abwertung durch den Vater Leid erlebt hat. Ich will das Verhalten des Vaters im Weiteren »neurotisierend« nennen. Es ist eine Abkürzung, die nicht werten, sondern ein einengendes, kritisierendes, abwertendes Elternverhalten beschreiben soll.

Diese »neurotisierende« Erfahrung als Kind schränkt den Klienten heute in Bereichen der Leistung und des Selbstwertes ein, aber weite Teile der Person sind voll funktionsfähig. Der einseitig geprägte Kind-Ego-State mit seinem Entschluss, es dem Vater zu zeigen, führt dann allerdings in eine Sackgasse, die sich nun als Burn-out-Syndrom manifestiert.

Grundinformationen

10 zentrale Basics zur Entstehung neurotisierter Kind-Ego-States

Ein neurotisierter Kind-Ego-State ist, wie im Fallbeispiel ersichtlich, in seiner Funktion und in seinem Erleben zwar eingeschränkt, doch ist er anders als bei schweren Bindungsstörungen oder Traumatisierungserfahrungen in der Kindheit nicht fundamental und existentiell bedroht oder vom Leben und seiner Lebendigkeit abgeschnitten. »Neurotisiert« ist ein unscharfer Begriff, der verschiedenste Einschränkungen der Kind-Ego-States eines Menschen und damit seine neurotischen Begrenzungen beschreibt. »Neurotisiert« ist also die abgekürzte Benennung von Kind-Ich-Zuständen, die folgende neurotisierende Erfahrungen gemacht haben:

- Neurotisierte Kind-Ego-States wurden überfordert
  Neurotisierende Eltern überfordern ihre Kinder aus ihren eigenen Defiziten und meist auch aus der besten Absicht heraus, ihr Kind zu besonderen Leistungen anzuspornen. Dabei sind sie in aller Regel wie in Fallbeispiel 4 nicht zufrieden zu stellen, so dass die Kinder immer in der Position des Defizits und des Nichtgenügens bleiben. Sie wollen es ihren Eltern recht machen und setzen sich entsprechend selbst unter Druck. Neurotisierte Kind-Ego-States sind also meistens angepasste Kind-Ego-States, die die Forderungen der Eltern als Antreiber spüren. Zugleich treiben sie sich aber auch selbst an, indem sie sich die Antreiber der Eltern als Teil ihres Skriptes zu Eigen machen. Manche Kinder gehen aber auch in die Rebellion, so dass hier – mit den Worten der Transaktionsanalyse – rebellische Kind-Ego-States entstehen, die sich gegen die Überforderung wehren.
- Neurotisierte Kind-Ego-States wurden aber manchmal auch verwöhnt
  Es gibt aber auch das gegenteilige, neurotisierende Elternverhalten wie die Verwöhnung, Überfürsorge und Überbehütung. Durch die Verwöhnung werden Kinder dann ansprüchlich und grandios. Sie neigen zur Überheblichkeit und Selbstüberschätzung, in der sie andere abwerten. Bei der Überbehütung werden Kinder vor den Herausforderungen des Lebens geschützt und lernen nicht, diese selbstständig zu bewältigen. Nicht selten sind Eltern verwöhnend oder überbeschützend und zugleich überfordernd.
- Neurotisierte Kind-Ego-States wurden emotional blockiert und gehemmt
  Damit die Kinder den elterlichen oder gesellschaftlichen Ansprüchen gerecht werden, blockieren neurotisierende Eltern ihre Kinder mit Botschaften wie

»Gefühle sind nicht so wichtig« oder »Wer sich anstrengt, hat seine Gefühle im Griff«. Gefühle werden nicht ganz unterbunden, sondern werden zurückgestellt zugunsten der Leistungen. Manchmal werden sogar Gefühle als Leistung von den Kindern eingefordert. Die neurotisierten Kind-Ego-States sind also häufig in ihren Gefühlen blockiert und gehemmt oder aber selbst in ihren Gefühlen noch leistungsorientiert.

- Neurotisierte Kind-Ego-States wurden kritisiert oder entmutigt
  Neurotisierte Kind-Ego-States wurden von ihren Eltern meist an strengen Maßstäben oder eigenen Idealbildern gemessen, die die Kinder nicht erfüllen konnten. Sie wurden dann immer wieder als unzureichend kritisiert. »Das reicht nicht«, »Das ist ungenügend«, »Das ist zu wenig« sind typische Botschaften, die die kritisierten Kinder gehört haben. Da Kinder von der Liebe ihrer Eltern abhängig sind, beziehen sie oft auch eine scheinbar sachliche Kritik auf sich als Person. Nicht selten kritisieren neurotisierende Eltern aber auch direkt die Person des Kindes, bei der das Kind als Person nicht sportlich, schlank oder schön genug ist. Diese persönliche Kritik verletzt Kinder tief in ihrem Selbstwertgefühl.
- Neurotisierte Kind-Ego-States wurden oft verunsichert
  Neurotisierende Eltern bremsen ihre Kinder häufig, indem sie sie verunsichern mit Botschaften wie »Das kannst du nicht«, »Lass das bleiben« oder »Das ist gefährlich, riskiere nichts«. Solche Elternbotschaften bremsen und hemmen die Kinder in ihrer Neugier und ihrem Mut, das Leben zu entdecken. Oft nehmen sich Kinder auch zurück und bleiben in ihrer Verunsicherung und Ängstlichkeit stecken. Wir haben also häufig ängstliche, gehemmte und verunsicherte Kind-Ego-States, die ihr Potential nicht entfalten konnten.
- Neurotisierte Kind-Ego-States wurden oft bestraft
  Neurotisierende Eltern setzen ihre Forderungen, Maßstäbe und Bilder von den Kindern mit Strafandrohungen oder mit Strafen durch. Die massivste Form der Strafe ist der gezielte Liebensentzug oder das strafende Schweigen der Eltern. Erst wenn dann das Kind sich selbst kleinmacht, anpasst und sich als schuldig zeigt, wird es wieder Zuwendung erhalten. Hier entwickeln sich Kind-Ego-States, die überall Bestrafung fürchten und sich dementsprechend klein fühlen, nicht selten sich aus vorauseilendem Gehorsam kleinmachen.
- Neurotisierte Kind-Ego-States wurden oft abgewertet
  Eine noch massivere Form der Neurotisierung stellt die elterliche Abwertung des Wertes und damit des Selbstwertes der Kinder dar. Die Kinder sind in ihrer Person nicht wichtig, nicht wertvoll und nicht gemocht. Die elterlichen de-

struktiven Botschaften lauten offen oder implizit geäußert: »Du bist nichts wert«, »Du bist für uns unwichtig«, »Du bist eine Last« oder »Du wirst nicht gebraucht«. Diese neurotisierten Kind-Ego-States können sich nicht wertschätzen und wichtig nehmen. Oft stellen sie ihre Fähigkeiten und sich selbst abwertend und negativ dar.

- Neurotisierte Kind-Ego-States wurden nur bedingt geliebt
Neurotisierende Eltern mögen ihre Kinder durchaus und gewähren in aller Regel auch eine sichere Bindung. Aber sie machen ihre Beziehung und ihre Liebe von Bedingungen wie zum Beispiel der Anpassung oder des Funktionierens für die Eltern abhängig. Neurotisierte Kind-Ego-States haben also wenig oder keine unbedingte und freie Nähe und Liebe erlebt. Sie versuchen, es ihren Eltern recht zu machen, um sich deren Nähe und Liebe zu verdienen. So sind neurotisierte Kind-Ego-States in aller Regel zwar sicher, aber abhängig gebunden, weil sie immer noch auf die unbedingte Liebe ihrer Eltern hoffen und diese mit Leistung oder Anpassung doch noch erwerben wollen.
- Neurotisierte Kind-Ego-States wurden nicht selten gekränkt
Neurotisierte Kind-Ego-States wurden nicht selten in ihrer Person verletzt. Dies ist eine weitere massive Form der Neurotisierung, die zum Teil für das Kind durchaus auch traumatisierende Qualität haben kann. Besonders wenn Eltern ihr Kind bloßstellen, lächerlich machen, höhnisch belächeln oder beschämen, verletzt solch ein Verhalten das Kind in seinem innersten Kern und stellt es grundsätzlich in Frage. Zudem sind die Gefühle der Beschämung und der Scham intensive, sehr bedrohliche, das Kind überschwemmende Gefühle. Hier wird eine schwere Neurotisierung zur emotionalen Gewalt und damit zu einer Traumatisierung des Kindes oder Jugendlichen.
- Aspekte des neurotisierten Kind-Ego-States werden verdrängt
Neurotisierende Eltern wollen bestimmte Aspekte ihres Kindes nicht zulassen und verbieten diese. Das Verbot und das Negativurteil sind die wesentlichen Methoden von neurotisierenden Eltern. Sie versuchen wichtige Aspekte des Kindseins ihrer Kinder auszublenden und verdrängen sie. Das Verbot – offen oder meist implizit geäußert – unterbindet wichtige Seiten ihrer Kinder wie zum Beispiel deren Lebendigkeit, deren Gefühle, deren Lebensfreude und Lust am So-Sein und Sich-Selbst-Sein. Bei schwer neurotisierenden Eltern führt das auch zur Verdrängung des gesamten Kind-Ego-States, so zum Beispiel eines nicht akzeptierten, abgewerteten Kind-Ego-States. Umgekehrt entziehen sich Kinder mit den von den Eltern nicht gemochten, verurteilten oder verbotenen Aspekten, so dass sie diese selbst verbergen und verdrängen.

Aus der Entstehung, aus den Themen und der Struktur neurotisierter Kind-Ego-States lassen sich die ersten Interventionen ableiten, denen die Konzepte der Erlaubnis, des Empowerment und der Ermutigung zu Grunde liegen.

10 grundlegende Interventionen

Das Erstgespräch mit den relevanten gestörten Kind-Ego-States

Nach dem ersten Zugang zu einem Kind-Ego-State wird nun ein Erstgespräch mit diesem geführt, später dann mit den weiteren reaktivierten Kind-Ego-States. In aller Regel zeigt sich zunächst der am stärksten leidende Kind-Ich-Zustand zuerst. Er erfährt dann durch das erste Gespräch eine Beachtung und Wahrnehmung, wie er es damals als reales Kind und später als Ego-State im Persönlichkeitssystem der Klientin nicht erlebt hat. Insofern hat schon das Erstgespräch mit den Kind-Ego-States eine erste enorme therapeutische Wirkung. Die Prinzipien dieses Erstgesprächs gelten für alle leidenden, also neurotisierten, bindungsgestörten und traumatisierten Kind-Ego-States.

Wer führt die Gespräche mit den Kind-Ego-States?

Klienten sprechen selbst mit ihren Kind-Ego-States

Der Klient spricht nach innen mit dem aktivierten relevanten leidenden und gestörten Kind-Ego-State und berichtet der Therapeutin die Reaktionen und Antworten des Kind-Ego-States. Der Klient wird angeleitet folgende Fragen an seinen Kind-Ego-State zu richten: »Fragen Sie diesen Jungen, der von seinem Vater kritisiert wurde, wie es ihm damit ging« oder »Bitten Sie den wütenden Jungen, etwas über seine Wut zu erzählen«. Mit diesen Fragen wird also der innere Dialog des Klienten mit seinen Kind-Ego-States angeleitet. Die weiteren Fragen laden die Klientin ein, die Antworten der Kind-Ego-States zu berichten: »Was antwortet der Junge?« oder »Was berichtet der Junge?«.

Der Vorteil dieses Vorgehens besteht darin, dass der Klient befähigt wird, die inneren Gespräche mit seinen Kind-Ego-States selbst zu führen. Klienten können dann auch ohne die Therapeutin, insbesondere nach der Beratung oder Therapie weiterhin mit ihren Kind-Ego-States im Gespräch bleiben.

Die Therapeutin spricht direkt mit den Kind-Ego-States
Bei diesem Vorgehen bittet die Therapeutin den Klienten und den betreffenden Kind-Ego-State um Erlaubnis, direkt mit ihm zu sprechen: »Darf ich Ihren so oft kritisierten Jungen direkt fragen und ihn mit Du anreden?« Nach der Erlaubnis durch den Klienten wird der Kind-Ego-State in Du-Form direkt gefragt: »Darf ich dich selbst fragen, wie es dir damals ging, als dein Vater dich so schlimm behandelt hat?«

Der Vorteil dieser direkten Interaktion mit dem Kind-Ego-State liegt darin, dass der Kind-Ego-State sich auch von der Therapeutin ganz wahrgenommen und ernst genommen fühlt. Weil sich der Kind-Ego-State in dieser direkten Dialogform intensiver spürt, ist auch die unmittelbare therapeutische Wirkung meist deutlich stärker.

Beim Erstgespräch in indirekter Form über den Klienten oder in der direkten Form mit der Du-Anrede braucht es folgende Prozessschritte:

- Einfühlsame und bestätigende Haltung
  Da es bei dem ersten Gespräch mit dem relevanten leidenden Kind-Ego-State darum geht, viele Fragen zu stellen, ihn kennen zu lernen und ihn ins Sprechen zu bringen, brauchen wir eine achtsame und einfühlsame Haltung. Zwischen den Fragen formulieren wir unser Mitgefühl mit dem Leiden und den dazugehörigen Gefühlen. Ebenso bestätigen wir immer wieder die übersehenen, abgewerteten oder verletzten Bedürfnisse des Kind-Ego-States als berechtigt und validieren sie damit.
- Altersentsprechende Sprache
  Wir müssen unsere Fragen und Sprache so weit als möglich dem Alter des leidenden Kind-Ego-States anpassen, damit dieser uns verstehen kann. Genauso wichtig wie die Form ist der emotional einfühlsame Klang unserer Sprache.
  Wir stellen die Fragen zunächst in Vergangenheitsform, um an die erinnerten Erfahrungen heranzukommen: »Wie ging es dir damals mit deinem wütenden Papa?« Dann überführen wir diese in die Gegenwart, um den Kind-Ego-State im Jetzt zu aktivieren: »Und was ist da jetzt mit dir los? Was geht da mit deinen Gefühlen ab?«
- Erlaubnis zum Dialog einholen
  Zunächst erbitten wir indirekt über den Klienten oder direkt beim Kind-Ego-State die Erlaubnis, in ein erstes Gespräch einzusteigen: »Fragen Sie den Jungen,

ob wir mit ihm reden dürfen?« oder »Darf ich dich, Matthias, direkt fragen, ob der Erwachsene und ich mit dir reden dürfen?«

- Frage nach dem Alter der Kind-Ego-States
  Die erste inhaltliche Frage lautet in aller Regel: »Darf ich dich fragen, wie alt bist du?« Damit wird der Kind-Ego-State in seinem Alter wahrgenommen und die Regression in dieses Alter eingeleitet.
- Offene Einladung zum Erzählen
  Wir laden den Kind-Ego-State zum freien Erzählen ein: »Sagen Sie diesem Jungen, er soll etwas von sich erzählen, zum Beispiel wie und warum er entstanden ist.« Oder direkt: »Erzähl mir doch, welche Schwierigkeiten du mit deinem Papa hast.« Die offene Einladung ermöglicht auch überraschende Auskünfte des Kind-Ego-States.
- Frage zu den leidvollen Erfahrungen
  Wir fragen dann direkt, welche leidvollen Erfahrungen der Kind-Ego-State in sich trägt und gespeichert hat. Zwar wissen wir das weitgehend aus der Anamnese, nun aber wollen wir es aus der Perspektive des Kind-Ego-States erfahren und ihm dabei auch die Möglichkeit geben, die eigene Erfahrung selbst zu beschreiben: »Was ist dir Schlimmes passiert? Was ist mit dir damals genau passiert? Was hast du erlebt, erzähl' mir davon.«
  Noch geht es um die Fakten, die Vorkommnisse und die konkreten Erfahrungen der Kind-Ego-States, um dann behutsam die Gefühle zu erfragen und spüren zu lassen.
- Frage nach den Gefühlen
  Mit den Fragen nach den Gefühlen aktivieren wir die Kind-Ego-States noch stärker. »Wie ging es dem Jungen dabei, als der Vater ihn bloßstellte?« »Was hast du gespürt, als dein Vater dich auslachte?«
  Die Impulse an den Kind-Ego-State, genauer und intensiver zu fühlen, führen noch stärker in die biografische Erfahrung und in das Erleben des Kind-Ego-States. Hier sollten wir im Erstgespräch besonders bei schwer bindungsgestörten oder traumatisierten Kind-Ego-States zurückhaltend sein, damit die Gefühle nicht überflutend und retraumatisierend werden.
- Fragen nach den Körperempfindungen
  Auch die Fragen, die den Körper berühren, führen nun intensiver in das Erleben und müssen deshalb behutsam und vorsichtig gestellt werden: »Was spürt der Junge in seinem Körper, wenn er so beschämt wird?«
  In den meisten Fällen werden wir die Körperreaktionen und -empfindungen erst in den späteren Dialogen mit den Kind-Ego-States erfragen.

- Fragen nach den enttäuschten, abgewerteten und verletzten Grundbedürfnissen
  Wir kommen nun zu einer Schlüsselfrage in der Inneren-Kind-Arbeit: »Was hätte der Junge damals gebraucht?« und »Was braucht der Junge heute, damit es ihm gut gehen kann?«.
  Damit leiten wir die Klientinnen und ihre Kind-Ego-States an, auf ihre Grundbedürfnisse, die meist abgewertet und verletzt wurden, zu achten. Häufig haben die Kind-Ego-States den Zugang zu ihren Grundbedürfnissen auch verloren, so dass wir sie beim Spüren ihrer eigenen Bedürfnisse unterstützen müssen: »Ich könnte mir vorstellen, dass der Junge zunächst einfach gesehen werden will.«
  Wir werden dann später an der nachholenden Erfüllung dieser wahrgenommenen und gespürten Bedürfnisse arbeiten.
- Dank und Zusage der weiteren Hilfe
  Wir schließen das erste Gespräch mit dem Kind-Ego-State, indem wir uns bei ihm bedanken: »Danke, dass ich dich kennen lernen durfte und du mir vieles von dir erzählt hast.« Dann müssen wir die weitere Hilfe für den leidenden Kind-Ego-State ankündigen: »Ich und der Erwachsene werden dir helfen, dass das Schlimme vorbeigehen kann und es dir bald richtig gut gehen wird.«

Methodik der Inneren-Kind-Arbeit

Methoden des Dialoges mit dem Inneren Kind

Das Erstgespräch mit einem Kind-Ego-State ist der Beginn immer wiederkehrende innerer Dialoge, die die Klienten mit ihren Kind-Ego-States im Prozess der Inneren-Kind-Arbeit durchführen. Hier haben wir folgende weiterführende Methoden:

Dialoge auf der Inneren Bühne oder am Inneren Begegnungsort

Wir richten zusammen mit den Klientinnen eine Innere Bühne für die Gespräche mit den Kind-Ego-States als »Innere Begegnungsbühne« ein: »Lassen Sie für das Gespräch mit dem verlassenen Mädchen eine Bühne vor Ihrem inneren Auge entstehen. Das kann eine Theater- oder Kinobühne sein. Gehen Sie dann als Erwachsene auf die Bühne und lassen Sie das verlassene Mädchen ebenfalls auf der Bühne auftauchen, gehen sie ihm entgegen, begrüßen Sie es und beginnen Sie das Gespräch mit dem Mädchen.«

Meist müssen wir die Klienten bei der Imagination der Bühne unterstützen und durch Nachfrage prüfen, ob die Bühne gut sichtbar ist und ob sie einen angenehmen und sicheren Rahmen bietet. Statt einer Bühne wählen Klienten gerne auch einen Begegnungsort in einer Landschaft wie eine Wiese oder eine Sitzbank an einem See.

Dialoge per Briefschreiben

Wir bitten die Klienten, Briefe an ihre Kind-Ego-States zu schreiben: »Ich möchte Sie bitten, bis zu unserer nächsten Sitzung diesem verlassenen Mädchen einen Brief zu schreiben. Nehmen Sie richtiges Briefpapier und schreiben Sie ihm, dass Sie als Erwachsene das Mädchen nie mehr alleine lassen.«

Das Briefeschreiben eignet sich besonders als Hausaufgabe. Der geschriebene Brief kann dann in der Sitzung zum Beispiel dem Kind-Ego-State auf dem gegenüberstehenden Stuhl laut vorgelesen werden.

Dialoge über die Stuhlarbeit

Wir laden die Klientin ein, das traurige Mädchen ein Jahr nach dem Tod der Großmutter auf dem gegenüberstehenden Stuhl zu imaginieren. Wir unterstützen die Imagination mit Fragen »Wie sitzt das Mädchen dort?«, »Wie ist es gekleidet?« oder »Was zeigt sich in seinem Gesicht?«.

Wir können die Klientin nun ganz offen bitten, dem Mädchen etwas zu sagen oder aber mit rituellen Sätzen, die wir vorschlagen, das Mädchen anzusprechen: »Sagen Sie dem Mädchen: ›Der Tod deiner Oma ist für dich sehr traurig‹. Dann achten Sie darauf, wie das Mädchen reagiert.« Entsprechend der Reaktion des Kind-Ego-States schlagen wir der Klientin den nächsten Satz vor: »Sagen Sie dem Mädchen: ›Und deshalb darfst du weinen‹. Schauen Sie wieder, wie das Mädchen reagiert.«

Bitte beachten!
Bei den Dialogen mit den Kind-Ego-States können wir die Klientin einladen, in die Identifikation mit den Kind-Ego-States zu gehen, also in die Gestalt des Mädchens zu schlüpfen oder seinen Stuhl einzunehmen. Bei Dialogen und Verhandlungen mit internalisierten Ego-States sollten wir nicht (!) zur Identifikation mit ihnen einladen – bei Täter- und Täterinnen-Introjekten verbietet sich dies ausdrücklich!

In die Dialoge mit dem Inneren Kind können alle Themen und alle Prozessschritte der Inneren-Kind-Arbeit eingebracht werden. Wichtig dabei ist, dass die Dialoge einen stimmigen, positiven Abschluss finden. Wenn ein Dialog nicht abgeschlossen werden kann, wird die Weiterführung in Form des Briefeschreibens als Hausaufgabe empfohlen, in der nächsten Sitzung wieder aufgegriffen und zum Abschluss gebracht.

Vertiefung und Weiterführung I

Erlaubnis, Ermutigung und Empowerment für das neurotisierte Innere Kind

Weil die neurotisierten Kind-Ego-States durch Verbote, Kritik und Abwertungen eingeengt, entmutigt, abgewertet und verletzt wurden, müssen wir ihnen gegenüber eine entgegengesetzte Grundhaltung einnehmen, auf deren Basis wir dann unsere weiteren therapeutischen Interventionen gestalten. Diese Grundhaltung und Grundinterventionen lassen sich am besten mit den drei *E* von Erlaubnis, Ermutigung und Empowerment fassen.

Diese Basisarbeit brauchen wir dann, damit sich die Klientinnen und deren neurotisierte Kind-Ego-States mit den internalisierten neurotisierenden Ego-States, meist den neurotisierenden Eltern-Ego-States, auseinander setzen können (vgl. Kapitel 10).

> **Bitte beachten!**
> Auch bindungsgestörte und traumatisierte Kind-Ego-States können wir ermutigen, stärken und ihnen Erlaubnisse zusprechen. Allerdings müssen wir bei schwer bindungsgestörten und traumatisierten Klientinnen mit einer massiven Abwehr- und Widerstandsreaktion der Täter- und Täterinnen-Introjekte rechnen. Deshalb müssen wir uns hier häufig schon früh mit den traumatisierenden Täter- und Täterinnen-Introjekten auseinander setzen (Paulsen, 2009; Peichl, 2018).

Erlaubnis und Ermutigung, die Gefühle von Schmerz und Leid wahrzunehmen

Die neurotisierten Kind-Ego-States haben durch das Verhalten und die Botschaften der neurotisierenden Ego-States Leid erlebt, das mit Gefühlen des Leidens verbunden war. Wir sprechen den Kind-Ego-States immer wieder die Erlaubnis aus, das zu fühlen, was durch das destruktive Verhalten der Eltern ausgelöst wurde: »Es ist gut und tut gut, wenn der Junge spürt, was er eigentlich schon weiß.« Wir erlauben den Kind-Ego-States aber immer auch, positive Erfahrungen und Gefühle zu spüren, zu intensivieren und für sich zu nutzen.

Erlaubnis und Ermutigung, sich vor Kritik und Abwertung zu schützen

Wir schützen die neurotisierten Kind-Ego-States gegenüber den neurotisierenden Ego-States vor Kritik und Abwertung. Destruktive Selbstkritik und Selbstabwertung machen wir zunächst den Klientinnen bewusst und stoppen sie. Wir zeigen den Klientinnen auch, dass diese Abwertungen von den internalisierten neurotisierenden Ego-States, meist den Eltern-Ego-States, stammen: »Ich glaube, dass diese Kritik ein Satz Ihres Vaters ist. Ich möchte Sie und den Jungen ermutigen, diesen Sätze zu widersprechen.«

Dann stellen wir in Aussicht, dass wir später mit den neurotisierenden Ego-States so verhandeln, dass diese ihr kritisierendes und abwertendes Verhalten aufgeben werden. Wir selbst geben den neurotisierten Kind-Ego-States unterstützendes, konstruktives Feedback. Dabei heben wir die Stärken der Kind-Ego-States hervor.

Empowerment der neurotisierten Kind-Ego-States

Wir stärken die neurotisierten Kind-Ego-States zunächst damit, dass wir als Therapeuten auf ihre Seite treten. Wir machen ihnen auch ihre bislang durch die neurotisierenden Eltern-Ego-States blockierten Fähigkeiten und Stärken bewusst. Wir leiten sie an, sich nicht mehr durch die Brille der internalisierten Ego-States, sondern durch die Brille des Wohlwollens zu sehen: »Ich sehe in diesem Jungen viele Stärken, die der Vater, aber auch er selbst nicht gesehen hat.«

Erlaubnis von Groll und Wut als angemessene Reaktionen der Kind-Ego-States

Gefühle von Groll und Wut müssen wir den Kind-Ego-States eigens erlauben, da sie sich gegen die neurotisierenden Ego-States richten und deshalb besonders tabuisiert sind. Dazu kommt die Angst, beim Zulassen und Äußern dieser Gefühle von den internalisierten neurotisierenden Kind-Ego-States bestraft zu werden. Wir erklären den Kind-Ego-States und damit implizit auch den neurotisierenden Ego-States, dass Groll und Wut angemessen sind angesichts der elterlichen Kritik und Abwertungen: »Du darfst auch wütend auf deinen Papa sein. Ein Vater muss das aushalten und damit umgehen können.« Zudem hat die Wut und der Trotz auch das Weiter- und Überleben in der neurotisierenden, aber auch traumatisierenden Situation gesichert: »In deiner Wut hast du dich auch nicht unterkriegen lassen. Spüre die Kraft deiner Wut!«

Erlaubnis und Ermutigung, eigene Bedürfnisse zu spüren

Auch eigene Bedürfnisse, wie die Wünsche, ganz akzeptiert zu werden, unbedingt geliebt zu werden und die eigene Lebendigkeit frei zu entfalten, sollten wir den Kind-Ego-States immer wieder ausdrücklich erlauben und immer wieder erklären, dass diese Bedürfnisse in jedem Kind von Grund auf angelegt sind: »Ja, ein Junge darf auch Blödsinn machen, Spaß haben und lustig sein, so wie andere Jungs auch.«

Erlaubnis und Ermutigung, Beengungen zu lösen und Eigenes zu leben

Wir geben den neurotisierten Kind-Ego-States die Erlaubnis, die jeweiligen neurotischen Einengungen und Blockaden zunächst zu spüren. Häufig entwickeln dann die Kind-Ego-States einen Widerstand gegen diese Einengungen und einen Wunsch nach deren Lösung und nach einer Befreiung von ihnen: »Du darfst auch diese Last, sich immer anstrengen zu müssen, abschütteln und dich davon frei machen.«

Diese Erlaubnis an die Kind-Ego-States müssen wir natürlich später ergänzen durch die lösende Veränderung der internalisierten Ego-States, damit sie nicht weiter die Einschränkungen gegenüber den Kind-Ego-States ausagieren.

Erlaubnis und Ermutigung, ein freies Kind zu sein

Wir können unsere beraterische und therapeutische Grundhaltung für neurotisierte Kind-Ego-States in der Erlaubnis und Ermutigung, sie selbst zu sein, zusammenfassen. Im Grunde ist es zugleich die Erlaubnis und Ermutigung, das freie Innere Kind wieder zu entdecken und zu entfalten.

Mit diesen Erfahrungen von Ermutigung, Erlaubnis und Empowerment sind sowohl die Klienten als auch die Kind-Ego-States für die spätere Auseinandersetzung mit den neurotisierenden internalisierten Ego-States gut vorbereitet.

Gesprächsbeispiel der Inneren-Kind-Arbeit

Erlaubnis, Ermutigung und Empowerment für die Kind-Ego-States

In der fünften Sitzung mit dem Manager in Fallbeispiel 4 (S.74) wird eine Begegnung mit einem seiner Kind-Ego-States an einem Begegnungsort initiiert, um ihn dort zu trösten und zu stärken:

Therapeut: »Ich möchte in der heutigen Sitzung den abgewerteten und beschämten Jungen stärken. Wäre das auch in Ihrem Sinne?«
Klient nickt.
Therapeut: »Ich möchte Sie bitten, einen Begegnungsort in einer Landschaft vor Ihrem inneren Auge entstehen zu lassen, an dem Sie dann diesen Jungen stärken können.«
Klient: »Es ist ein Berg bei uns zu Hause, auf den ich als Junge oft gestiegen bin.«
Therapeut: »Ja, das passt doch gut. Steigen Sie auf den Berg und lassen Sie den Jungen dazukommen, und zwar den Jungen, der am stärksten unter dem Vater gelitten hat.«
Klient: »Jetzt sind wir beide da oben. Es ist der Matthias mit neun Jahren, dem es mit dem Vater ganz schlecht ging.«
Therapeut: »Dann begrüßen Sie den Jungen, vielleicht nehmen Sie ihn zuerst in die Arme und drücken ihn liebevoll.«
Klient: »Er drückt sich fest an mich.«
Therapeut: »Spüren Sie ihn gut und vermitteln Sie ihm über Ihren Körper Kraft und Energie.«
Klient seufzt.
Therapeut: »Dann sagen Sie dem Jungen, dass er ein toller Kerl ist, der ganz viel kann. Und dass das mehr als genug ist und richtig schön.«
Klient: »Jetzt schaut er mich verwundert an.«
Therapeut: »Dann sagen Sie ihm: ›Das kannst du mir wirklich glauben!‹.«

Vertiefung und Weiterführung II

Tiefenentspannung und Trance in der Inneren-Kind-Arbeit

Wir haben bisher die Innere-Kind-Arbeit unter inhaltlichen Gesichtspunkten angeschaut. Nun stellt sich die Frage, in welchem Bewusstseinszustand die Kind-Ego-States am besten zugänglich und veränderbar sind. Für die heilsame Veränderung der gestörten Kind-Ego-States brauchen wir eine fürsorgliche, unterstützende und heilende Atmosphäre in den Sitzungen und im inneren System des Klienten selbst. Dieser Zustand entsteht in Beratungen und Therapien durch unser Ein- und Mitfühlen meist spontan.

Wir können diesen für die Innere-Kind-Arbeit nötigen Prozesszustand zum Beispiel aber auch über Instruktionen, wie sie aus verschiedenen Entspannungsverfahren bekannt sind, anregen und vertiefen. Für die Innere-Kind-Arbeit brauchen wir aber nicht nur eine allgemeine Entspannung, sondern einen auf Heilung angelegten fließenden Bewusstseinszustand, in dem auf der imaginativen und emotionalen Ebene Veränderungen geschehen können. Genau dies bietet die Hypnotherapie als ein weitergehendes Verfahren (Erickson & Rossi, 2016; Revenstorf & Peter, 2015; Kaiser Rekkas, 2013) an. Die Hypnotherapie ermöglicht einen Bewusstseinszustand, den wir als Trance bezeichnen.

Ein Tranceprozess ist dadurch gekennzeichnet, dass der Klient seine Aufmerksamkeit auf innere, unwillkürliche, insbesondere emotionale und körpernahe Prozesse fokussiert. Dabei wird mit Bildern und Imaginationen gearbeitet und werden auf dieser Ebene Veränderungen angeregt und angeleitet.

Bitte beachten!
Die Impulse zur Tiefenentspannung kann jede in einem der anerkannten beraterischen oder psychotherapeutischen Verfahren ausgebildete Beraterin oder Psychotherapeutin durchführen. Hypnotherapeuten können die Trance durch weitere in der Hypnotherapie gängige Induktionen intensivieren. Eine intensivere Trance kann die therapeutischen Prozesse der Inneren-Kind-Arbeit erleichtern und vertiefen.

Folgende Impulse laden zu einer Tiefenentspannung und leichten Trance ein:

- Impulse zur Innenfokussierung auf innere Prozesse:
  »Gehen Sie nach innen und achten Sie darauf, was Sie spüren.« »Spüren Sie nach innen zu Ihren wichtigen Inneren Kindern.«
- Impulse, die Augen zu schließen:
  »Lassen Sie die Augen zufallen und schließen Sie sie, dann können Sie besser nach innen auf Ihre Inneren Kinder schauen.«
- Impulse zum verlangsamten und vertieften Atmen:
  »Lassen Sie den Atem langsam und tiefer werden, dann sind Sie mehr bei sich und diesem Inneren Kind, das so sehr leidet« oder »Mit jedem Ihrer Atemzüge, die Sie tiefer und tiefer werden lassen, kommen Sie zu Ihrem traurigen Inneren Kind«.

- Impulse, jetzt Ruhe zu finden:
  »Sie kommen jetzt ganz zur Ruhe und werden immer ruhiger, gelassener und entspannter.«
- Impulse zur Entspannung über die Muskeln:
  »Lassen Sie sich und Ihre Muskeln angenehm schwer und warm, vielleicht auch angenehm kühl und leicht werden, jedenfalls so, dass Ihre Muskeln jetzt weich und entspannt sind.«
- Impulse zur Vertiefung der Entspannung oder leichten Trance:
  »Gehen Sie noch tiefer in die Entspannung, so wie es für Sie jetzt stimmt, tiefer und tiefer.«
- Impulse zur Imagination eines Ortes des Wohlbefindens:
  »Gehen Sie an einen imaginierten Ort, an dem es Ihnen sehr sehr gut geht und an dem Sie eine tiefe Ruhe und Achtsamkeit für sich und Ihre Inneren Kinder finden.«
- Impulse zu ganzheitlichem Erleben und innerer Stimmigkeit:
  »Erleben Sie sich jetzt in der Tiefenentspannung mit allen Sinnen, ganz bei sich und ganz stimmig mit sich.«
- Impulse zur Visualisierung und Imagination:
  »Lassen Sie jetzt Bilder zu diesem Inneren Kind von damals aufsteigen. Lassen Sie die Bilder zu, die sich jetzt vor Ihrem inneren Auge einstellen wollen.«
- Impulse zur freien konstruktiven Veränderung der Imagination:
  »Lassen Sie jetzt dieses Bild oder diese Erinnerung von Ihrem verletzten Inneren Kind sich so verändern, dass es gut wird für Ihr Inneres Kind.«
- Impulse zur strukturierten Veränderung der Imagination:
  »Ich möchte Sie jetzt bitten, in der Vorstellung dem ängstlich zitternden Mädchen eine wärmende und schützende Wolldecke umzulegen.«
- Impulse zum Abschließen der Tiefenentspannung und Reorientierung:
  »Kommen Sie langsam hierher zurück in diesen Raum. Öffnen Sie für dieses Zurückkommen jetzt die Augen und bewegen Sie Ihre Arme.

Natürlich lassen sich die hier genannten Impulse unterschiedlich kombinieren oder im Einzelnen intensivieren. Wir lassen uns dabei von den nonverbalen Rückmeldungen der Ruhe und Entspannung des Klienten leiten. Die hier nur angedeuteten, zur Veränderung führenden Imaginationsprozesse werden wir später näher kennen lernen.

Wer die Innere-Kind-Arbeit mit der Hypnotherapie nach Milton Erickson (Erickson & Rossi, 2016; Revenstorf & Peter, 2015) kombiniert (Peichl, 2018), kann explizit das Unbewusste als kreative Lösungsinstanz in folgender Form nutzen:

- Utilisierung des Unbewussten zum Auffinden von Kind-Ego-States:
  »Ihr Unbewusstes wird Ihnen jetzt, soweit es für Ihr Unbewusstes und das Innere Kind stimmt, dieses verletzte Innere Kind zeigen.«
- Utilisierung des Unbewussten für heilsame Prozesse in den Kind-Ego-States:
  »Ihr Unbewusstes weiß schon, was Ihrem Inneren Kind gut tut. Deshalb möchte ich Ihr Unbewusstes bitten, Ihnen jetzt hilfreiche Ideen für Ihr Inneres Kind zu schenken.«
- Utilisierung des Unbewussten bei Stillständen im Prozess:
  »Auch wenn es gerade nicht weitergeht, kennt Ihr Unbewusstes schon die nächsten Schritte. Geben Sie Ihrem Unbewussten Zeit, die nächsten Schritte zu gehen.«

Weitere Methoden der Hypnotherapie finden sich in den verschiedensten Lehrbüchern zur Hypnotherapie (Kaiser Rekkas, 2013).

Theoretische Hintergründe und Neurobiologie

Die Funktion und Wirkung imaginativer Prozesse in Tiefenentspannung und Trance

Eine heilsame Veränderung der Kind-Ego-States ist im Zustand einer aktivierten Emotionalität und einer sicheren Entspanntheit am besten möglich. Dabei achten wir darauf, dass die Klientinnen im psychophysiologischen Toleranzfenster zwischen Aktivierung und Entspanntheit bleiben. Durch die Aktualisierung der leidenden Kind-Ego-States steigt der Arousal des Organismus, und die Emotionen werden zugänglich und veränderbar. Durch Sicherheit und Halt in der Beratung und Therapie wird der Zugang zu Ressourcen und zum Lernen möglich. Diese wird in der Tiefenentspannung, noch stärker in der Trance eröffnet (Revenstorf, 2012):

- Durch Trance entsteht ein fließendes Bewusstsein:
  In der Trance ist die Aktivität des Präfrontalen Cortex und damit die bewusste Kontrolle und Reflexionstätigkeit herabgesetzt. Es entsteht ein frei flottierendes Bewusstsein.

- In Trance zugleich entspannt und wach:
  In der Trance erleben die Klienten einen entspannten, zugleich wachen Bewusstseinszustand, der gerade kein willenloser Zustand, sondern ein Zustand großer Achtsamkeit insbesondere für innere Prozesse ist. Dabei nimmt das Erwachsenen-Ich den Modus eines inneren Beobachters (Peichl, 2019) ein, der in wacher Entspanntheit und Distanz die inneren Prozesse wahrnimmt.
- In Trance ist die Aktivierung des Unbewussten möglich:
  Trance ermöglicht den Zugang zum Unbewussten und damit die Aktivierung von bisher unbewussten, blockierten Ressourcen und Lösungswegen.
- In Trance ist eine Erweiterung einengender Schemata möglich:
  In der Trance findet eine Erweiterung der bisher einengenden, oft destruktiven kognitiven Schemata oder Bezugsrahmen statt.
- In Trance sind therapeutische Dissoziation und hilfreiche Distanz möglich:
  In der Trance können wir die Fähigkeit zur Dissoziation als Distanzierung zu belastenden Erfahrungen und Gefühlen nutzen, indem wir beispielsweise eine belastende Szene in Abstand auf einen Bildschirm imaginieren lassen.
- In Trance geschieht eine Fokussierung auf imaginative Prozesse:
  In der Trance findet eine Fokussierung auf imaginative Prozesse statt. Imaginationen, Bilder, Tagträume, Phantasien können spontan, leicht und unmittelbar entstehen.
- In Trance ist der Zugang zu Körperprozessen möglich:
  In der Trance ist ein Zugang zum Körper wie zum Beispiel zu Schmerzen möglich, so dass eine unmittelbare Beeinflussung somatischer Vorgänge über Imaginationen gelingen kann, wie beispielsweise das Bild vom Bad in einem kühlen See den Schmerz lindert.
- In Trance ist der Zugang zu verdrängten oder dissoziierten Erfahrungen möglich:
  In der Trance ist der Zugang zu bisher verdrängten oder dissoziierten Erinnerungen und damit zu den verdrängten oder den traumatisiert-dissoziierten Kind-Ego-States möglich. Allerdings können die in der Trance auftauchenden Erinnerungen nicht als objektive Beweise von Ereignissen im juristischen Sinne benutzt werden, weil die Erinnerungen eine gefühlte innere, sehr subjektive Wirklichkeit zeigen.
- In Trance entsteht Offenheit für Neues:
  In der Trance entsteht eine Offenheit gegenüber neuen Ideen, Anregungen und spontanen Einfällen, die zur Lösung der aktuellen Problematik beitragen können.

- In Trance lassen sich Lösungsschritte einüben:
  In der Trance können in der Imagination gefundene Lösungsbilder vorgebahnt und eingeübt werden, so dass die in Beratung und Therapie gefundenen Lösungswege und -schritte leichter im Alltag realisiert werden. Das ist der Sinn von sogenannten posthypnotischen Aufträgen, in denen eine Verhaltensveränderung für die Zeit nach der Sitzung vorgegeben wird, zum Beispiel die Zigarettenschachtel zu vergessen und statt des Rauchens einige beruhigende Atemzüge zu machen.

KAPITEL 5

Wie das traumatisierte und dissoziierte Innere Kind entsteht

Wenn Kinder und Jugendliche Schreckliches erleben

Fallbeispiel 5

Der achtundvierzigjährige Klient erlebt immer wieder massive Panikanfälle, wenn er bei Erkältungen oder Grippeerkrankungen Fieber bekommt. Er kann sich diese Panikanfälle nicht erklären und bekommt sie trotz allen Versuchen nicht in den Griff. Im Gegenteil weiten sie sich aus und setzen auch bei anderen Anzeichen von körperlichem Unwohlsein ein. Deshalb sucht er nun die Therapie auf.

Bei der biografischen Anamnese zeigt sich, dass er als Fünfjähriger einen lebensgefährlichen Unfall erlitten hatte: Er hatte den erhitzten Fonduetopf über sich geschüttet. Dann hatte sich das heiße Fett entzündet und der Junge hatte sich lebensbedrohliche Verbrennungen zugezogen. Der Vater brachte ihn mit dem Auto in die Klinik. Sowohl er als auch seine Frau wussten nicht, ob ihr Sohn überleben würde. Auch die Ärzte gaben dem schwerstverbrannten Jungen kaum Überlebenschancen. Nach mehreren Tagen auf der Intensiv-, dann auf der Isolierstation überlebte der Junge.

Fallbeispiel 6

Eine dreißigjährige Frau leidet darunter, dass sie kaum erotische und sexuelle Bedürfnisse empfindet. Wenn sie in Filmen sexuelle Szenen sieht, verspannt sie sich am ganzen Körper, zu dem sie keine freie und wohltuende Beziehung findet. Die behutsame Frage, ob sie als Kind einen Übergriff erlebt hat, löst eine Erstarrung aus, in der sie abwesend wirkt. Es braucht die direkte Ansprache, um sie wieder in die gegenwärtige Realität zu holen. Die Klientin deutet an, dass sie im Grundschulalter im Hallenbad sexuell belästigt wurde. Wir vereinbaren, dieses zunächst so stehen zu lassen, um es dann später zu bearbeiten. In der weiteren Arbeit zeigt sich, dass der Großvater ihr als Zehnjährige bei

»Raufspielen« körperlich zu nahe kam, sie auf seinen Schoß setzte und sie festhielt. Sie spürte dabei seinen erigierten Penis und war sehr verwirrt. Sie hatte versucht sich zu entziehen und diese »Raufspiele« zu vermeiden, was nicht immer gelang. Beim Erzählen spürt sie einen Brechreiz und Ekel.

Wir sehen in diesen beiden Fallbeispielen zwei sehr unterschiedlich traumatisierte Klienten. In Fallbeispiel 5 ist es ein einmaliges Trauma, ein sogenanntes Monotrauma, das nicht von Menschen, sondern durch einen Unfall verursacht wurde. Dennoch sind die Auswirkungen auf den Klienten langfristig sehr massiv, weil sich über das Körpererleben die traumatisierten und dissoziierten Kind-Ego-States wieder melden. Daraus entwickelt sich eine sehr einschränkende Panikstörung.

In anderer Weise ist das Leben der Klientin in Fallbeispiel 6 nach der in der Kindheit erlebten sexuellen Gewalt eingeschränkt. Nicht nur dass ein zentraler Erlebensbereich, nämlich die Sexualität und die erotische Beziehung zu ihrem Mann blockiert ist – die Klientin kann auch keine gute Beziehung zu ihrem Körper und zu sich selbst aufbauen. Sie erlebt ihren Körper als schmutzig und sich selbst immer wieder als schuldig. Die erlebte sexuelle Gewalt behindert die Klientin fundamental und durchgehend in ihrem ganzen Selbsterleben und damit in ihrem ganzen Leben.

Grundinformationen

10 zentrale Basics zur Entstehung des scheinbar normalen, des traumatisierten und des dissoziierten Inneren Kindes

Ein Trauma ist definiert als eine Situation, in der existenzbedrohende, emotional überflutende, kognitiv nicht zu verstehende und physiologisch nicht zu regulierende Erfahrungen auf das Kind oder den Jugendlichen stoßen (Maercker, 2013; Hanswille & Kissenbeck, 2010; Huber, 2003). Diese Erfahrung löst tiefe Ohnmacht und Verzweiflung aus.

Wir unterscheiden dabei verschiedene Traumakategorien, die sich auch überschneiden können:

- Non-man-made-Traumata:
  Diese Traumata werden nicht von Menschen, sondern von äußeren Ereignissen wie z. B. Unfall, lebensbedrohlicher Erkrankung, Naturkatastrophen wie Erdbeben oder Blitzschlag verursacht.

- Man-made-Traumata:
  Die durch Menschen, insbesondere durch Bezugspersonen zugefügten Traumata wie Gewalt durch nahe Bezugspersonen, Überfälle, Gewalt und Folter bewirken neben der unmittelbaren Traumatisierung auf der Bindungsebene einen tiefen Vertrauensverlust in Beziehungen.
- Monotraumata:
  Ein Monotrauma wird durch eine einmalige, zeitlich begrenzte traumatische Erfahrung wie das einmalige Miterleben des Todes eines nahen Menschen oder durch einen einmaligen Unfall verursacht.
- Sequentielle Traumata oder Komplextraumatisierung:
  Hier findet eine über einen längeren Zeitraum wiederholte, fortgesetzte Traumatisierung statt, zum Beispiel die wiederholte körperliche Gewalt des alkoholkranken Vaters gegenüber seinen Kindern. Für Kinder und Jugendliche besonders destruktiv sind in aller Regel von nahen Bezugspersonen zugefügte Traumatisierungen, die über längere Zeit erfolgen und die im Folgenden als Komplex-Traumatisierungen bezeichnet werden:
  - Physische und psychische Vernachlässigung:
    Die Kinder werden sich selbst überlassen und erleben meist elementare Ängste des Verlassenseins.
  - Häusliche Gewalt zwischen den Eltern:
    Die Wahrnehmung der häuslichen Gewalt zwischen den Eltern löst über die Spiegelneuronen bei den Kindern eine Todesangst und über die Identifikation mit dem Opfer massive Bedrohungsgefühle aus (Brisch, 2012).
  - Körperliche Gewalt:
    Unterschiedlichste Formen körperlicher Gewalt wie Schlagen, Treten und Stoßen, Festhalten des Kindes gegen seinen Willen, Einsperren oder Würgen lösen beim Kind überflutende Todesängste aus.
  - Psychisch-emotionale Gewalt:
    Die psychische Gewalt wie Bloßstellen, Beschämen durch Auslachen, aber auch das Androhen von Schlägen und lautes aggressives Anschreien, Quälen durch Liebesentzug oder Schweigen, Erpressen und Nötigung bewirken eine massive Entwürdigung, Demütigung und Beschämung.
  - Sexuelle Gewalt:
    Sexuelle Übergriffe und sexuelle Gewalt in unterschiedlicher Massivität vom übergriffigen Betrachten eines Kindes bis zur Penetration stellen eine massive Grenzverletzung, Ausbeutung und Zerstörung der kindlichen Sexualität, des Körpergefühls und der Identität des Kindes dar. Die Auswirkungen

von sexueller Gewalt sind für die weitere Biografie der Betroffenen äußerst destruktiv (Kahn, 2018; Biedermann, 2018).

Traumatische Erfahrungen sind bei Kindern und Jugendlichen in besonderer Weise destruktiv, weil sie in ihrer Entwicklung und Persönlichkeitsstruktur sensitiv und vulnerabel sind. So sind Abgrenzungs- und Distanzierungsfähigkeiten als hilfreiche Abwehrmechanismen bei Kindern noch nicht ausgereift. Zum anderen sind Kinder und Jugendliche stark auf die Bindungspersonen angewiesen, so dass sie diesen ausgeliefert sind und die Traumatisierungen einen grundlegenden Vertrauensverlust in die Welt, in die Menschen und in sich selbst zur Folge haben. Dies manifestiert sich meist auch in Form der oben beschriebenen Bindungsstörungen, im schwersten Fall als desorganisierter chaotischer Bindungsstil in der Borderline-Persönlichkeitsstörung.

Kommen wir nun zu den zehn Basics, die die Entstehung von scheinbar normalen, traumatisierten und dissoziierten Kind-Ego-States durch Traumatisierungen (Nijenhuis, 2006; Huber, 2003; Huber, 2006; Peichl, 2012) beschreiben:

- Bedrohung der Existenz und Identität – Traumatisierte Ego-States
  In einer Traumasituation fühlt sich das Kind massiv in seiner Identität, in seinem Körper und seinem Überleben bedroht. Bei körperlicher Gewalt erlebt es körperliche Todesgefahr, bei Vernachlässigung eine existentielle Verlassenheit, bei sexueller Gewalt erlebt es die Gefahr des Identitätsverlustes. So bildet den innersten Kern des nun entstehenden traumatisierten Kind-Ego-States eine existentielle, alles überflutende Vernichtungsangst. Es entstehen traumatisierte Kind-Ego-States. Diese können später weitgehend zugänglich sein, ein Großteil von ihnen aber wird in aller Regel durch die weiteren Prozesse der Traumatisierung dissoziiert.
- Erschrecken und Entsetzen
  Das Kind erlebt ein tiefes Entsetzen und Erschrecken über das, was es nun erleben muss. Dieses Erschrecken zeigt sich auf der Körperebene als eine Erstarrung. Dies ist neurophysiologisch die Folge des evolutionsbiologisch vorgegebenen Totstellreflexes, der mit einem Freezing einhergeht. Diese Überlebensreaktion schützt das Kind vor dem vollständigen Erleben dessen, was ihm angetan wird. Nun entsteht ein fühlloser Schutzpanzer um das innere emotionale Erleben des Kind-Ego-States.
- Ohnmacht und tiefe Hilflosigkeit
  In einer Traumasituation ist das Kind auf Grund seiner Abhängigkeit und sei-

nes Angewiesenseins dem Täter oder der Täterin ausgeliefert. Dabei fühlt es sich hilflos und machtlos.

- Immobilisierung und Lähmung
  Das Kind erlebt im Körper eine Lähmung und Immobilisierung. Das Kind ist körperlich und psychisch bewegungsunfähig. Die Bewegungsimpulse, die zur Flucht- oder Kampfreaktion gehören würden, sind weitgehend unterbunden.
- Kapitulation und Unterwerfung
  Dem Kind bleibt nur die Unterwerfung unter den Täter oder die Täterin, die Kapitulation vor der Unausweichlichkeit des Geschehens und das Ausgeliefertsein an die Situation. Das Kind fühlt sich klein und winzig, so als wäre es ein Nichts.
- Freezing von Angst, Wut und Scham
  Die an sich angemessenen Gefühle, die vom Kampf- und Fluchtsystem des Organismus zur Verfügung gestellt werden, wie Angst, Wut und Scham, werden eingefroren. Zugleich schützt diese Überlebensreaktion das Kind vor dem Erleben dieser überwältigenden Gefühle. Dabei bleiben die eingefrorenen Gefühle im Körper gespeichert.
- Betäubung und Dissoziation – Traumatisiert-dissoziierte Kind-Ego-States
  Es kommt zur Betäubung und zur Dissoziation des Körpers vom erlebenden Ich des Kindes und von den eigenen Körperempfindungen, so dass das Kind sich in seinem Körper nun nicht mehr spürt. Es geht aus seinem Körper oder zieht sich ganz in das Innerste des Körpers zurück. Zugleich ist der Körper nicht mehr spürbar. Nun entstehen abgespaltene, also traumatisiert-dissoziierte Kind-Ego-States, im Weiteren abgekürzt als dissoziierte Kind-Ego-States bezeichnet.
- Derealisierung und Depersonalisierung
  Das traumatische Geschehen und Erleben fühlt sich für das Kind oder den Jugendlichen nun nicht mehr wirklich, sondern irreal an. Was das Kind erlebt, erlebt es nicht mehr selbst und bleibt gefühlt unwirklich. Es geschieht auch nicht mehr der eigenen Person, sondern einer scheinbar anderen Person in einem anderen Körper. Wir sprechen hier von Empfindungen der Derealisation und Depersonalisation.
- Fragmentierung und Dissoziation der Erinnerungen
  Das Erlebte wird fragmentiert, also in kleinere, ertragbare Teile des Erlebens aufgespalten. Dann werden die meisten dieser fragmentierten Teile des Erlebens abgespalten und sind der Erinnerung des Kindes und damit später auch des Erwachsenen nicht mehr zugänglich. Das Erlebte wird aber im und über

den Körper, dem impliziten Körpergedächtnis abgespeichert und im Körpergefühl der dissoziierten Kind-Ego-States aufbewahrt.

- Funktionieren als Versuch normal weiterzuleben – Scheinbar normale Kind-Ego-States
  Die Kinder oder die Jugendlichen versuchen, die Traumatisierung so zu überleben, dass sie normal weiter funktionieren und zum Beispiel anderen Bezugspersonen nichts von dem traumatisierenden Geschehen erzählen. Es entsteht ein scheinbar normaler Kind-Ego-State, der auch versucht, verbleibende Traumaerinnerungen zu dissoziieren und mögliche, an das Trauma erinnernde Trigger zu vermeiden. Allerdings ist diese scheinbare Normalität sehr fragil, weil sie ständig durch eine Retraumatisierung bedroht ist, die durch innere und äußere, oft kleinste Trigger ausgelöst werden kann.
  Der scheinbar normale Kind-Ego-State lebt also in der ständigen doppelten Furcht, dass sich bei einer sequentiellen Traumasituation das Trauma wiederholt und dass die Erinnerungen und die traumatisierenden und dissoziierten Erfahrungen doch ins Bewusstsein treten.

Kurz gefasst und im Überblick
Bei einer Traumatisierung in der Kindheit und Jugend entstehen drei verschiedene Arten von Kind-Ego-States: die scheinbar normal weiter funktionierenden Kind-Ego-States, die traumatisierten Kind-Ego-States und die traumatisiert-dissoziierten Kind-Ego-States, abgekürzt die dissoziierten Kind-Ego-States. Sie tragen verschiedene Aspekte des traumatisierenden Geschehens und Erlebens in sich.

Die hier beschriebenen Prozesse wirken sich je nach Art und Massivität der Traumatisierung unterschiedlich aus (Watkins & Watkins, 2003; Peichl, 2012). Bei leichteren Traumatisierungen, insbesondere bei Monotraumen, kommt es zu einer einfachen Aufspaltung in einen scheinbar normalen Kind-Ego-State und einen traumatisierten Ego-State, der relativ leicht zugänglich und erträglich ist. Es sind hier nur einzelne Erinnerungsaspekte der Traumatisierung dissoziiert. Bei mittelschweren Traumatisierungen gibt es eine Aufspaltung in jeweils einen scheinbar normalen Kind-Ego-State, einen traumatisierten und einen dissoziierten Kind-Ego-State. Bei schweren und schwersten Traumatisierungen gibt es eine Zersplitterung in jeweils mehrere scheinbar normale Kind-Ego-States, mehrere traumatisierte Kind-Ego-States und in eine Vielzahl von dissoziierten Kind-Ego-States. Jeder dieser traumatisierten und dissoziierten Kind-Ego-States trägt unterschiedliche Aspekte der Traumatisierung in sich. So gibt es beispielsweise einen traumatisiert-beschämten, einen traumatisiert-ohnmächtigen und eine traumatisiert-wütenden Kind-Ego-State. Meist ist auch das Traumageschehen auf verschiedene Kind-Ego-States aufgeteilt, so gibt es zum Beispiel für das Erleben der verschiedenen sexuellen Handlungen des Täters unterschiedliche Kind-Ego-States.

10 grundlegende Interventionen

Die Stabilisierungsarbeit

Der erste Abschnitt in der Inneren-Kind-Arbeit ist entsprechend dem SARIR-Modell nach Peichl (2018) die Phase der Stabilisierung. Wir prüfen bei allen Klientinnen und Klienten am Beginn der Inneren-Kind-Arbeit deren äußere und emotionale Stabilität. Bei schweren Bindungsstörungen und Störungen, die als Traumafolgestörung zu verstehen sind, ist die Stabilisierungsarbeit in der Stabilisierungsphase eine wesentliche Voraussetzung für die weitere Innere-Kind-Arbeit.

Die Aktivierung und die Stärkung der Erwachsenen-Ego-States (vgl. Kapitel 2) ist ein wichtiger Teil der Stabilisierungsarbeit, weil die Erwachsenen-Ego-States sich nicht in der Traumatisierung und den Traumagefühlen verlieren, sondern im Hier und Jetzt präsent sind. Vorrangiges Ziel der Stabilisierung ist eine emotionale Stabilität, in der die Patienten vor einer Retraumatisierung geschützt sind.

Wesentliche Interventionsschritte der Stabilisierungsphase (Huber, 2006; Fritzsche, 2013; Reddemann, 2020) beinhalten:

- Umfassende Psychoedukation über Prozesse der Traumatisierung
  Wir erklären den Klienten zunächst den Zusammenhang zwischen der eingebrachten Problematik oder Störung und einer Traumatisierung sowie die dahinter stehende Neurobiologie. Ebenso wird das Entstehen von traumatisierten und dissoziierten Kind-Ego-States erklärt. Schließlich sollte der Behandlungsverlauf, insbesondere die Stabilisierungsphase, erläutert werden. Bei der Psychoedukation achten wir darauf, dass der Erwachsenen-Ego-State des Klienten präsent ist und jeweils seine Einwilligung im Sinne des *informed consent* gibt.
- Äußere Stabilität der Lebenssituation
  Zunächst wird die Stabilität der äußeren Lebenssituation mit der Klientin besprochen, insbesondere ob weiterhin Täterkontakt zum Beispiel zur Familie

des missbrauchenden Vaters besteht. Hier gilt die Grundregel, dass der Täterkontakt beendet werden muss. Die Beendigung des Täterkontaktes bedarf oft einer längeren Arbeit und ist dann schon Teil der Inneren-Kind-Arbeit, weil hier bedürftige und täterloyale Kind-Ego-States wirken.

- Klärung von Suizidalität, selbstverletzendem Verhalten und Sucht
  Wir besprechen mit den Patienten, ob und wie weit sie suizidal sind. Ist dies der Fall, müssen wir zunächst das Risiko eines akuten Suizids und die Notwendigkeit eines Klinikaufenthaltes einschätzen. Dann müssen wir einen Non-Suizid-Vertrag abschließen und am Suizidwunsch, den wir als verzweifelten Lösungswunsch verstehen können, arbeiten. Auch Suchtverhalten und selbstverletzendes Verhalten verstehen wir als Lösungsversuch, zum Beispiel um damit innere Spannungen abzubauen. Hier erarbeiten wir andere Handlungsoptionen, um produktivere Verhaltensmöglichkeiten zu entwickeln. Häufig können wir mit den Patientinnen hier besprechen, welche Kind-Ego-States an diesen Lösungsversuchen beteiligt sind und welche Bedürfnisse der Kind-Ego-States zum Tragen kommen.
- Konkrete Ressourcen aktivieren
  Wir besprechen verhaltensorientiert mit den Klientinnen, welche Alltagsressourcen sie besitzen, wie zum Beispiel das Einhalten der Tagesstruktur, Einkaufen und Kochen oder die Berufstätigkeit. Wir arbeiten heraus, welche Fähigkeiten und Stärken der Klienten sich hier zeigen. Hier können wir auch selbstwirksame Kind-Ego-States aktivieren. Ein Ressourcentagebuch, in dem auch kleinste Aktivitäten, Fähigkeiten und Erfolge festgehalten sind, stärkt das Vertrauen in die eigene Selbstwirksamkeit. Auch die Frage, wie die Klienten bisherige Schwierigkeiten und Krisen bewältigt haben, führt zur Wahrnehmung der eigenen Ressourcen.
- Einüben von Selbstfürsorge
  Wir überlegen mit den Klientinnen, was sie für sich und ihre elementaren Bedürfnisse Gutes und Schönes tun können. Diese Selbstfürsorge kann auch als Fürsorge für die bedürftigen verletzten Kind-Ego-States verstanden werden.
- Stärkung der Selbstregulationsfähigkeiten
  Wir zeigen instabilen Klienten, wie sie ihre überschießenden Affekte über zu sich selbst gesprochene Sätze wie »Komm runter!« oder »Es darf kommen und geht vorbei« beruhigen können. Hier können wir Klienten erklären, dass sich emotional betroffene Kind-Ego-States melden, die jetzt eine beruhigende, haltende und tröstende Zuwendung brauchen. Die später besprochene Erstbeelterung (Kapitel 8) kann schon hier eingesetzt werden.

- Umgang mit Flashbacks und Alpträumen
  Flashbacks und Alpträume sind in aller Regel als plötzlich auftauchende, fragmentierte Traumaerinnerungen zu verstehen, die die Klienten belasten und destabilisieren. Üblicherweise werden die fragmentierten Traumaerinnerungen imaginativ auf einer DVD, CD oder einem Stick festgehalten und dann in einen gut verschließbaren Tresor gegeben. In der Inneren-Kind-Arbeit verstehen wir die Flashbacks und Alpträume aber auch als Signale der traumatisierten und dissoziierten Kind-Ego-States. Deshalb schlage ich Klientinnen vor, die Traumaerinnerungen an einen entfernten heilsamen, gut abgegrenzten Ort zu bringen, an dem diese jetzt schon ein wenig abheilen können.
- Umgang mit dissoziativen Episoden
  Wenn Klienten in der Sitzung wegdriften und innerlich abwesend sind, reorientieren wir sie in das Hier und Jetzt, indem wir sie beispielsweise direkt ansprechen, sich auf dem Stuhl spüren lassen oder sie bitten aufzustehen und im Raum umherzugehen. Wir erläutern ihnen, dass solche Empfindungen von Abdriften, Abwesenheit oder Fremdheit zu den Prozessen der Dissoziation gehören und damit eigentlich Schutzmaßnahmen der traumatisierten Kind-Ego-States sind. Für derartige Situationen außerhalb der Therapie besprechen wir mit den Klienten, wie sie mit einem laut gesprochenen »Stopp« und einer der genannten Strategien sich selbst wieder ins Hier und Jetzt bringen können.
- Körperlich wirksame Entspannungsmethoden und Aktivitäten
  Neben Entspannungsmethoden und Atemübungen empfehlen sich besonders auch deutlich spürbare und anstrengende körperliche Aktivitäten wie Walking, Jogging oder der Besuch des Sportstudios, damit Klienten lernen, ihren Körper aktiv und positiv zu erleben. Übungen zur Stärkung der Erdung zum Beispiel durch Einnehmen eines sicheren Standes oder das Spüren des Bodens im Liegen können Klienten helfen, sich in ihrem Körper sicher zu fühlen.
- Aktivieren und Kreieren von Ressourcen-Ego-States
  Wir suchen mit den Klientinnen nach Ressourcen-Ego-States, die aus ihrer Biografie oder aus Medien wie Film, Comic oder Märchen stammen (siehe Kapitel 8).
- Sichere schützende Orte des Wohlbefindens imaginieren
  Zunächst kann man mit den Klienten überlegen, wo sie in ihrer Wohnung oder in ihrem Haus einen schützenden Ort wie zum Beispiel einen Sessel mit Wolldecken für sich einrichten können. Das ist für schwer traumatisierte Klienten oft zunächst leichter, als einen sicheren Ort des Wohlbefindens (vgl. weiter unten) zu imaginieren.

Die Stabilisierungsarbeit benötigt je nach Schwere der Traumafolgestörungen mehrere Sitzungen und ist häufig auch in späteren Phasen bei wieder eintretenden Destabilisierungen nötig.

Gesprächsbeispiel der Inneren-Kind-Arbeit

Die Stabilisierung

Ich greife für dieses Gesprächsbeispiel das Fallbeispiel 5 (S. 92) auf, in dem der Klient als Fünfjähriger lebensbedrohliche Verbrennungen erlitten hat. Nachdem er im ersten Gespräch immer wieder wegdriftete und erstarrte, lade ich ihn nun zur Reorientierung im Hier und Jetzt und zur Stabilisierung ein:

Therapeut: »Ich sehe, wenn wir über den Verbrennungsunfall sprechen, dass Sie innerlich wegdriften. Stimmt das?«

Klient: »Hm, dann bin ich wie weggetreten.«

Therapeut: »Da passiert vermutlich heute dasselbe wie damals, als der Junge innerlich auch aus dieser schlimmen Unfallsituation herausging. Ich möchte Ihnen gerne zeigen, wie Sie wieder in die Gegenwart zurückkommen. Das brauchen wir, damit Sie sich dann bewusst dem traumatisierten Jungen zuwenden können.«

Klient nickt.

Therapeut: »Darf ich Sie bitten aufzustehen.«

Klient steht auf.

Therapeut: »Nun nehmen Sie einen festen Stand ein, so dass Sie ganz sicher stehen. Nun stellen Sie sich vor, dass Sie ein Baum mit tiefen Wurzeln sind.«

Klient nickt.

Therapeut: »Spüren Sie Ihren Körper in seinem guten Stand wie ein stabiler Baum. Schauen Sie sich um. Sie sind jetzt ganz in Ihrem Körper und ganz in diesem Raum.«

Klient: »Das tut richtig gut.«

Therapeut: »Ich möchte Sie bitten, dass Sie diese kleine Stand- und Baumübung immer wieder üben. Wenn Sie ein Gefühl des Wegdriftens haben oder wenn diese Szenen aus dem Krankenhaus auftauchen, dann sollten Sie aufstehen und sich einen sicheren Stand verschaffen. Wir werden dann später schauen, was das mit dem verunglückten Jungen von damals zu tun hat.«

Hier wird die Reorientierung mit der Baumübung (Huber, 2006) verbunden, zugleich wird immer wieder der Bezug zu dem Kind-Ego-State des Jungen eingestreut und so die Arbeit mit dem Kind-Ego-State vorgebahnt.

Methodik der Inneren-Kind-Arbeit

Installation von imaginierten sicheren und heilsamen Orten

Eine wichtige Basis für die Innere-Kind-Arbeit ist die Installation von Orten, an die die Kind-Ego-States, manchmal auch Erwachsenen-Ego-States gebracht werden können. Je nach ihrer Funktion und Aufgabe können wir folgende Orte einrichten:

Sicherer, schützender Ort

Wenn Ego-States durch Übergriffe und Traumatisierungen gefährdet sind oder aus solchen Situationen geborgen werden, brauchen sie einen sicheren Ort, an dem sie ganz geschützt und gehalten sind. Dieser Ort ist meist entlegen wie eine Insel oder wie eine tiefe Höhle. Er braucht abwehrende, oft »übernatürliche« Grenzen, durch die niemand eindringen kann, wie zum Beispiel einen hohen Zaun, einen Zauberregenbogen oder eine magische Schutzhülle. Starke Wächter können diesen Ort zudem beschützen.

Ort des Wohlbefindens und heilsamer Ort

Orte, die ein für die Kind-Ego-States nie gekanntes Wohlbefinden bereitstellen, haben meist auch heilsame Qualitäten. Einen heilsamen Ort lassen wir in der Imagination mit vielen heilenden Aspekten und Ingredienzen ausstatten. Wir achten darauf, dass der heilsame Ort eine angenehme Temperatur hat und von heilenden Düften und einem heilenden Licht durchflossen wird. Symbolisch bietet sich beispielsweise ein Ort an einer Heilquelle oder an einem heilenden Heiligtum an.

Entwicklungsort und Ort der Identität

Hier können die Kind-Ego-States ihre gebremste oder blockierte Entwicklung frei nachholen und nun erstmals entwickeln, beispielsweise die Lebendigkeit, die die

Kind-Ego-States auf dem imaginierten Spielplatz entdecken und ausleben können. Damit finden die Kind-Ego-States hier auch ihre Integrität und Identität.

Wir können je nach Zielsetzung weitere imaginierte Orte wie den Ort des Vertrauens und der sicheren Bindung oder den Ort der Freude und des freien Kindes imaginieren lassen.

Wir machen den Klientinnen den Vorschlag eines Ortes, beschreiben seine Aufgabe für den Kind-Ego-State und deuten an, wie er aussehen könnte. Dann bitten wir die Klientinnen in einer Tiefenentspannung oder Trance, diesen Ort zu imaginieren und uns zu beschreiben. Wir können dann Klienten bei der Absicherung und Ausstattung des Ortes mit anregenden Ideen unterstützen. Wir sollten darauf achten, dass die imaginierten Orte in aller Regel keine konkret vorkommenden, sondern symbolische Orte sein sollten. Meist werden symbolische Orte einer Landschaft gewählt, für manche Klienten können diese Orte aber auch eine Farbe oder eine Farbwolke, ein Duft oder ein Klang sein. Klienten, die sich mit imaginativen Vorstellungen schwer tun, können wir bitten, sich in Märchen, Mythologien oder in der Kunst Anregungen für die Imagination ihres Ortes zu holen.

Vertiefung und Weiterführung I

Dissoziation als Überlebensreaktion des kindlichen Organismus und die Entstehung dissoziierter Kind-Ego-States

Wir wollen den entscheidenden Prozess der Dissoziation bei einer Traumatisierung in der Kindheit oder Jugend noch einmal genauer anschauen. Er ist für die Entstehung der scheinbar normalen Kind-Ego-States, der traumatisierten und traumatisiert-dissoziierten Kind-Ego-States verantwortlich. Dabei spielen psychophysiologische und neurobiologische Prozesse, die evolutionsbiologisch im Organismus angelegt sind, eine wichtige Rolle (Huber, 2003; Huber, 2006; Peichl, 2012; Nijenhuis, 2006; van der Hart et al., 2009):

Dissoziation beginnt mit dem Schock und Freezing

Die Dissoziation beginnt mit dem Schock über das Geschehen und dem Freezing, also mit dem Einfrieren der Gefühle und der Selbstwahrnehmung des Kindes und Jugendlichen. Mit dem Einfrieren werden die Gefühle und Teile des kindlichen

Ichs nicht mehr wahrnehmbar und sind damit schon für das Bewusstsein nicht mehr zugänglich.

Das Freezing ist eine evolutionsbiologisch angelegte Reaktion des gesamten Organismus bei allen Säugetieren, eben auch beim Menschen. Es setzt dann ein, wenn Flucht oder Kampf nicht mehr möglich sind. Beides ist für Kinder und Jugendliche in den meisten Traumatisierungssituationen real oder subjektiv erlebt keine verfügbare Option.

Dissoziation von Körperempfindungen und Gefühlen

Abgespalten und verbannt, also dissoziiert werden die Körperempfindungen während des Traumas und die dazugehörigen und angemessenen massiven Gefühle, neben Todesangst und Ohnmacht besonders auch die Wut und Scham. Bei weniger schweren Traumatisierungen kann man von einem traumatisierten Kind-Ego-State ausgehen, dessen Gefühle und Teile der Erinnerungen abgespalten sind. Es bleibt dann noch bei einem dem Bewusstsein zugänglichen Ego-State, bei dem aber wesentliche Teile der Traumaerinnerung und der Gefühle dissoziiert sind.

Dissoziation als Fragmentierung

Die einzelnen Elemente des Traumageschehens werden auch voneinander getrennt und dissoziiert. Diesen Prozess bezeichnen wir als Fragmentierung, also die Aufsplitterung in einzelne zersplitterte und ungeordnete Fragmente des Geschehens. Diese sind als kleine Einzelelemente besser erträglich, sollten sie doch ins Bewusstsein geraten. Der erzwungene Preis ist, dass das Traumageschehen und Traumaerleben später nicht als zusammenhängende Erfahrung erzählt und integriert werden kann.

Dissoziation von Erinnerung

Dissoziiert werden Erinnerungen, die dazugehörigen Bilder und Empfindungen, weil sie das Traumageschehen wieder aktualisieren würden. Zudem könnten sie auf Grund ihrer Massivität nicht in eine erinnerbare biografische Erzählung eingeordnet werden.

Dissoziation als Aufspaltung in mehrere traumatisierte Kind-Ego-States

Bei schweren Traumatisierungen gibt es auch einen Aufspaltungsprozess, bei dem es zu einer Zersplitterung in mehrere traumatisierte Kind-Ego-States kommt. Diese können zum Teil zugänglich sein, in aller Regel werden sie aber dann auch dissoziiert.

Es gibt einen traumatisierten Kind-Ego-State, der die Wutschreie des Vaters gehört hat, einen Kind-Ego-State, der das Schlagen gespürt hat, und einen Kind-Ego-State, der das höhnische und beschämende Lachen des Vaters gesehen hat.

Dissoziation als Abspaltung von traumatisierten Kind-Ego-States

Die Dissoziation führt zu einer Abspaltung der meisten traumatisierten Kind-Ego-States. Die zunächst traumatisierten Kind-Ego-States werden zu traumatisiert-dissoziierten Kind-Ego-States, die dann nicht mehr bewusst zugänglich sind. Sie zeigen sich aber über die Symptomatik und im und über den Körper. Je massiver die Traumatisierung, desto mehr dissoziierte Kind-Ego-States entstehen.

Diese Kind-Ego-States sind zugleich auch gegeneinander abgespalten, das heißt sie kennen sich gewissermaßen nicht untereinander. Dies führt zu einer multiplen Persönlichkeit, auch als dissoziative Identitätsstörung (DIS) bezeichnet (Huber, 2010; ICD-10, F.44.81).

Dissoziation als letzte verbleibende, zugleich bestmögliche Reaktion

Die Dissoziation war die einzig mögliche Reaktion des Organismus auf eine Traumaerfahrung. Es gab für das Kind, genauer gesagt für seinen Organismus keine andere Möglichkeit als die Dissoziation, um zu überleben. Insofern war sie nicht nur die einzig verfügbare, sondern angesichts der traumatisierenden Umstände auch die bestmögliche Reaktion. Deshalb – und das muss den betroffenen Kind-Ego-States immer wieder vermittelt werden – trifft sie für die Reaktionsweise ihres Organismus keine wie immer geartete Verantwortung oder gar Schuld.

Dissoziation als Überlebensschutz

Die Dissoziation diente damals dem psychischen Überleben und ist deshalb unbedingt als Schutzreaktion zu verstehen. Sie schützt das Kind vor dem Schmerz, den überflutenden Gefühlen und vor Reaktionen, die beispielsweise den gewalttätigen Täter zu noch destruktiverem Verhalten veranlassen könnten. Die Dissoziation im Sinne der Fragmentierung spaltet das Geschehen und Erleben in verschiedene kleinere Elemente auf, die jeweils zu überleben sind. Die Dissoziation im Sinne der Abspaltung ins Nichtbewusste verhindert, dass das traumatisierte Erleben immer wieder neu auftaucht und zu einer Destabilisierung führt.

Neben der eigentlichen Dissoziation dienen auch andere Prozesse wie die Betäubung, die Immobilisierung, die Unterwerfung und die Anpassung an den Täter oder die Täterin als Überlebensmechanismus.

Dissoziation hat einen hohen Preis

Die Dissoziation hat den hohen Preis, dass das Kind sich selbst und seine Gefühle nicht mehr spüren kann. Aber es ist ein aufgezwungener, kein frei gewählter Preis, und es ist immer noch der kleinstmögliche Preis. Für die erwachsenen Betroffenen besteht der Preis der Dissoziation darin, dass die dissoziierten Erinnerungen und Kind-Ego-States nicht zu ihnen, der eigenen Geschichte und eigenen Identität gehören. Ein integriertes Gesamtsystem der Person ist so nicht möglich.

Dissoziation ist nicht vollständig und nicht ganz sicher

Die Dissoziation wirkt nie ganz vollständig, vielmehr ist sie immer auch brüchig. Oft genügen kleinste äußere oder aus dem Inneren des Körpers oder von den Ego-States herkommende Trigger, die an das Trauma erinnern und das Traumanetzwerk aktivieren.

Dissoziation wird weiter fortgesetzt

Weil die scheinbar normal funktionierenden Kind-Ego-States ständig von einer Retraumatisierung bedroht sind, wenden diese Kind-Ego-States, genauer gesagt deren Organismus, auch später weiterhin – völlig automatisiert und unbewusst – den Mechanismus der Dissoziation an.

Kurz gefasst und im Überblick
Je massiver die Traumatisierung, desto stärker sind die Dissoziation und die Fragmentierung, durch die dann die meisten der traumatisierten Kind-Ego-States dissoziiert werden.

Theoretischer Hintergrund und Neurobiologie

Neurobiologische Grundlagen der Traumapsychologie

Wir haben die psychologischen Prozesse beschrieben, durch die bei einer Traumatisierung nun die traumatisiert-dissoziierten Kind-Ego-States entstehen. Wir können nun viele dieser Vorgänge auch auf der neuro- und evolutionsbiologischen Ebene verstehen (Peichl, 2012; Flatten, 2011; Schauer & Elbert, 2010; Elbert & Schauer, 2014):

Traumatisierungen wirken auf die subkortikale Ebene des Gehirns

Traumatisierungen wirken destruktiv auf der subkortikalen Ebene des Gehirns, besonders im limbischen System, dem emotionalen Zentrum des Gehirns. Die corticale Ebene – insbesondere der präfrontale Cortex –, auf der kognitiv reflektiert wird und die Emotionen reguliert werden, ist bei der Traumatisierung blockiert. Bei Kindern und Jugendlichen kommt hinzu, dass der präfrontale Cortex noch nicht ausgereift ist, so dass das traumatische Geschehen direkt und ungefiltert auf die subkortikale Ebene, also auf das limbische System einwirkt.

Bitte beachten!
Die Traumatisierung von damals, genauer gesagt das Traumaereignis, ist ein vergangenes Ereignis. Wir haben nur noch die Traumafolgen, die psychophysiologisch im Körper und in den traumatisierten und dissoziierten Kind-Ego-States gespeichert sind. Wir haben also nicht das Traumaereignis, sondern nur die komplexen psychophysiologischen Repräsentationen und Reaktionen! Wir arbeiten also nicht mit dem Trauma, sondern immer nur mit den Traumafolgen.

Traumatischer Stress aktiviert die Amygdala

Die Bedrohung und der Stress in einer traumatisierenden Situation aktivieren die Amygdala, die auf beiden Seiten des Gehirns, also links- und rechtshemisphärisch lokalisiert und ein zentraler Teil des limbischen Systems ist. Die Amygdala stellt den Organismus auf Alarm, subjektiv wird dies als Angst und Panik erlebt.

Aktivierung der Stressachse über Hypothalamus, Hypophyse und Nebennierenrinde

Die Amygdala aktiviert in einer traumatisierenden Situation die Stressachse mit dem Hypothalamus, der Hypophyse und der Nebennierenrinde. Dabei kommt es zu einer starken Ausschüttung von Adrenalin und Noradrenalin, um den Organismus in seinem Kampf- oder Fluchtmodus zu aktivieren. Der Blutdruck und die Herzrate steigen, der Atem wird schneller und flacher, es kommt zum Schwitzen und die Muskelspannung nimmt zu. Mit der Aktivierung der Stressachse werden der präfrontale Cortex und damit das planende und reflektierende Denken blockiert.

Cortisol schädigt kindliches Gehirn

Ein länger andauernder Stress wie bei einer wiederholten Traumatisierung führt zu einer verstärkten Cortisolausschüttung über die Nebennierenrinde. Langfristig schädigt das Cortisol die Hirnentwicklung des Kindes, insbesondere das Wachstum des Hippocampus, der für das Abspeichern von biografischen Ereignissen zuständig ist.

Evolutionsbiologisch vorbereiteter Totstellreflex

Weil Kinder sich in der traumatisierenden Situation nicht wehren oder nicht flüchten können, kommt es zu dem evolutionsbiologisch angelegten Totstellreflex, weil die Situation als lebensbedrohlich erlebt wird. Dieser Reflex ist bei Tieren die einzige Möglichkeit, einem Verfolger zu entkommen, wenn dieser von dem scheinbar toten Tier ablässt.

Ausschüttung von körpereigenen Opiaten

Der Totstellreflex ist mit einer massiven Ausschüttung von körpereigenen Opiaten verbunden, die die Schmerzen betäuben und das organismische System herabfahren. Der Organismus befindet sich nun ganz im parasympathischen Modus. Es kommt also zur physiologischen Down-Regulierung, die sich als körperliche Schwäche, als Hilflosigkeit und als Ohnmacht anfühlt. Dies wiederum führt über die Kapitulation und Hoffnungslosigkeit zur Resignation.

Freezing, Numbing und Erschlaffung

Zugleich sind diese Prozesse mit dem Freezing, dem Numbing oder einer Erschlaffung verbunden. Das ist die neurobiologische Grundlage der oben beschriebenen Dissoziation. Nun kann das Kind sich und den Körper nicht mehr spüren. Es hat den Eindruck, aus dem Körper zu entweichen.

Blockierung des sozialen Sicherheitssystems führt zu Verlassenheitsgefühlen

In dieser Situation gibt es keine Hilfe von schützenden oder fürsorglichen Personen. Ganz im Gegenteil: Die nahe stehende Person wird zur bedrohlichen Person. Das soziale Sicherheitssystem (Porges, 2019) und das Bindungssystem werden eingeschränkt, was zu Gefühlen von existentieller Einsamkeit und Verlassenheit führt. Hilferufe – laut oder nur reflexhaft gedacht – werden nicht gehört, Trost und sichere Bindung sind sehr weit entfernt.

Blockierung des Hippocampus und einer biografischen Integration des Traumageschehens

Der Hippocampus, der für die raum-zeitliche Einordnung, für das Zusammenbinden einzelner Erfahrungen, für die Konstruktion eines zeitlichen Ablaufes einer Erfahrung und für die Abspeicherung im biografischen Gedächtnis zuständig ist, wird durch die Aktivierung der Amygdala blockiert und durch das ausgeschüttete Cortisol im Gehirn auch langfristig geschädigt. Die Abspeicherung der traumatischen Erfahrung erfolgt deshalb unvollständig und zersplittert. Auch das ist Teil der erlebten Dissoziation. Bei Kindern unter drei bis vier Jahren ist zudem zu berücksichtigen, dass der Hippocampus noch nicht funktionsfähig ist und deshalb keine biografische Erinnerung in Form von Bildern möglich ist.

Blockierung des präfrontalen Cortex und der kognitiven Fähigkeiten

Der präfrontale Cortex, der für die kognitive Verarbeitung, für Reflexion und kognitive Distanzierung zuständig ist, wird durch die Aktivität der Amygdala ebenfalls blockiert. Bei einer normalen kindlichen Entwicklung bildet der präfrontale Cortex zunehmend seine Fähigkeit aus, die Amygdala und damit die Gefühle zu kontrollieren. In der Traumasituation selbst, aber auch später in der Folge einer Traumatisierung ist es nun umgekehrt und die Amygdala blockiert den präfrontalen Cortex in seiner Kontrollfunktion. Alle schon entwickelten Fähigkeiten wie beispielsweise die Fähigkeit zur Selbstberuhigung oder die Fähigkeit, Erklärungen für eigene Erfahrungen zu finden, sind nur teilweise oder gar nicht mehr verfügbar.

Deaktivierung der Sprachproduktion und Sprachlosigkeit

Eine Traumatisierung führt auch zur Deaktivierung des Broca-Areals, das bei Rechtshändern in der linken Hemisphäre des Cortex positioniert und für die Sprachproduktion zuständig ist. Traumaopfern fehlt bekanntermaßen oft die Sprache für das Schreckliche. Diese Traumafolge ist bei Kindern und Jugendlichen noch massiver, so dass sie häufig verstummen.

Dauerhafte Sensitivierung der Amygdala

Durch die einmalige massive oder immer wiederkehrende Bedrohungserfahrung in einem Traumatisierungskontext wird die Amygdala als »Angstorgan« dauerhaft sensibilisiert, was physiologisch zu einer Zunahme des Amygdalavolumens führt. Die Amygdala als »Warnorgan« reagiert sofort, unwillkürlich und stark auf kleinste Hinweisreize, die sogenannten Trigger, die an das Trauma erinnern. Die Amygdala als der »heiße« Feuermelder ist gewissermaßen dauerhaft auf Alarm gestellt. Das erklärt bei einer Posttraumatischen Belastungsstörung (PTBS) auch die Schreckhaftigkeit, den Hyperarousal und die Reizbarkeit bei den Betroffenen.

Bleibendes Traumanetzwerk und Retraumatisierungen

Die mit der nun sensitivierten Amygdala neuronal verbundenen neuronalen Pfade der Traumatisierung bilden ein zusammenhängendes neuronales Traumanetzwerk (Schauer & Elbert, 2010; Elbert & Schauer, 2014). Im Zentrum des Traumanetzwerkes sitzt die Amygdala. Trigger wie zum Beispiel der Geruch des Täters oder eine bestimmte Geste von ihm zünden nun an einer Stelle dieses Netzwerks eine synaptische Entladung. Dies führt zu einer Kaskade von weiteren synaptischen Entladungen, so dass dann das gesamte Traumanetzwerk aktiviert wird. Dabei werden zunächst die sensitivierten und hoch konnektiven Teile des Netzwerks aktiviert. Sind die Trigger stark oder spezifisch genug, aktivieren sie auch die dissoziierten Anteile des Traumanetzwerks. Dann kommt es zu plötzlichen Intrusionen von Traumagefühlen und Traumaerinnerungen, den sogenannten Flashbacks. Die Gesamtaktivierung des Traumanetzwerks einschließlich der

Amygdala stellt eine Retraumatisierung dar. In ihr ist das Traumageschehen physiologisch und emotional wieder ganz gegenwärtig und für die Amygdala und das getriggerte Traumanetzwerk ganz real. Bei der Retraumatisierung werden die Sensitivierung des Traumanetzwerkes und seine Konnektivität nicht gelöscht, sondern verstärkt.

Kurz gefasst und im Überblick

In einer massiven und komplexen Traumatisierung im Gehirn entsteht ein dichtes neuronales Traumanetzwerk. Es besteht aus fragmentierten Erinnerungen, scheinbar normalen Kind-Ego-States, traumatisierten und dissoziierten Kind-Ego-States, Mittäter- und Mittäterinnen-Introjekten und schließlich den Täter- oder Täterinnen-Introjekten.

KAPITEL 6

Wie das Innere Kind belastet, abgewertet, verletzt oder traumatisiert wird

Die Entstehung von internalisierten Ego-States und Täter- und Täterinnen-Introjekten

Fallbeispiel 7

Der vierzigjährige Klient verhält sich in seiner Paarbeziehung seiner Frau gegenüber immer wieder abwertend und kritisierend. Im Rahmen der Paartherapie frage ich ihn, ob ihm dieses Verhalten in seiner Biografie bekannt vorkommt. Ihm fällt sofort sein Vater, ein Bundeswehroffizier, ein, der ihn als Junge immer wieder maßregelte, kritisierte und abwertete. Seine Frau bestätigt, dass er bei seiner Kritik an ihr die Gestik und Mimik seines Vaters reproduziere.

Fallbeispiel 8

Ein achtunddreißigjähriger Klient, der wegen depressiver Symptome in Therapie kommt, erlebt sich selbst immer wieder als fremd und abwesend. Es fällt auf, dass die Dissoziationen besonders in Konflikten gegenüber einem anderen Abteilungsleiter in seiner Firma stattfinden. Nach der Stabilisierungsarbeit und dem Erlernen von Selbstregulationsfähigkeiten bitte ich den Klienten, auf einem imaginierten Bildschirm in distanzierter Form neben diesem Abteilungsleiter den Täter aus seiner Kindheit auftauchen zu lassen. Es ist der Anführer von mehreren siebzehnjährigen Jugendlichen, die den Klienten als Vierzehnjährigen festhielten und ihn zwangen, sie in einem demütigenden Ritual oral zu befriedigen. Später taucht auch sein Klavierlehrer als Bild auf, der ihn als Zehnjährigen sexuell missbrauchte.

In Fallbeispiel 7 verhält sich der Partner wie sein abwertender Vater, den er als übernommenen Ego-State in sich gespeichert hat. Im Verhalten gegenüber seiner Frau ist er in der Identifikation mit seinem Vater, obwohl er gerade dieses Verhalten als Kind gehasst hatte. Er ist in diesen Momenten gegen seinen bewussten Willen sozusagen sein Vater bis in die Mimik und Gestik hinein.

In Beispiel 8 wird dem Klienten durch den anderen Abteilungsleiter der frühere Täter gespiegelt. Dem Klienten ist nicht bewusst, dass der Abteilungsleiter den internalisierten Täter in ihm aktiviert. Er selbst fühlt sich wie damals als Vierzehnjähriger wieder ausgeliefert und gedemütigt. Die bis zur Therapie nicht mehr erinnerte sexuelle Gewalt durch den Klavierlehrer und das dissoziierte Bild vom missbrauchenden Klavierlehrer konnten erst danach wieder über die Bildschirmtechnik (vgl. weiter unten, S. 121) aktiviert werden.

Grundinformationen

10 zentrale Basics zu den internalisierten Ego-States

In beiden Fallbeispielen zeigen sich also internalisierte Ego-States, die von außen übernommen wurden und nun als eigenständige Ego-States im Persönlichkeitssystem agieren.

Wir nehmen schon als Embryo und Säugling, später als Kinder und Jugendliche unsere Umwelt, insbesondere unsere personale Umwelt in uns auf.

Die internalisierten äußeren Bezugspersonen werden in der Objektbeziehungstheorie (Kernberg, 1981) als innere Objekte oder als Objektrepräsentanzen, in der psychoanalytischen Tradition als Introjekte (Peichl, 2012) oder in der Transaktionsanalyse (Berne, 2002) als Eltern-Ichs bezeichnet. Mit dem Ego-State-Ansatz, den ich hier aufgreife, können wir die Objektrepräsentanzen als internalisierte Ego-States bezeichnen (Watkins & Watkins, 2003).

Bilden die internalisierten Ego-States konkret die Eltern oder Großeltern ab, werde ich von internalisierten Eltern-Ego-States oder internalisierten Großeltern-Ego-States, abgekürzt von Eltern-Ego-States oder Großeltern-Ego-States sprechen. Die internalisierten Ego-States zum Beispiel vom Bruder werde ich als internalisierten Bruder-Ego-State, abgekürzt als Bruder-Ego-State bezeichnen. Den Begriff Introjekte gebrauche ich für die in Traumasituationen internalisierten Täter und Täterinnen und Mittäter und Mittäterinnen, abgekürzt als Täter-Introjekte oder Täterinnen-Introjekte bezeichnet. Halten wir in den zehn folgenden Basics die wichtigsten Aspekte der internalisierten Ego-States fest:

- Internalisierung, Introjektion und Intrusion lassen internalisierte Ego-States entstehen
  Über die Prozesse der Internalisierung, Introjektion und die Intrusion entstehen innere Repräsentanzen. Über die ganz normale, ständig stattfindende Internalisierung nehmen Kinder die externen Bilder von Personen, insbesondere von Bezugspersonen über und in ihr Gehirn auf. Die Introjektion und Intrusion finden in traumatisierenden Kontexten statt. Hier entstehen die destruktiven Täter- und Täterinnen-Introjekte.
- Imitation, Modelllernen und Identifikation unterstützen die Entstehung von internalisierten Ego-States
  Neben der Internalisierung, Introjektion und Intrusion wird die Bildung von Repräsentanzen und internalisierten Ego-States durch Prozesse des Modelllernens, des Imitierens und der Identifikation unterstützt. Kinder wollen sein wie die Eltern oder Großeltern, indem sie sie auf vielen Ebenen nachahmen. Das wird in Fallbeispiel 7 deutlich, hier reichen das Modelllernen und die Nachahmung bis in die Gestik und Mimik hinein. Kinder richten also ihre Aufmerksamkeit, ihre Wahrnehmung und ihre Intentionen auf die wichtigen Bezugspersonen. Dabei werden diese unwillkürlich internalisiert. Sie werden damit auch zu inneren Modellen, mit denen sich die Kinder ständig vergleichen und an die sie sich bis zur Identifikation angleichen.
- Internalisierte Ego-States sind keine objektiven, sondern subjektive Repräsentanzen
  Kinder und Jugendliche bilden die äußeren Personen nicht »objektiv«, sondern aus ihrer kindlichen Sicht und Position ab. So werden die Eltern-Ego-States von den Kindern bis zur Pubertät zum Beispiel idealisiert oder als übermächtig gesehen. Die internalisierten Ego-States besitzen einen »objektiven« Kern und die vom Kind selbst gestalteten, phantasierten, erschlossenen subjektiven Aspekte. Genau genommen müssen wir auch die internalisierten Ego-States als Kind-Ego-States verstehen, weil die äußeren Objekte immer vom Kind und dessen Gehirn wahrgenommen und konstruiert wurden. Für die Innere-Kind-Arbeit ist aber die Differenzierung zwischen Kind-Ego-States und internalisierten Ego-States, also beispielsweise den Eltern-Ego-States therapeutisch hoch produktiv und wirksam.
- Internalisierte Ego-States als eigenständige innere Personen
  Die internalisierten Ego-States als Repräsentanzen von Personen sind wie diese mit Gefühlen, Motiven, Absichten und Bedürfnissen ausgestattet. Das Kind hat diese Aspekte der Personen über deren Handlungen erschlossen, deren Ge-

fühlsausdrücke erlebt und deren Bedürfnisse als deren Intentionen gespürt. Besonders die Fähigkeit der Mentalisierung (Fonagy et al., 2019) hat dem Kind ermöglicht, das Innere der übernommenen Personen zu erschließen. Für das Kind ist es wichtig zu wissen, wer diese Person in ihren Absichten ist, ganz besonders dann, wenn die Bezugsperson zum Täter oder zur Täterin wird.

- Internalisierte Ego-States werden in neuronalen Netzwerken repräsentiert
  Internalisierte Ego-States können wir wieder als diskrete neuronale Netzwerke verstehen. Die Erfahrung mit den äußeren realen Bezugspersonen, insbesondere die visuellen Eindrücke und die emotional gefärbten Interaktionserfahrungen mit ihnen, werden durch die Veränderung der synaptischen Verbindungen neuronal repräsentiert. Das Gehirn formt aus den Erfahrungen mit den äußeren Bezugspersonen nach dem Grundprinzip »Fire together, wire together« und den Prinzipien der Gestaltpsychologie kohärente, zusammenhängende Gestalten von den erlebten Personen. Je wichtiger, prägender und massiver die realen Bezugspersonen für die Kinder und Jugendlichen waren, desto stärker sind die synaptischen Verbindungen der entsprechenden neuronalen Netzwerke und desto eindeutiger bilden sie die wesentlichen Eigenschaften der internalisierten Bezugspersonen ab.
- Viele internalisierte Ego-States für eine wichtige Bezugsperson
  Für eine Bezugsperson wie zum Beispiel für die Mutter oder den Vater lassen sich viele verschiedene internalisierte Ego-States differenzieren. So kann man den Vater-Ego-State herausarbeiten, der den überforderten dreißigjährigen Vater des Neugeborenen oder den stolzen siebenunddreißigjährigen Vater des Grundschülers oder des hilflosen Vaters in der Pubertät seines Sohnes repräsentiert. Wir können auch den Vater-Ego-State des zugewandten oder des aufbrausend-wütenden Vaters differenzieren. Welcher Vater-Ego-State in der Inneren-Kind-Arbeit herausgearbeitet wird, hängt von dem therapeutischen Ziel der Inneren-Kind-Arbeit ab. Wir können den zugewandten Vater-Ego-State als Ressource aktivieren, während wir uns mit dem aufbrausend-wütenden Vater-Ego-State in der Inneren-Kind-Arbeit konfrontativ und kritisch auseinander setzen.
- Positive und destruktiv-maligne internalisierte Ego-States
  Wir können bei den internalisierten Ego-States unterscheiden zwischen positiv zugewandten, nährenden, unterstützenden, förderlichen internalisierten Ego-States und den destruktiven und malignen internalisierten Ego-States, die damals als reale Personen für das Kind destruktiv waren und für die Kind-Ego-States und damit für die Person heute immer noch negativ wirken. Wir

unterscheiden die bindungsstörenden, neurotisierenden und die traumatisierenden internalisierten Ego-States.

- Internalisierte Ego-States agieren weiterhin nach innen
  Internalisierte Ego-States werden durch innere oder äußere Trigger aktiviert und beeinflussen das Verhalten der Person, trüben deren Erwachsenen-Ego-States oder dominieren im Falle von Täter- und Täterinnen-Introjekten fast das ganze Erleben oder Verhalten der Person. Dies wird in Fallbeispiel 8 (S. 112) deutlich, wenn der Patient auf den anderen Abteilungsleiter trifft und dabei gelähmt und blockiert wird.
  Internalisierte Ego-States verhalten sich nach innen gegenüber den Kind-Ego-States ähnlich wie die realen Personen von damals.

Bitte beachten!
In der Inneren-Kind-Arbeit ist immer wieder zu betonen, dass die internalisierten Ego-States bei aller Ähnlichkeit nicht (!) die realen äußeren Personen, also zum Beispiel nicht die Eltern sind. Die internalisierten Ego-States sind – auch wenn das Erleben der Klientin es anders nahe legt – »nur« Repräsentanzen und Bilder. Anders als die realen internalisierten Personen können die internalisierten Ego-States verändert werden. Deshalb ist es in der Inneren-Kind-Arbeit hilfreich, nicht von dem Vater oder der Mutter zu reden, sondern die Fachsprache »Vater-Ego-State« oder »Bild des Vaters« zu nutzen.

- Internalisierte Ego-States agieren nach außen gegenüber anderen
  Getriggerte internalisierte Ego-States können auch nach außen gegenüber anderen Interaktionspartner agieren. In Fallbeispiel 7 (S. 112) agiert der Ehemann bis in die Stimmlage hinein wie sein Vater, so dass er sozusagen in diesen Momenten sein Vater ist, genauer gesagt, dass er in der Identifikation mit dem internalisierten Ego-State des Vaters diesen imitiert.
- Internalisierung von Regeln, Normen und Werten
  Neben den internalisierten Ego-States gibt es auch eine Internalisierung von Regeln, Normen und Werten, die ursprünglich von den Bezugspersonen und aus dem Familiensystem stammen und sich dann von ihnen abgelöst haben. Kinder mit vier bis fünf Jahren bilden dazuhin die Fähigkeit aus, Regeln, Normen und Werte als eigene Kategorien zu lernen und selbst zu bilden. Die Entwicklung erfolgt von einem einfachen Befolgen von Regeln bis hin zur Gewissensbildung und einer eigenständigen Ethik in der Pubertät und im jungen Erwachsenenalter. Die Repräsentanzen von Regeln, Normen und Werten bilden eine eigene Einheit, die am ehesten dem Begriff des Über-Ichs von Freud

entspricht. Auch sie können als ein rigides oder blockierendes Über-Ich die Klientinnen hemmen oder blockieren und müssen deshalb oft auch eigens bearbeitet werden.

Wir setzen uns in der Inneren-Kind-Arbeit vorzugsweise mit den destruktiven internalisierten Ego-States auseinander. Aber wir brauchen für diese Arbeit auch die positiven internalisierten Ego-States als Ressourcengestalten.

Kurz gefasst und im Überblick
Kinder und Jugendliche bilden über die Prozesse der Internalisierung, des Modelllernens und der Identifikation ständig innere Repräsentanzen von äußeren Bezugspersonen, die wir als internalisierte Ego-States bezeichnen. Die internalisierten Ego-States agieren nach innen und nach außen wie eigenständige Personen. Wir unterscheiden konstruktiv-förderliche und destruktiv-maligne internalisierte Ego-States. Bei der Traumatisierung durch Bezugspersonen entstehen über die Prozesse der Introjektion und Intrusion hoch destruktive Täter- und Täterinnen-Introjekte.

10 grundlegende Interventionen

Der Zugang zu den internalisierten Ego-States und das Erstgespräch mit ihnen

Für die Arbeit mit den internalisierten Ego-States müssen wir wissen, welche von ihnen für die Inneren-Kind-Ego-States und für das Leiden der Patienten relevant sind. Dann brauchen wir wieder einen Zugang zu ihnen, damit die Klienten sie imaginieren und wir ein erstes Gespräch mit ihnen führen können. Weil die Prozessschritte ganz ähnlich sind wie beim Zugang und Erstgespräch mit den Kind-Ego-States, werde ich sie hier nur kurz darstellen:

- Psychoedukation und Vorbereitung der Klienten
  Wir erklären den Klientinnen das Konzept der internalisierten Ego-States und fragen sie, ob sie bereit sind, diese zu aktivieren und sich mit ihnen auseinander zu setzen. Wir erklären auch das Procedere und bereiten die Klienten darauf vor, dass die Begegnung mit den internalisierten Ego-States, insbesondere mit Täter- und Täterinnen-Introjekten, zunächst unangenehm und schwierig sei könnte. Wir sichern Ihnen dabei unseren Schutz und unsere Unterstützung zu.

Bitte beachten!
Sind bei traumatisierten oder schwer bindungsgestörten Patientinnen sehr destruktive internalisierte Ego-States, insbesondere Täter- oder Täterinnen-Introjekte zu erwarten, müssen wir vor deren Aktivierung auf jeden Fall eine ausführliche Stabilisierungsarbeit stellen. Vor der unmittelbaren Aktivierung bringen wir die Kind-Ego-States an ihren sicheren Ort, eventuell auch den aktuellen Erwachsenen-Ego-State. Dann gehen zunächst wir als Therapeutinnen in den Kontakt und in das Gespräch mit den Täter- und Täterinnen-Introjekten (vgl. Kapitel 11).

- Abrufen der internalisierten Ego-States über eine biografische Befragung
  Hier greifen wir auf die Ergebnisse der Anamnese in Kapitel 2 zum Beispiel über die Genogrammarbeit zurück, aus der wir die wichtigsten internalisierten Ego-States schon kennen. Diese Kenntnis vertiefen wir nun durch weitere Fragen zu den jeweiligen wichtigen Bezugspersonen der Klientinnen. Damit rücken diese internalisierten Ego-States deutlicher in den Bereich des Erlebens: »Wer waren Ihre Eltern genauer? Beschreiben Sie mir Ihren Vater genauer? Welche wichtigen Eigenschaften hatte er? Was haben Sie an ihm besonders gemocht, was aber auch gefürchtet?« Die zunächst kognitiv angelegten Fragen aktivieren nun die Bilder und Erfahrungen mit den wichtigsten Bezugspersonen und damit die internalisierten Ego-States.
- Zugang über den symptomatischen Umgang der Klienten mit sich
  In den beklagten Problemen und Symptomen sind immer auch die internalisierten Ego-States präsent und destruktiv wirksam. Am deutlichsten werden sie darin, wie die Klienten mit sich selbst umgehen, also zum Beispiel sich selbst beschimpfen, abwerten oder kleinmachen. Hier heißen dann die Schlüsselfragen: »Wer ging mit Ihnen als Kind oder Jugendlicher so um, wie Sie jetzt mit sich umgehen? Wer war so abwertend Ihnen als Kind gegenüber? Wer hat Sie als Kind immer wieder so kleingemacht?«
- Zugang über die Stimmen der internalisierten Ego-States
  Internalisierte Ego-States sind sehr häufig als innere Stimmen wirksam, mit denen sie beispielsweise ihre neurotisierenden Botschaften wie die Antreiber, Verbote oder Abwertungen vermitteln. Aber auch Täter- und Täterinnen-Introjekte sind zum Beispiel bei gewalttätigen Eltern über das Schreien akustisch wirksam. Hier lauten die Fragen: »Wer hat Ihnen dieses so gesagt? Ist das eine weibliche oder männliche Stimme? Wem gehört diese Stimme oder dieses Schreien?«, »Wer hat Ihnen gesagt, dass Sie perfekt sein müssen?« oder »Wer hat so laut geschrien, dass der Junge erstarrt ist?«

- Offenes Fragen ins Person-System in Tiefenentspannung oder Trance
  Wir fragen ins Person-System hinein, welcher internalisierte Ego-State zum Symptom oder zum betroffenen Kind-Ego-State gehört. Dann bitten wir diesen Ego-State sich zu melden oder zu zeigen: »Wer von den Bezugspersonen ist für dieses Minderwertigkeitsgefühl mitverantwortlich?« »Gibt es noch eine weitere wichtige Bezugsperson in der Person von Herrn Müller?«
- Visualisierung und Differenzierung der internalisierten Ego-States auf Bildschirm, Innerer Bühne oder Stuhl
  Wir bitten dann die internalisierten Ego-States sich auf dem Bildschirm, auf der Inneren Bühne oder auf einem Stuhl zu zeigen. Es ist wichtig, dass sich der internalisierte Ego-State klar differenziert, also als ansprechbares Gegenüber präsentiert. Die Klientin muss sich in ihrem Erwachsenen-Ego-State in einem guten und deutlichen Abstand und damit in Sicherheit befinden. Mit dieser deutlichen Differenzierung und dem Abstand wird der internalisierte Ego-State in seiner Destruktivität für den Klienten schon ein gutes Stück begrenzt.

Bitte beachten!
Im Unterschied zu anderen therapeutischen Ansätzen wie der Gestalttherapie empfehle ich nicht, dass die Klientinnen sich mit den internalisierten Ego-States identifizieren, sich also zum Beispiel in den Stuhl des Vater-Ego-States setzen. Dies ist bei weniger destruktiven internalisierten Ego-States möglich und hat den Vorteil, unmittelbar mit diesen Ego-States in Kontakt zu treten. Es bleibt aber die Gefahr, dass Klienten sich zu sehr mit ihm identifizieren und dass sich die Kind-Ego-States verraten oder bedroht fühlen.

- Erlaubnis für einen Kontakt und Dialog mit internalisierten Ego-States
  Wir bitten den nun aktualisierten internalisierten Ego-State um Erlaubnis, mit ihm in Kontakt und in ein erstes Gespräch treten zu dürfen. Dies kann auch der Klient selbst aus seinem Erwachsenen-Ego-State tun: »Fragen Sie Ihren Vater, ob er jetzt bereit ist, mit Ihnen als erwachsener Mann zu reden.« Sollte es keine Zustimmung geben, fragen wir den internalisierten Ego-State nach seinen guten Gründen für seine jetzige Verweigerung und akzeptieren diese zunächst.
- Befragen des internalisierten Ego-States über seine Motive
  Zunächst bitten wir den Ego-State zum Beispiel des Vaters, sich vorzustellen und etwas über sich und die eigene Person zu sagen. Dann fragen wir ihn nach den Motiven seines Handelns und Verhaltens gegenüber dem Kind. Auch hier ist es sehr wichtig, dass wir seine Motive akzeptieren und seine eigentlichen

Absichten herausarbeiten: »Sagen Sie Ihrem Vater, dass Sie ihn und seine Motive gerne verstehen wollen. Bitten Sie ihn, Ihnen zu sagen, warum er den Jungen damals immer wieder so abgewertet hat.«
Wenn wir als Therapeuten mit dem internalisierten Ego-State reden, fragen wir ihn direkt: »Ich möchte Sie gerne bitten, mir etwas über Ihre sicherlich begründeten Absichten Ihres Verhaltens zu erzählen.«

- Befragen des internalisierten Ego-States über dessen Biografie
Wollen wir den internalisierten Ego-State noch besser in seinen Motiven verstehen, bitten wir ihn, etwas über seine eigene Kindheit zu erzählen. Wir fragen also nach dem Kind-Ego-State im internalisierten Ego-State. Hier erklärt sich auch, warum er als Bezugsperson damals das Kind oder den Jugendlichen so behandeln musste. Häufig ergibt sich schon über diese Einsichten gerade auch beim internalisierten Ego-State selbst eine Bereitschaft, das eigene Handeln zu bedauern oder sich entschuldigen.
- Dank, Verabschiedung und Verortung in der Vergangenheit
Damit kann dieser erste Kontakt und das Erstgespräch mit dem internalisierten Ego-State abgeschlossen werden. Wir bedanken uns für das Gespräch, verabschieden uns von dem Ego-State und lassen ihn wieder zurück in seine Vergangenheit gehen: »Bedanken Sie sich bei Ihrem Vater, dass er Ihnen so viel von sich erzählt hat. Und dann lassen Sie ihn bis zum nächsten Gespräch in seine Vergangenheit zurückkehren.« Damit wird deutlich, dass der Ego-State zwar noch heute wirksam ist, aber eigentlich schon der Vergangenheit angehört.

Meist gehören zu einer Problematik oder Symptomatik einer Klientin mehrere internalisierte Ego-States, also zum Beispiel neben den Ego-States des Vaters auch die der Mutter, die dann natürlich ebenfalls aktualisiert und in einem Erstkontakt befragt werden müssen.

Methodik der Inneren-Kind-Arbeit

Distanzierungs- und Schutztechniken

Für traumatisierende Erinnerungen und für die Täter- und Täterinnen-Introjekte brauchen wir Methoden, mit denen wir diese auf einen sicheren Abstand bringen oder auch dort verwahren können (Reddemann, 2020; Huber, 2006; Peichl, 2018):

- Tresortechnik:
  Traumatisierende Inhalte werden zunächst auf ein Speichermedium wie eine CD oder DVD gebannt und in einen gut verschließbaren Tresor gebracht. Die Inhalte werden dann nach der Stabilisierungsphase bearbeitet. In Abwandlung dieser Technik werden intensive, überflutende Gefühle an einen gut abgegrenzten, heilsamen Ort gebracht, an dem sie schon abheilen können.
- Symbolische Schutzmedien:
  Wir können zwischen den Klienten und einem massiven Inhalt zum Beispiel Schutzglas oder eine Lichtschranke anbringen lassen. Ebenso können wir die Klienten in ihrem Erwachsenen-Ego-State mit einem Schutzmantel, einer Lichthülle oder einer Drachenhaut schützen.
- Bildschirmtechnik:
  Erinnerte traumatisierende Szenen, Filmausschnitte oder auch die Täter- und Täterinnen-Introjekte werden auf einen in einem sicheren Abstand stehenden Bildschirm oder eine Leinwand projiziert. Die Klienten in ihrem Erwachsenen-Ego-State können über eine Fernbedienung die Bilder kleiner und farblos werden oder Filme langsamer oder rückwärts laufen lassen. Damit gewinnen die Klienten Macht über die Szenen, in denen sie sich als Kind ohnmächtig gefühlt haben.
- Innere Bühne in Distanz:
  Hier wird eine Bühne in einer guten Distanz installiert. Die Erwachsenen-Ego-States oder Kind-Ego-States schauen aus einer entfernten Zuschauerreihe auf die Bühne und die dort zum Beispiel auftauchende internalisierte Herkunftsfamilie.
- Verwahrorte für Täter- und Täterinnen-Introjekte:
  Die depotenzierten Täter- und Täterinnen-Introjekte werden an dauerhafte Verwahrorte wie den fernen Mond verbracht. Näheres dazu in Kapitel 11.

Diese Distanzierungs- und Schutztechniken nutzen die evolutionsbiologisch angelegte Fähigkeit zur Dissoziation nun bewusst und aktiv, um einen abgrenzenden, schützenden Abstand zu destruktiven Inhalten, aber auch zu zunächst überflutenden Emotionen herzustellen.

Vertiefung und Weiterführung I

Kind-Ego-States und internalisierte Ego-States als verbundene Systemeinheiten

Das Konzept der Kind-Ego-States und der internalisierten Ego-States haben wir bisher als getrennte Einheiten verstanden und behandelt. Das ist in der Inneren-Kind-Arbeit zunächst aus rein praktischen Gründen auch sehr sinnvoll, weil wir uns zum Beispiel zunächst dem leidenden Kind-Ego-State zuwenden wollen oder aber uns zuerst mit den Täter- oder Täterinnen-Introjekten auseinander setzen müssen. Zudem ist die klare Differenzierung zwischen Kind-Ego-States und internalisierenden Ego-States ein wichtiger, therapeutisch wirksamer Schritt in der Inneren-Kind-Arbeit.

Trotz dieser wichtigen Differenzierung dürfen wir aber nicht vergessen, dass zu den jeweiligen Kind-Ego-States immer auch entsprechende internalisierte Ego-States gehören. Systemisch verstanden bilden die thematisch und interaktionell zusammenhängenden Kind-Ego-States und internalisierten Ego-States eine Systemeinheit:

Kind-Ego-States und internalisierte Ego-States bilden Systemeinheiten

Kind-Ego-States und internalisierte, also von außen übernommene Ego-States müssen wir uns als verbundene Systemeinheiten vorstellen, die über die ebenfalls gespeicherten Kommunikationsmuster zwischen Kind und engen Bezugspersonen verbunden sind.

Kind-Ego-States sind nicht ohne die dazugehörigen internalisierten Bezugspersonen und die internalisierten Ego-States verstehbar, weil die Kind-Ego-States in der Kommunikation mit den Bezugspersonen entstanden und geprägt sind.

Systemeinheiten von Kind-Ego-States und internalisierten Ego-States sind durch Interaktionsmuster verbunden

Wir dürfen uns nicht nur für die Kind-Ego-States und die dazugehörigen internalisierten Ego-States, sondern müssen uns auch für die die beiden verbindenden Interaktionsmuster interessieren: Wie sah die Interaktion aus? Welche Qualität hatte sie? Was waren besonders destruktive Interaktionsmuster der internalisierten Bezugspersonen? Mit welchen Interaktionsmustern hat das Kind geantwortet?

Frühe Systemeinheiten sind eng verbunden

Je jünger der Kind-Ego-State ist, desto enger sind die Systemeinheiten von Kind-Ego-State und elterlichen internalisierten Ego-States verbunden. Dies wird z.B. in der nahen, symbiotischen Einheit von Säuglings-Ego-State und mütterlichem Ego-State sichtbar.

Destruktive Systemeinheiten sind eng verbunden

Je destruktiver die Interaktionsmuster waren, desto enger sind die Kind-Ego-States an die internalisierten Ego-States und in die Systemeinheiten gebunden. Das wird zum Beispiel bei der Traumatisierung durch sexuelle Gewalt deutlich (Kahn, 2018). Das sexuell missbrauchte Kind ist in seiner Verwirrung und Angst massiv auf den Täter oder die Täterin orientiert, umgekehrt bindet der Täter oder die Täterin das Kind durch seine sexuellen Übergriffe an sich, um einerseits weitere Übergriffe machen zu können und um andererseits ein Offenbaren durch das Kind zu verhindern.

Die zentrale Herausforderung der Inneren-Kind-Arbeit besteht also darin, die für die Symptomatik der Klientin wichtigen Systemeinheiten der zusammenhängenden Kind-Ego-States und der dazugehörigen internalisierten Ego-States herauszuarbeiten, um diese Systemeinheit und ihre Interaktionsmuster zu verstehen und dann rasch zwischen Kind-Ego-State und dem internalisierten Ego-State als Gegenüber zu differenzieren.

Dies ist besonders für biografisch früh entstandene und für destruktive Systemeinheiten von traumatisierten Opfer-Kind-Ego-States und traumatisierenden Täter- oder Täterinnen-Introjekten wichtig.

Vertiefung und Weiterführung II

Die bindungsstörenden und neurotisierenden internalisierten Ego-States

Wie wir in Kapitel 3 und 4 gesehen haben, wirken die bindungsstörenden und neurotisierenden Eltern auf ihre Kinder durch ihr problematisches Verhalten prägend ein und sind dabei sehr mächtig. Sie ziehen so die Aufmerksamkeit ihrer Kinder, die sich auf sie hin orientieren, auf sich. Diese verstärkte Fokussierung auf die neurotisierenden oder bindungsstörenden Eltern intensiviert eine an sich normale Internalisierung noch einmal. Die neurotisierenden oder bindungsstörenden Eltern werden deshalb sehr deutlich als internalisierte Ego-States repräsentiert und sind übergroß im damaligen inneren System des Kindes und im heutigen Persönlichkeitssystem der Klienten. Deshalb sind die internalisierten bindungsstörenden und neurotisierenden Ego-States, meist die Eltern-Ego-States, an den Problemen und Symptomen der Klientinnen ursächlich beteiligt:

Bindungsstörende und neurotisierende Ego-States sind machtvoll

Neurotisierende und bindungsstörende Ego-States sind gegenüber den dazugehörigen Kind-Ego-States und im inneren Gesamtsystem einer Person machtvolle, einflussreiche und dominante Ego-States, gegenüber denen die Kind-Ego-States in einer unterlegenen und abhängigen Position sind.

Bindungsstörende Ego-States agieren weiter mit den damaligen Kommunikationsmustern

Bindungsstörende internalisierte Ego-States, meist die Eltern-Ego-States, gestalten die innere Beziehung zu den dazugehörigen Kind-Ego-States wie damals mit denselben Bindungsmustern. Die zentralen Mittel sind entweder die symbiotische Bindung oder das Distanzieren und Wegstoßen der Kind-Ego-States. Die Klienten behandeln sich selbst und ihre Kind-Ego-States nach den Mustern der internalisierten bindungsstörenden Ego-States.

Leicht bis mittelschwer bindungsstörende Ego-States sind veränderungsfähig

Eltern, die ihre Kinder mit leichten bis mittelschweren destruktiven Bindungsmustern belasten, tun dies in aller Regel nicht absichtlich und aus ausbeuterischen Motiven, sondern weil sie in ihren Bindungsfähigkeiten selbst begrenzt sind. Deshalb sind diese bindungsstörenden internalisierten Ego-States bei einer Konfrontation mit ihrem Verhalten in aller Regel einsichtig und bereit, ihre innere Beziehung zu den dazugehörigen Kind-Ego-States zu verändern.

Schwer bindungsstörende Ego-States wirken weiter traumatisierend

Eltern, die die Beziehung sehr massiv und fundamental störten und verletzten, haben ihre Kinder damit traumatisiert. Ihre internalisierten Ego-States müssen wir deshalb als Täter- und Täterinnen-Introjekte behandeln und die Arbeit mit ihnen muss nach den Regeln für Täter- und Täterinnen-Introjekte gestaltet werden.

Neurotisierende Ego-States hemmen und blockieren die Selbstentfaltung

Neurotisierende internalisierte Ego-States wirken auf die Kind-Ego-States und damit auf die Klientin weiter mit ihrem destruktiven Verhalten, die zwar die Kind-Ego-States nicht auf der existentiellen Ebene, wohl aber in der Selbstentwicklung und Selbstentfaltung einengen, blockieren und behindern. Neurotisierende internalisierte Ego-States haben als destruktive Grundintervention gegenüber den Kind-Ego-States das Verbot und das negativ-kritische Urteil. In manchen Ansätzen werden sie umgangssprachlich als Innere Kritiker, Innere Lehrer, Kontrolleure, Richter, Antreiber oder Perfektionisten beschrieben (Peichl, 2013).

Neurotisierende Ego-States vermitteln weiter negative Botschaften

Neurotisierende internalisierte Ego-States vermitteln negative Botschaften, die die dazugehörigen Kind-Ego-States unter Druck setzen, überfordern, kritisieren oder abwerten. Solche negativen Botschaften lauten zum Beispiel »Fühle und spüre nicht«, »Du darfst kein Kind sein«, »Deine Bedürfnisse sind lästig« oder »Du bist mir zu viel«.

Wir können auch für bindungsstörende Ego-States negative Botschaften herausarbeiten, die diese über ihr Bindungsverhalten vermitteln: »Ich lasse dich allein«, »Ohne mich bist du nichts« oder »Komm mir nicht zu nahe. Nähe ist gefährlich«.

Neurotisierende Ego-States vermitteln Antreiber als Scheinlösungen

Neurotisierende internalisierte Ego-States vermitteln den dazugehörigen Kind-Ego-States zugleich scheinbare Lösungsstrategien für die von ihnen vermittelten destruktiven Botschaften. Wir bezeichnen sie mit der Transaktionsanalyse als Antreiber für die Kind-Ego-States. Klassische Antreiber, wie sie die Transaktionsanalyse herausgearbeitet hat, lauten: »Sei perfekt!«, »Streng dich an!«, »Sei stark!« »Beeil dich!« Es gibt noch weitere Antreiber, die wir jeweils für den Einzelfall ganz spezifisch herausarbeiten sollten. In obigem Fallbeispiel 7 (S. 112) heißen die Antreiber des Vater-Ego-States: »Sei stark und hart!«

Neurotisierende Ego-States sind begrenzt, aber veränderungsfähig

Neurotisierende Eltern und andere nahe Bezugspersonen hatten eine grundsätzlich positive Einstellung zum Kind und versuchten im Rahmen ihrer Möglichkeiten mit guten Absichten das Kind entsprechend zu erziehen. Allerdings agierten sie auf Grund ihrer eigenen Biografie oder der damaligen Lebenssituation in ihren eigenen Begrenzungen. Sie konnten im Wesentlichen die Grundbedürfnisse der Kinder erfüllen, aber an wichtigen Stellen hemmten oder blockierten sie ihre Kinder. Die internalisierten neurotisierenden Ego-States, meist die neurotisierenden Eltern-Ego-States sind aber im Unterschied zu Täter- und Täterinnen-Introjekten in aller Regel dialogbereit und einsichtig für das eigene Versagen.

Schwer neurotisierende Eltern-Ego-States wirken traumatisierend

Wie bei den schwer bindungsstörenden Ego-States gibt es auch bei den neurotisierenden Ego-States traumatisierend wirkende Ego-States, die zum Beispiel durch Verachtung, Hohn, massive Beschämung oder emotionale Erpressung das Kind und den Jugendlichen im Kern ihrer Person schwer verletzen, also traumatisieren.

Vertiefung und Weiterführung III

Die Entstehung von Täter-Introjekten und die Mechanismen der Introjektion und Intrusion

Bei der Traumatisierung durch Bezugspersonen entstehen über die Introjektion und Intrusion massiv destruktive Täter- und Täterinnen-Introjekte, deren Entstehung wir jetzt genauer verstehen wollen.

Der Mechanismus und die Funktion der Introjektion der Täter und Täterinnen

Die Introjektion des Täters durch Kinder und Jugendliche geschieht bei einer Traumatisierung durch Bezugspersonen unwillkürlich und unbewusst aus folgenden Gründen (Fritzsche, 2013):

Säuglinge und Kinder sind auf Personwahrnehmung präfiguriert

Das Kind ist evolutionsbiologisch ganz früh auf die Wahrnehmung von Personen vorgeprägt. Schon der Säugling präferiert in den ersten Stunden nach der Geburt die Darstellung von Gesichtern gegenüber anderen Bildern und reagiert bevorzugt auf bekannte Gesichter (Cozolino, 2007).

Spiegelneuronen spiegeln auch destruktives Täter- oder Täterinnen-Verhalten

Die Spiegelneuronen (Cozolino, 2007; Sinigaglia & Rizzolatti, 2011) spiegeln nicht nur in positiven, empathischen Beziehungen die Gesten, die Mimik und das Verhalten von anderen, sondern auch das destruktive Verhalten eines Täters oder einer Täterin. Es wird also auch der Täter über die Spiegelneuronen im Gehirn des Kindes so gespiegelt, als wäre dieser ein Teil im eigenen System.

Die Mentalisierung bewirkt eine unwillkürliche Introjektion

Das Kind setzt gerade auch in einer Traumasituation ab 3–4 Jahren seine Mentalisierungsfunktion (Fonagy et al., 2019) ein. Es versucht zu verstehen, warum und wie der Täter handelt. Über die Mentalisierung will das Kind oder der Jugendliche die Motive des Täters verstehen und vorhersagen, was er vorhat, um sich darauf einzustellen und – soweit das möglich ist – sich zu schützen. Bei der genauen Beobachtung und beim Mentalisieren des Täters oder der Täterin geschieht eine ungewollte, unwillkürliche Übernahme.

Die Introjektion ist eine Aktion in einer Situation der Hilflosigkeit

Die – freilich weitgehend unbewusste – Übernahme stellt eine Aktivität und sogar eine Kompetenz in einer Situation der höchsten Hilflosigkeit dar. Diese verzweifelte Aktion mindert die erlebte Hilflosigkeit ein wenig.

Die Introjektion ist ein Versuch, sich des Täters oder der Täterin zu bemächtigen

Die Übernahme ist ein verzweifelter Versuch des ausgelieferten Kindes, sich – freilich sehr begrenzt wirksam – des Täters zu bemächtigen. In der Phantasie kann sich das Kind gegenüber dem Täter oder der Täterin wehren, ihn oder sie entmachten oder sich rächen. Mit diesen Phantasien nimmt das Kind den Täter in den psychischen Binnenraum.

Die Übernahme des Täters lindert die innere Einsamkeit

Die Übernahme eines Täters als Introjekt sichert in der Einsamkeit der Traumatisierungssituation wenigstens eine innere Beziehung, zumal der Täter oft auch angenehme Seiten hat, und sei das nur, um das Kind seinerseits für eine weitere Ausbeutung zu binden oder die Geheimhaltung zu sichern.

Bitte beachten!
Das hier Beschriebene gilt ähnlich, wenn auch nicht so massiv für Mittäter- und Mittäterinnen-Introjekte. Alle Bezugspersonen, die von der Traumatisierung hätten wissen müssen, geschwiegen haben oder aber auch Andeutungen des Kindes oder Jugendlichen als unglaubhaft zurückgewiesen haben, werden zu Verbündeten der Täter. Gegenüber dem Kind üben sie massiven Verrat aus, was wir als Betrayal-Trauma (Freyd, 2008; Kahn 2018) bezeichnen. Auch die Mittäter werden vom Kind internalisiert und als Introjekte abgespeichert.

Da die Introjektion unwillkürlich und unbewusst geschieht, müssen wir den Klientinnen und damit auch den betroffenen Kind-Ego-States deutlich vermitteln, dass sie sich bei einer Traumatisierung gar nicht verhindern lässt. Die Introjektion war zudem die einzig verbleibende und angesichts der Ohnmacht des Kindes die beste Möglichkeit, die konkrete Situation zu überstehen.

Der Preis ist allerdings sehr hoch: Im Person-System des Kindes gibt es nun die destruktiven Erfahrungen mit dem Täter und damit das destruktive Introjekt als eigenständig agierenden Teil. Auch wenn die Introjektion eine positive Funktion hatte, hat das Introjekt selbst nun gegenüber dem Kind oder dem Jugendlichen beziehungsweise den traumatisierten Kind-Ego-States keine positive Funktion oder Aufgabe. Vielmehr wirkt das Täter- oder Täterinnen-Introjekt im Persönlichkeitssystem massiv destruktiv weiter.

Der Mechanismus der Grenzverletzung, Intrusion und Innenbesetzung

Um die Wirkung und Bedeutung von Täter-Introjekten und die Mechanismen der Entstehung von diesen Introjekten in Gänze zu verstehen, müssen wir neben der Introjektion den Prozess der Intrusion berücksichtigen.

Die Intrusion, hier als das Eindringen des Täters in das System des Kindes verstanden, hat folgende Elemente:

Täter und Täterinnen kommen dem Kind oder Jugendlichen bedrohlich nahe

In praktisch allen Komplex-Traumatisierungen, die Kinder und Jugendliche erleben, kommen die Täter dem Kind bedrohlich nahe und stimulieren es sensorisch übermäßig, so zum Beispiel durch Schreien oder Anbrüllen.

Täter und Täterinnen sind grenzüberschreitend

Praktisch alle Komplex-Traumatisierungen, beispielsweise die sexuelle Gewalt, stellen einen Grenzübergriff und ein Eindringen des Täters oder der Täterin in den psycho-physischen Innenraum des Kindes dar. Hier werden zunächst die verletzbaren Grenzen des sozialen Raumes eines Kindes, dann seine Körpergrenzen und schließlich auch die Grenzen seiner innersten Person überschritten.

Sensorische Überstimulation durch Täter oder Täterin

Die übergriffige Nähe und das Eindringen führen zu einer intensiven sensorischen Erregung zunächst der peripheren, taktilen Sinnesnerven, die als »heiße« Erfahrung im Körpergedächtnis als Teil des Täters gespeichert wird. Zum Beispiel führt das Schlagen zu einer intensiven, heiß-brennenden Stimulation der Hautsensoren, die den Schlag abbilden. Eine ähnliche befremdliche und intrusive Überstimulation der Hautsensoren gilt bei einem sexualisierten »Streicheln« und Berühren des Kindes. Mit der sensorischen Überstimulation ist der Täter schon im psycho-physischen Innenraum des Kindes.

Sexuelle Gewalt als Beispiel des psychophysiologischen Eindringens

Sexuelle Traumatisierungen sind häufig mit Gerüchen und dem Geschmack von spezifischem Körpergeruch, Schweiß und Sexualsekreten des Täters verbunden. Solche olfaktorischen und gustatorischen Sensationen werden über das Atmen und Schmecken ins Körperinnere des Kindes oder Jugendlichen aufgenommen. Hier wird die Grenze zum psychischen Innenraum des Kindes auf subtile und zugleich massive Weise überschritten.

Schwerste sexuelle Traumatisierungen wie das Penetrieren führen zur Stimulation von sensorischen taktilen Nervenzellen der Schleimhäute, die zum Körperinneren des Kindes gehören. Damit ist die Intrusion ganz konkret vom Täter vollzogen. Hier wird auf schreckliche Weise deutlich, was der Begriff der physiologisch-psychologischen Intrusion eigentlich bedeutet.

Innenbesetzung des Kindes oder Jugendlichen als Machtinstrument

Die Intrusion, also das letztlich gewalttätige Eindringen und damit ein aktives Besetzen des Innenraums, wird vom Täter mehr oder weniger bewusst gewollt. Damit zeigt er seine Macht über das Kind bis in dessen Innerstes. Diese Inbesitznahme des Kindes als Machtinstrument bereitet dem Täter Lust. Zugleich braucht der Täter die Innenbesetzung des Kindes, um das Kind in seinem Sinne manipulieren zu können.

Intrusion bewirkt Überwältigungsgefühle und Ausstoßungsreaktionen beim Kind oder Jugendlichen

Die Intrusion findet im Organismus des Kindes sofort eine Resonanz in seinen intensiven Bedrohungs- und Überwältigungsgefühlen. Häufig erlebt es Gefühle der Übelkeit und des Ekels. Der dabei entstehende Wunsch, sich zu erbrechen, ist der verzweifelte und letztlich erfolglose Versuch den Täter oder die Täterin aus dem Innern auszustoßen. Gefühle der Übelkeit und der Würge- und Brechreflex sind die zum Mechanismus der Intrusion gehörenden Abwehrreaktionen auf Seiten des Kindes oder Jugendlichen. Doch in der Traumatisierungssituation können diese Abwehrreaktionen nicht gezeigt werden oder sind meist erfolglos. Die dann einsetzende Dissoziation gefriert die Gefühle von Übelkeit und Ekel und die Abwehrreaktionen von Würgen und Brechreiz ein und fixiert sie zusammen mit dem Bild des Täters.

Hier wird nun deutlich, dass das traumatisierte Kind den Täter als eindringendes Objekt erlebt, dessen es sich nicht erwehren kann. Täter und Täterin überfluten mit ihrem überstimulierenden Verhalten den Innenraum des Kindes. Sie legen es selbst – unbewusst, oft aber auch ganz bewusst – darauf an, in den Innenraum des Kindes einzudringen, diesen zu besetzen und im Innenraum als Introjekt präsent zu bleiben.

Die Täter-Introjekte müssen deshalb in der Therapie symbolisch und psychophysiologisch aus dem somatischen und psychischen inneren Raum nach außen gearbeitet und verbannt werden.

Die weiter traumatisierende Wirkung der Täter- und Täterinnen-Introjekte

Die nun im Person-System des Kindes oder Jugendlichen abgespeicherten Täter-Introjekte wirken auf folgende Weise weiterhin massiv traumatisierend:

Übermächtige Position der Introjekte

Die Täter-Introjekte nehmen eine übermächtige und alles dominierende Position gegenüber den dazugehörigen scheinbar normalen, traumatisierten und dissoziierten Kind-Ego-States und im Persönlichkeitssystem des Klienten bis heute ein. Umgangssprachlich werden sie in der Literatur auch als Innere Verfolger, Zerstörer oder Vernichter bezeichnet (Peichl, 2013).

Bleibende Opferposition der scheinbar normalen, traumatisierten und dissoziierten Kind-Ego-States

Die Täter- oder Täterinnen-Introjekte wirken als eigenständig agierende Ego-States gegenüber den Kind-Ego-States weiter destruktiv, vernichtend und traumatisierend. Die Kind-Ego-States sind und bleiben in einer unlösbaren und sehr leidvollen Opferposition.

Fortlaufende internale Retraumatisierungen durch die Täter-Introjekte

Die Täter-Introjekte wiederholen die damalige Traumatisierung und bewirken so eine ständige Retraumatisierung der traumatisierten und dissoziierten Kind-Ego-States. Damit behalten diese Introjekte im inneren System ihre Machtposition. Immer wieder verursachen die Täter- und Täterinnen-Introjekte Flashbacks und Intrusionen, also plötzlich einschießende Teilerinnerungen an die Traumatisierung, und machen damit ihre machtvolle Präsenz bedrohlich deutlich.

Fortlaufende Vernichtungsbotschaften und bannende Verbote

Die äußerst negativen, implizit über das traumatisierende Handeln vermittelten Botschaften der Introjekte wirken weiterhin auf die Kind-Ego-States auf der existentiellen Ebene: »Du bleibst für immer mein Opfer. Du wirst nur als Opfer überleben. Existiere nicht als eigene Person, sondern nur für mich.« Gleichzeitig werden weiterhin Verbote als bannende Antreiber vermittelt, die die Kind-Ego-States weiterhin wehrlos machen: »Du kannst dich nicht wehren. Du wirst niemals etwas verraten. Wenn du mich verrätst, wird etwas Schlimmes mit dir passieren.«

Selbstrechtfertigung und Schuldzuweisungen durch die Täter-Introjekte

Die Täter- oder Täterinnen-Introjekte rechtfertigen und verteidigen auch weiterhin ihr traumatisierendes Handeln. Sie setzen damit die Kind-Ego-States ins Unrecht und geben ihnen die Schuld für das Verhalten des Täters: »Du bist bis heute selbst schuld.« »Du wolltest es selbst.« »Du wolltest es so.« »Du hast es nicht anders verdient.«

Täter-Introjekte unterbinden den Heilungswunsch der Kind-Ego-States

Die Täter-Introjekte unterbinden und sabotieren jeden Heilungswunsch der traumatisierten und dissoziierten Kind-Ego-States. Deshalb haben diese Kind-Ego-States Angst, sich zu zeigen, sich an das Traumageschehen zu erinnern oder sich Heilung zu wünschen: »Du brauchst keine Hilfe.« »Wenn du dir heute Hilfe holst, wird es dir noch schlechter gehen.«

Täter- und Täterinnen-Introjekte blockieren die Therapie und Innere-Kind-Arbeit

Die Täter- oder Täterinnen-Introjekte sabotieren und blockieren jede Innere-Kind-Arbeit im Rahmen der Therapie. Lassen sich die Klientin beziehungsweise die traumatisierten Kind-Ego-States auf die Therapie ein, werden sie von den Täter-Introjekten dafür bestraft, so dass es den traumatisierten Kind-Ego-States und damit der Klientin trotz bester therapeutischer Absichten während der Therapie häufig schlechter geht, sofern die Täter-Introjekte nicht frühzeitig in ihrer destruktiven Macht begrenzt werden.

Bitte beachten!
Weil bei massiven Komplex-Traumatisierungen die Täter-Introjekte sehr massiv jeden Therapieversuch blockieren, muss in solchen Fällen nach der Stabilisierung zuerst mit diesen Introjekten gearbeitet werden, weil sie als die mächtigsten Ego-States im Person-System die Innere-Kind-Arbeit destruieren (Paulsen, 2009; Peichl, 2018).

Weil es hier immer wieder Missverständnisse gibt, möchte ich noch einmal ganz deutlich zwischen dem Prozess der Introjektion als Überlebensmechanismus mit einer positiven Funktion und dem dann internalisierten Täter- oder Täterinnen-Introjekt unterscheiden. Nur Ersteres hat eine positive Funktion, nicht die Introjekte selbst!

Deshalb kann man aus meiner Sicht auch nicht mit den Täter-Introjekten verhandeln. In den allermeisten Fällen gibt es bei den Täter-Introjekten auch keine Einsicht in die Destruktivität ihres Handelns und keine Bereitschaft zur Verantwortungsübernahme für das eigene Handeln. Deshalb müssen wir in den weitaus meisten Fällen mit den Täter-Introjekten konfrontativ, begrenzend und depotenzierend arbeiten.

Bitte beachten!
Das Konzept der Übernahme, so sehr sie unbewusst geschieht, impliziert für die traumatisierten Kind-Ego-States bei aller positiven Funktion eine Mitverantwortung an der Introjektion. Dagegen gilt es mit aller Entschiedenheit sowohl gegenüber den traumatisierten Kind-Ego-States als auch gegenüber dem Täter-Introjekt festzuhalten, dass auch für die Introjektion, für das Entstehen des Introjekts und für das Bestehenbleiben desselben die Verantwortung ganz beim Täter oder der Täterin bleibt. Dasselbe gilt natürlich auch für das aktive Eindringen der Täter bei der Intrusion.

Das Missverständnis über eine angebliche positive Funktion der Täter-Introjekte hat auch damit zu tun, dass beim Entstehen der Introjekte häufig nur der Mechanismus der Übernahme, aber nicht der Prozess der Intrusion bedacht wird. Doch gerade die Prozesse der Intrusion haben für die betroffenen Kinder und Jugendlichen und für die dann erwachsenen Betroffenen ebenso wenig eine positive Funktion wie die Täter-Introjekte.

Der dauerhafte Verbleib der Täter- und Täterinnen-Introjekte im Person-System

Nun stellt sich natürlich die Frage, warum die Täter-Introjekte im System der Person bleiben und warum sie nicht ausgestoßen werden, was für das Gesamtsystem der Person und die Kind-Ego-States nur positiv wäre.

Es sei nochmals vorab betont, dass es auch hier nicht eine wie immer geartete positive Funktion der Täter- oder Täterinnen-Introjekte ist, die für einen Verbleib sorgt. Vielmehr gibt es vier andere wesentliche Gründe für das Bestehenbleiben der Täter-Introjekte:

Die Täter-Introjekte sind neuronal hyperkonnektiv im impliziten Gedächtnis verankert

Wie die gesamte Traumatisierung und die dazugehörigen traumatisierten und dissoziierten Kind-Ego-States sind auch die Introjekte im limbischen System, hier besonders in der Amygdala und im biografischen Gedächtnis als eigene neuronale Netzwerke gespeichert. Die neuronalen Netzwerke für die Täter-Introjekte wurden durch die intensive Aktivierung der synaptischen Verbindungen hyperkonnektiv in sich und mit dem Gesamtsystem des Gehirns verbunden. Sie repräsentieren den Täter nicht nur visuell, sondern in allen Sinnessystemen, insbesondere zum Beispiel akustisch sein Schreien, hautsensorisch sein Schlagen oder Eindringen oder olfaktorisch seinen Alkoholgeruch. Damit gehören die neuronalen Netzwerke der Täter- und Täterinnen-Introjekte zum »heißen« Traumanetzwerk und zum Traumagedächtnis.

Die Täter-Introjekte sind mit dem Trauma verbunden

Die Täter- und Täterinnen-Introjekte sind als Akteure ursächlich mit der Traumatisierung verbunden. Solange also die Traumatisierung in den dazugehörigen Kind-Ego-States verankert ist, sind die Introjekte im Person-System verankert. Ohne Lösung der Traumatisierungserfahrung gibt es keine Lösung für die Täter-Introjekte. Aber es gilt auch umgekehrt: Solange die Introjekte in ihrer weiterwirkenden Destruktivität nicht begrenzt sind, gibt es keine Lösung für die traumatisierten und dissoziierten Kind-Ego-States.

Die Täter-Introjekte sind meist weitgehend dissoziiert und nicht mehr bewusst zugänglich

Mit der in der Traumatisierung einsetzenden Dissoziation werden zunächst auch die Erfahrungen mit dem Täter und dann die Täter-Introjekte selbst dissoziiert. Auch dies ist ein Überlebensschutz, weil der Täter in seiner traumatisierenden Handlung, zum Beispiel beim Schlagen oder Eindringen, nicht mehr erlebt werden muss. Es ist der verzweifelte, neurobiologisch angelegte Versuch des Organismus, den Täter zu verbannen und ihn in seiner Wirkung zu depotenzieren. Auf Grund der Dissoziation sind sie aber auch später für die Erwachsenen-Ego-States nicht mehr oder nur schwer zugänglich und so auch nicht zu bearbeiten.

Die täterloyalen und täteridentifizierten Kind-Ego-States schützen und halten die Täter- und Täterinnen-Introjekte fest

Kinder müssen sich gegenüber dem Täter anpassen in der Hoffnung, dass er mit der Traumatisierung aufhört oder sie nicht mehr so massiv ausübt. Darüber hinaus empfinden sie in der nahen Beziehung zum Täter auch eine Loyalität zu ihm, indem sie ihn zum Beispiel entschuldigen, seine Tat kleinreden oder ihn in Schutz nehmen. Diese Loyalität kann bis zur Identifikation mit dem Täter gehen, so dass sie sich in bestimmten Aspekten wie er verhalten. Die Loyalität zum Täter ist also wieder ein notwendiger Überlebensschutz für das Kind oder den Jugendlichen in der Traumatisierungssituation.

Diese täterloyalen Kind-Ego-States verhindern nun auch heute, dass sich die Patientin mit den Täter-Introjektionen auseinander setzt. Sie tun das aus der beschriebenen Loyalität einerseits, andererseits aus der Angst, dass das Täter-Introjekt »böse wird«. Sie schützen also die Täter-Introjekte und halten sie damit im System fest.

Bitte beachten!

Auch die täterloyalen und täteridentifizierten Kind-Ego-States wehren sich gegen die Innere-Kind-Arbeit oder sabotieren sie, weil diese für sie einen Verrat am Täter-Introjekt darstellt. Deshalb müssen wir uns den täterloyalen und täteridentifizierten Kind-Ego-States häufig schon am Beginn der Inneren-Kind-Arbeit zuwenden, sie in ihrer Loyalität verstehen und sie aus dieser befreien (Kapitel 12 und 13).

Auch wenn die Täter- und Täterinnen-Introjekte selbst keine positive Funktion im Person-System der Patienten ausüben, gibt es die beschriebenen systemischen und neurobiologischen Gründe für das Festhalten und das Bewahren der Täter-Introjekte im Person-System trotz des Leids, das sie weiterhin verursachen.

Theoretische und neurobiologische Hintergründe

Evolutions- und neurobiologische Prozesse der Internalisierung und Introjektion

Neben den schon beschriebenen Gründen für die Internalisierung von Bezugspersonen, auch der Täter oder Täterinnen, will ich noch zwei weitere wichtige neuro- und evolutionsbiologische Hintergründe nennen:

Das Bindungssystem bindet auch an Täter und Täterinnen

Die überragende Dominanz des Bindungssystems bei Kindern wurde in der Forschung immer wieder bestätigt. Die verschiedenen Konzepte wie das evolutionär verstandene Bindungssystem bei Bowlby (Brisch, 2019), das soziale Kontaktsystem über den Vagusnerv bei Porges (2019) und das Paniksystem bei Panksepp (2004) zeigen, dass das Bindungssystem für das Überleben des Kindes so zentral ist, dass Kinder, wo immer möglich, Bindung eingehen, eben auch zu Tätern. Es scheint paradox zu sein: Das Bindungssystem bindet gerade auch an die, die das Bindungssystem durch die Traumatisierung massiv beeinträchtigen oder zerstören. Dieses Paradox löst sich, wenn wir bedenken, dass die Traumatisierung durch Bezugspersonen eine intensive Bindung herstellt und es gerade in der Traumatisierungssituation niemand anderen als den Täter gibt, an den sich das Kind halten und binden kann. Vermutlich ist dies der evolutionäre Preis für die so wichtige Dominanz des Bindungssystems.

Evolutionsbiologisch vorgeprägte Fähigkeit zur Gesichts- und Personwahrnehmung

Aus der eben beschriebenen Dominanz des Bindungssystems heraus ist schon der Säugling auf die Wahrnehmung von Gesichtern vorgeprägt (Cozolino, 2007). Der Säugling nimmt bevorzugt Gesichtsformen wahr. In der fusiformen Gesichtsregion im rechten Temporallappen werden die verschiedenen Aspekte eines Gesichtes integriert, also zu einer Repräsentanz zusammengefügt. Dort findet dann auch das Wiederkennen von Gesichtern statt. Auch die Amygdala ist bei der Gesichtsverarbeitung beteiligt (Fitzgerald et al., 2006). Sie reagiert besonders intensiv und schnell auf emotionale, insbesondere angstvolle Gesichtsausdrücke, ohne dass diese zuvor kortikal verarbeitet werden müssen. Die Reaktion auf Gesichtsausdrücke wird dann in der Amygdala abgespeichert. Man mache sich klar, dass die Gesichter einer schreienden Mutter oder eines gewalttätigen Vaters tief in der Amygdala einbrennen und nun hyperkonnektiv mit der Amygdala und im Traumanetzwerk verbunden sind.

Die besondere Rolle des Spiegelneuronensystems und der Fähigkeit zur Mentalisierung für die Internalisierung haben wir weiter oben schon kennen gelernt. Diese Mechanismen dienen ebenfalls dem Bindungs- und Kontaktsystem und sind auch deshalb bei der Internalisierung von Tätern und Täterinnen beteiligt.

Kurz gefasst und im Überblick

Kinder sind aus Überlebensgründen evolutionär gewissermaßen gezwungen, so weit in der Beziehung zum Täter zu bleiben, dass eine unwillkürliche Introjektion stattfinden muss.

KAPITEL 7

Wie wirkt das gestörte Innere Kind heute?

Wie Kind-Ego-States und internalisierte Ego-States aktuelle Probleme machen

Fallbeispiel 4

In der Arbeit mit dem Manager und seinem Burn-out-Syndrom (vgl. S. 73) kam zunächst der Kind-Ego-State zum Vorschein, der sich immer wieder neu anstrengte, um für seinen Vater Höchstleistungen zu erreichen. Offensichtlich sind also der neurotisierende Vater-Ego-State und der neurotisierte Kind-Ego-State mit seiner unbewussten Entscheidung, es dem Vater recht zu machen, an der Entstehung des Burn-out-Syndroms beteiligt.

Fallbeispiel 6

Bei der dreißigjährigen Frau, die wenig erotische und sexuelle Bedürfnisse empfindet (vgl. S. 92), ist rasch klar, dass diese Problematik auf die früh erlebte sexuelle Gewalt zurückzuführen ist. Die betroffenen traumatisierten Kind-Ego-States fürchten jede körperliche Nähe, weil diese durch die Übergriffe des Großvaters verwirrend, beschämend und bedrohlich waren. Diese Dissoziation und die traumatisierten Kind-Ego-States werden dann in sexuellen Begegnungen mit ihrem Partner reaktualisiert. Sie sieht dann gegen ihren Willen in ihrem Partner in einzelnen sexuellen Handlungen ihren missbrauchenden Großvater. Dieses komplexe Zusammenspiel der traumatisierten und dissoziierten Kind-Ego-States und des Täter-Introjekts des Großvaters blockieren die Sexualität der erwachsenen Frau, die sich diese Sexualität zwar wünscht, sie aber nicht leben kann.

Fallbeispiel 9

Eine Dreißigjährige hat verschiedenste Therapieversuche und Klinikaufenthalte auch mit der Diagnose »Borderline-Störung« hinter sich, so dass ich bei

Beginn der Therapie entsprechend vorsichtig bin. Sie erzählt, dass sie von den wechselnden Partnern ihrer Mutter oft geschlagen und wohl auch sexuell missbraucht wurde. In den ersten Sitzungen drücke ich mein Mitgefühl mit den Kind-Ego-States aus und versuche, eine Struktur in die chaotische Lebens- und Beziehungsgeschichte, in der es häufig wechselnde und ausbeuterische Beziehungen zu Männern gibt, zu finden. Die Klientin ist zunächst angetan von meiner Arbeit, kommt aber öfters zu spät und lässt einige Sitzungen ohne telefonische Absage ausfallen. Ich kläre mit ihr die Hintergründe dieser Störungen als Ausdruck der traumatisierten und bindungsgestörten Kind-Ego-States und leite sie an, sich diesen wohlwollend zuzuwenden. Aber als ich mit der Arbeit an den Täter-Introjekten beginnen möchte, beendet sie die Therapie.

In diesen Fallbeispielen wird in der Inneren-Kind-Arbeit deutlich, dass die jeweilige heutige Thematik und das heutige Leiden aus dem komplexen Zusammenspiel zwischen Kind-Ego-States, deren Überlebensversuchen und Lebensskripten sowie den internalisierten Ego-States entstehen. Erst diese systemische Interaktion der verschiedenen Ich-Zustände lässt die Entstehung eines Problems oder einer Störung verstehen.

10 Grundinformationen

Zentrale Basics zur Entstehung von Problemen, psychischen Störungen und psychischen Erkrankungen

Leidvolle und destruktive Einschränkungen, die Klientinnen und Klienten in ihrer Lebensqualität und Lebensbewältigung erleben, haben eine unterschiedliche Intensität und Reichweite.

Als Lebens- und Beziehungsproblem, mit denen vorwiegend Beratung aufgesucht wird, soll ein einschränkendes, aber auch thematisch und zeitlich begrenztes Erleben bezeichnet werden, das in aller Regel im Zeitraum von etwa 25 Sitzungen bewältigt werden kann. Typische Beispiele sind Schwierigkeiten am Arbeitsplatz, Paarprobleme oder Erziehungsprobleme. Hier sind einzelne Lebensbereiche eingeschränkt, insgesamt aber ist die psychische Funktionsfähigkeit gut erhalten.

Psychische Störungen wie eine depressive Symptomatik greifen tiefer in die kognitiven und emotionalen Prozesse ein, so dass sie die Betroffenen in ihrer Arbeits-, Liebes- und Genussfähigkeit deutlich und ernsthaft einschränken. Psychische Störungen bedürfen in aller Regel über eine Beratung hinaus weitergehender psychotherapeutischer Hilfe.

Psychische Erkrankungen begrenzen die Lebensfähigkeit von Betroffenen so weit, dass sie in ihrem Erleben massiv eingeschränkt und größere Lebensbereiche blockiert sind. Sie gehen oft mit einer starken Selbstdestruktivität wie Suizidalität oder Selbstverletzungen einher und bedürfen in aller Regel einer kombinierten Therapie von medikamentöser und psychotherapeutischer Behandlung, nicht selten braucht es auch Klinikaufenthalte.

Die hier beschriebenen diagnostischen Kategorien und Differenzierungen sind bewusst offen formuliert, weil das entscheidende Kriterium für die Innere-Kind-Arbeit im Rahmen einer Beratung oder Therapie das subjektive Empfinden der erlebten Einschränkungen bis hin zu einem ausdrücklichen Krankheitsempfinden der Klienten und Klientinnen ist. Wird eine Kostenübernahme über die Krankenkasse angestrebt, müssen wir das subjektive Krankheitserleben und die feststellbaren Symptome mit dem Diagnoseschlüssel des ICD-10 objektivieren.

Aus der Sicht der Inneren-Kind-Arbeit sind folgende komplexe Prozesse am Entstehen eines leidvollen und einschränkenden Erlebens beteiligt:

- Störungen als Reaktivierung der Enttäuschungen, Verletzungen und Traumatisierungen der Kind-Ego-States
  In der Störung von heute sind die Enttäuschungen, Verlusterfahrungen, Verletzungen oder eine Traumatisierung der betroffenen leidenden Kind-Ego-States aktiviert. Die Lähmung in der Depression oder die Angst in den Panikattacken sind beispielsweise immer auch die Lähmung oder die Angst von früheren Kind-Ego-States.
- Störungen als Reaktion des Kind-Ego-States auf unerfüllte oder verletzte Grundbedürfnisse
  In der heutigen Störung melden sich die Kind-Ego-States mit ihren unerfüllten, abgewerteten oder verletzten Grundbedürfnissen. Sie signalisieren dabei den Wunsch, dass diese früheren Bedürfnisse heute erfüllt werden. Allerdings werden diese Wünsche häufig in kindlicher Weise zu ungeschickt oder zu massiv geäußert, so dass dies heute Probleme ergibt. So können sich beispielsweise die bindungsbedürftigen Kind-Ego-States in einer Paarbeziehung so massiv melden, dass sich der Partner eingeengt fühlt.
- Störungen als Hilfesignal der leidenden Kind-Ego-States
  Die offenen oder schlecht vernarbten Verletzungen und Wunden der Kind-Ego-States drängen nach Trost und Heilung. In jeder Störung können wir die

tiefe Sehnsucht dieser Ich-Zustände nach Heilung herausarbeiten und diese Sehnsucht als Energiequelle für die Innere-Kind-Arbeit nutzen. So können wir den zehn Jahre alten, abgewerteten und übersehenen Kind-Ego-State der Klientin fragen, was dieses Mädchen heute von der erwachsenen Frau braucht.

- Störungen als Reinszenierung der damaligen Bewältigungsversuche der Kind-Ego-States
  In der Störung aktualisieren sich die Lösungsversuche des Kindes von damals. Wir können diese Bewältigungsversuche des Kind-Ego-States als Sätze eines Lebensskriptes formulieren (vgl. Kapitel 13). Der Kind-Ego-State des Managers hat zum Beispiel den Skriptsatz: »Ich muss mich nur genug anstrengen, dann wird mich mein Vater schon noch anerkennen.« Ein Skriptsatz der Ego-States obiger Klientin mit der Diagnose Borderline-Persönlichkeitsstörung lautet: »Zu viel Nähe ist gefährlich. Gehe lieber rechtzeitig.«
  Die Kind-Ego-States wenden dieselben, damals hilfreichen Bewältigungs- und Überlebensstrategien auf heutige Situationen mit neuen Herausforderungen an. Heute allerdings sind die damaligen Strategien im besten Falle nicht mehr hilfreich, im schlechteren Falle verursachen sie Probleme und Schwierigkeiten bis hin zu psychischen Störungen.
- Störungen als Aktivität der internalisierten Ego-States oder der Täter- und Täterinnen-Introjekte
  In der Störung heute zeigt sich aber auch die fortgesetzte Wirkung der bindungsstörenden, neurotisierenden oder traumatisierenden internalisierten Ego-States auf die Kind-Ego-States und damit auf den erwachsenen Klienten heute. Bei der Klientin aus Fallbeispiel 9 (S. 137) agieren die Täter-Introjekte, indem sie immer wieder Beziehungen zum Scheitern bringen, indem sie sagen: »Dieser Mann taugt auch nichts. Trenn dich von ihm.«
- Gebundenheit in den destruktiven Interaktionseinheiten von Kind-Ego-States und internalisierten Ego-States
  In den Störungen ist der Klient in den inneren Beziehungseinheiten zwischen Kind-Ego-States und den maßgeblichen destruktiven Ego-States fixiert. Die Kind-Ego-States reagieren auf die internalisierten Ego-States mit ihren Gefühlen und Skripten, die internalisierten Ego-States wiederum behandeln die Kind-Ego-States erneut zum Beispiel abwertend oder bestrafend. Diese inneren, meist unbewussten zirkulären Interaktionsprozesse sind für die Aufrechterhaltung der Symptomatik verantwortlich, obwohl sich der Klient und seine Kind-Ego-States nach einer Lösung und Heilung sehnen.

- Der Erwachsenen-Ego-State wird getrübt, blockiert oder defunktionalisiert
  Die Reaktualisierung der leidvollen Kind-Ego-States und ihrer Lebensskripte sowie das Agieren der internalisierten destruktiven Ego-States beeinträchtigen, bremsen, blockieren und trüben die Erwachsenen-Ego-States heute oder setzen sie wie in der Psychose gänzlich außer Kraft.
  Die Klientin aus Fallbeispiel 9 weiß sehr wohl, dass sie ihre Beziehung selbst zerstört, aber in den Momenten der Entscheidung hat sie keinen Zugang zu ihren Erwachsenen-Ego-States.
- Aktueller Stress wird zum Auslöser einer eigenständigen Störung
  Aktueller Stress wie eine Überforderung in der Ausbildung, Arbeitsstelle oder der Familie aktualisieren das beschriebene komplexe innere System der Betroffenen. Werden dann die Kind-Ego-States mit ihren Lebensskripten und die internalisierten Ego-States mit ihrem destruktiven Verhalten aktiv, entsteht durch einen an sich bewältigbaren Stress als Auslöser eine Symptomatik oder Störung. Zunächst gibt es einen Bewältigungsversuch des akuten Stresses, dann aber löst sich die innere Dynamik zwischen Kind-Ego-States und internalisierten Ego-States von der aktuellen Situation ab und wird zu einer eigenständigen, sich selbst aufrechterhaltenden Störung wie zum Beispiel einer Essstörung.
- Schwere Bindungsstörungen und Komplex-Traumatisierungen führen schon früh zu Störungen
  Schwere Bindungsstörungen und Komplex-Traumatisierungen stören strukturell die gesamte Persönlichkeitsentwicklung eines Kindes so massiv, dass sich schon früh schwere Störungen wie eine Komplexe Posttraumatische Belastungsstörung oder eine Borderline-Persönlichkeitsstörung entwickeln, die sich meist ab der Pubertät manifestieren und dann aktuell durch eine von Triggern ausgelöste Retraumatisierung verschärft werden.

Kurz gefasst und im Überblick

Im Zentrum einer heute vom Klienten erlebten Problematik oder Symptomatik stehen die Kind-Ego-States mit ihren verletzten oder unerfüllten Bedürfnissen, die sie dann mit den damals hilfreichen, aber heute unzureichenden und deshalb destruktiven Bewältigungs- und Überlebensreaktionen zu erfüllen suchen. Ebenso wirken die internalisierten Ego-States mit ihren destruktiven Botschaften weiter einschränkend auf die Kind-Ego-States und die Erwachsenen-Ego-States. Häufig löst sich die innere Dynamik zwischen Kind-Ego-States und internalisierten Ego-States von den aktuellen Auslösern ab und wird zu einer eigenständigen Symptomatik.

10 grundlegende Interventionen

Vom Problem oder Symptom zur Inneren-Kind-Arbeit

Klienten kommen mit einem sie belastenden Thema, mit einem Problem bis hin zu einer massiven psychischen Störung oder Erkrankung. Sie wollen darin gesehen, verstanden und schließlich zu einer Lösung begleitet werden. Deshalb ist es wichtig, dass wir die Klienten in ihrem Problem und in ihrem Heilungswunsch abholen. Wir arbeiten also immer auch mit den Symptomen als problematische Lösungsversuche:

- Zugang über die Genese der Symptomatik und die bisherigen Lösungsversuche
  Wir erheben im ersten Gespräch eine genaue Anamnese über den Beginn, über die Auslöser oder die auslösenden Lebenssituationen und die Entwicklung der Problematik oder Symptomatik. Wir entwickeln zusammen mit den Klientinnen erste Hypothesen über die Gründe für das Entstehen der Symptomatik.
- Analyse der aktuellen Auslöser
  Wir untersuchen zusammen mit den Klientinnen, welche konkreten Stimuli oder Trigger das aktuelle, zur Störung gehörende Problemerleben auslösen. Die Auslöser und Trigger treffen meist auf der unbewussten Ebene die Kind-Ego-States und aktivieren diese zusammen mit den internalisierten Ego-States.
- Analyse der bisherigen Lösungsversuche
  Wir bitten die Klientinnen, ihre bisherigen Lösungsversuche zu schildern, und fragen sie, wie sie sich deren Scheitern erklären. Wir würdigen diese Lösungsversuche wie zum Beispiel das Hungern bei der Anorexie oder das Ritzen bei einer Komplexen Posttraumatischen Belastungsstörung, dabei heben wir die dahinter stehende Anstrengung und die guten Absichten dieser scheiternden Lösungsversuche hervor.
- Analyse des Scheiterns der bisherigen Lösungsversuche
  Wir lassen uns eine Problemsituation genau beschreiben und achten auf die beim Erzählen auftauchenden Gefühle. Diese greifen wir auf und fragen, woher der Klient diese Gefühle aus seiner Kindheit und als Kind kennt. In diesen Gefühlen beim Scheitern der Lösungsversuche zeigen sich die Kind-Ego-States mit ihren bisherigen Lebensskripten ebenso wie die blockierenden, destruktiven internalisierten Ego-States.
- Gewinn und Preis des symptomatischen Erlebens und Verhaltens
  Wir können mit den Klienten zunächst kognitiv allgemein überlegen, welchen Gewinn und damit welchen Sinn ihr symptomatisches Erleben und Verhalten

hat. Allermeist liegt der Gewinn eines Symptoms im Schutz vor Gefahren oder scheinbar unlösbaren Herausforderungen. So schützt das Angstsymptom zum Beispiel vor der Herausforderung, sich auf eine neue berufliche Position zu bewerben und möglicherweise dabei nicht ausgewählt zu werden.
Ein tieferer Sinn einer Symptomatik zeigt sich als Gewinn für die Kind-Ego-States durch das Befolgen und Erfüllen ihres Lebensskriptes. Der Gewinn für die internalisierten Ego-States liegt vor allem im Machtgewinn, den zum Beispiel ein Täter-Introjekt über das Symptom erhält, weil er damit die Kind-Ego-States und so die Klientin kleinmacht und kleinhält.

- Symptombrücke zu den am aktuellen symptomatischen Erleben beteiligten Kind-Ego-States
  Wir können direkt vom Symptom und Symptomerleben auf die beteiligten Kind-Ego-States kommen, indem wir fragen, in welcher Kindheitssituation die Klientin etwas Ähnliches wie das aktuelle Problem und die damit verbundenen Gefühle erlebt hat. Zu den internalisierten Ego-States gelangen wir über das Symptom, wenn wir fragen, wer der Klientin in ihrer Kindheit etwas Ähnliches wie im Symptomerleben angetan oder zugefügt hat.

Bitte beachten!
Bei schwer bindungsgestörten und traumatisierten Patientinnen dürfen wir Kind-Ego-States nicht über die Symptom- oder Affektbrücke aktualisieren. Dies könnte zu einer Retraumatisierung führen, zumal damit auch die Täter- und Täterinnen-Introjekte unkontrolliert aktiviert werden.

- Möglichen Abschied vom Symptom reflektieren
  Wir überlegen mit den Klienten, was es für sie und ihre beteiligten Ego-States bedeuten würde, das Symptom zu verabschieden. Dabei wird noch einmal deutlich, wie wichtig das Symptom für die Kind-Ego-States in seinen verschiedenen Funktionen geworden ist. Wir sichern zu, dass ein Abschied vom Symptom nicht nur ein Verlust, sondern auch ein großer Gewinn für die Kind-Ego-States und damit für die Klientin sein wird.
- Symptomerleben als Prozessbegleiter und Indikator für Fortschritte
  Im weiteren Verlauf der Inneren-Kind-Arbeit beobachten wir, wie sich das Symptomerleben und -verhalten entwickeln. Wir nutzen das jeweilige Symptomerleben als Referenzgröße für unsere Innere-Kind-Arbeit und als Indikator für die Fortschritte der Beratung oder Therapie. Dabei wird es auch zu Blockaden oder Verschlechterungen kommen, die der Klientin und uns zeigen,

dass wir den Sinn und den Gewinn der Symptomatik für die relevanten Ego-States noch nicht ganz verstanden haben. Oft ist es auch ein Hinweis darauf, dass es noch unbekannte Kind-Ego-States oder destruktive internalisierte Ego-States gibt.

Ich will nun an ausgewählten Problemen und psychischen Störungen zeigen, wie diese auf dem Hintergrund der beteiligten Ego-States und deren systemischem Zusammenspiel entstehen.

Vertiefung und Weiterführung I

Die neurotisierten Kind-Ego-States und deren Beteiligung an neurotischen Störungen und Erkrankungen

Wir gehen nun also vom Störungsbild aus und blicken hinter dessen Kulissen mit den Mitteln der Inneren-Kind-Arbeit. So können wir sehr rasch erste Hypothesen über die Ego-State-Zusammenhänge entwickeln und diese dann im Prozess der Diagnosestellung und der weiteren Inneren-Kind-Arbeit überprüfen.

Ich will die Ego-State-Hintergründe für die zwei häufigsten Störungen, nämlich die Depression und die Angststörungen, darstellen. Andere neurotische Störungen lassen sich dann leicht im Analogieschluss verstehen.

Angststörungen

Angststörungen zeigen sich in unterschiedlichen Formen wie den Phobien (ICD-10, F 40), der Panikstörung (ICD-10, F 41) oder der generalisierten Angststörung (ICD-10, F 41.1.). Angstzustände gehören aber häufig auch zu depressiven Störungen und sind dann Teil dieser Störung (vgl. ICD-10, F 41.2 und ICD-10, F 32 und 33). Zwar gibt es für die verschiedenen Formen der Angststörungen auch unterschiedliche Ursachen, aber sie sollen hier im Blick auf die beteiligten Ego-States als ein Themenkomplex behandelt werden. Eine Differenzierung ergibt sich dann bei den einzelnen Klienten durch deren spezifische angstprägende Biografie und deren angstauslösende aktuelle Lebenssituation.

- Beteiligte neurotisierte Kind-Ego-States:
  Die Kind-Ego-States sind ängstlich, gehemmt und zurückhaltend: »Ich bin ängstlich und unsicher. Es könnte mir etwas Schlimmes zustoßen.«

- Kind-Ego-State-Gefühle und Kind-Ego-State-Bedürfnisse:
  Hinter der Ängstlichkeit und Unsicherheit der Kind-Ego-States steht das Bedürfnis nach Schutz und Sicherheit, oft auch der Wunsch, abhängig und weiter klein sein zu dürfen: »Beschützt mich bitte, ich bin noch so klein.«
- Körpererleben der Kind-Ego-States:
  Rasche Aktivierung und Alarmzustand der Amygdala und des sympathischen Nervensystems mit einer übermäßigen Grunderregung des Organismus. Die ängstlichen Kind-Ego-States erleben sich in einer ständig erhöhten Aufmerksamkeit und Anspannung.
- Neurotisierende Erfahrungen und Familienkonstellationen der Kind-Ego-States:
  Neurotisierende Eltern werten oft aus eigenen Ängsten die Fähigkeiten der Kinder ab und warnen vor der gefährlichen Welt. Oft gibt es auch Verlusterfahrungen der Eltern oder aber auch des Kindes, die einen weiteren Verlust befürchten lassen und die die ängstliche Vorsicht zu einer Grundhaltung werden lassen.
- Beteiligte internalisierte neurotisierende Ego-States:
  Die internalisierten Ego-States der Eltern sind überbeschützend, ängstlich und einengend: »Sei vorsichtig, die Welt ist gefährlich.« Dies wird oft auch verknüpft mit: »Bleib klein und werde nicht groß und erwachsen, wir schützen dich.« Oft haben die Eltern auch die Neugier und Fähigkeiten des Kindes abgewertet: »Das kannst du noch nicht« oder »Das ist zu schwierig für ein kleines Kind«.
- Bewältigungsreaktion und Skript der Kind-Ego-States:
  Häufig passen sich die Kinder an die Botschaften der Eltern an, so dass sie in ihrem Skript die Botschaften übernehmen: »Ich kann es nicht«, »Ich traue mich nicht«, »Ich weiß nicht, wie es geht« oder »Ich kann es nicht allein«.
  Die Schlussfolgerung des Kindes heißt dann oft: »Deshalb riskiere ich nichts und bleibe zu Hause bei den Eltern.«
- Therapeutische Ziele für die Ego-States:
  Die Innere-Kind-Arbeit für die Kind-Ego-States orientiert sich an den drei Grundhaltungen Erlaubnis, Empowerment und Ermutigung mit folgenden Botschaften an die ängstlichen Kind-Ego-States: »Ich darf Ängste haben, kann ihnen standhalten und sie überwinden!«, »Ich darf und will in das Abenteuer des Lebens gehen!«, »Ich kann auf mich und meine Fähigkeiten vertrauen!« und »Ich kann Neues anpacken und das Leben erobern!« Damit diese Erlaubnisse und Ermutigungen bei den Kind-Ego-States wirksam werden können, müssen

wir die neurotisierenden internalisierten Ego-States ebenfalls in Richtung dieser genannten Botschaften verändern (s. Kapitel 10).

Depressive Störungen

Die Symptomatik der Depression ist bekannt und soll hier nicht näher beschrieben werden. Im Zentrum steht die anhedonische, gedrückte Stimmung und die Antriebslosigkeit; Selbstwertprobleme, Insuffizienzgefühle und eine negative pessimistische Weltsicht gehören zu den kognitiven Problemen einer Depression. Schlafstörungen und Appetitverlust sind besonders bei schwereren Ausprägungen der Depression (vgl. ICD-10, F 32) zu finden.

In jedem Fall ist bei einer depressiven Störung die Gefährdung des Klienten durch eine Suizidalität abzuklären.

Folgende Ego-State-Themen sind praktisch bei allen depressiv Erkrankten anzutreffen (Meiss, 2016):

- Beteiligte neurotisierte Kind-Ego-States:
  Die Kind-Ego-States sind in ihrer Lebendigkeit und Aktivität, in ihrer Neugier und ihrem kindlichem Mut blockiert. Darunter liegen Kind-Ego-States, die sich nicht geliebt, wertgeschätzt oder sich nur auf Grund ihrer Leistung oder ihres hübschen Aussehens gemocht und anerkannt fühlen: »Ich bin nicht wirklich geliebt oder nur, wenn ich nett bin oder hübsch aussehe.«
- Kind-Ego-State-Gefühle und Kind-Ego-State-Bedürfnisse:
  Kind-Ego-States fühlen sich oft unfähig, ungeliebt und wertlos. Die Trauer darüber kann nicht gezeigt werden, sondern wird ähnlich wie die Wut zurückgehalten. Die Kind-Ego-States haben ein starkes Bedürfnis, umsorgt, gesehen, anerkannt und bedingungslos geliebt zu werden.
- Körpererleben der Kind-Ego-States:
  Klienten erleben oft eine körperliche Schwere und Lähmung; der Druck auf der Brust, die gefühlte Last auf den Schultern und Gefühle der Einengung lassen den Körper in sich zusammensinken.
- Neurotisierende Erfahrungen und Familienkonstellationen der Kind-Ego-States:
  Die Familienatmosphäre und die Eltern sind oft leistungsorientiert und überfordernd, zugleich aber auch kritisierend und abwertend. Nähe und Zuwendung gibt es meist nur für Leistung oder angepasstes Verhalten. Oft gibt es unbewältigte Verluste in der Familie, die diese mit einer anhaltenden Traurigkeit lähmen.

- Beteiligte internalisierte neurotisierende Ego-States der Eltern:
  Häufig sind die Eltern distanziert oder sehr leistungsbezogen, so dass sie keine unmittelbaren und unbedingten Gefühle von Nähe und Liebe geben; solche Gefühle werden eher unterbunden oder als überflüssig abgewertet.
  Nicht selten gibt es einen depressiven oder anderweitig kranken Elternteil, der in seiner Zuneigung zurückgenommen ist oder aber sie symbiotisch vom Kind einfordert.
- Bewältigungsreaktion und Skript der Kind-Ego-States:
  Die depressiven Kind-Ego-States tragen in sich meist folgende Skriptsätze: »Weil ich die Anforderungen meiner Eltern nicht erfüllen kann, gebe ich auf« oder »Weil ich nicht oder nur wegen meiner Leistung geliebt werde, mache ich mich klein und unsichtbar« oder »Andere wie mein kranker Vater sind wichtiger als ich, ich verzichte auf eigene Wünsche und auf mein eigenes Leben«.
- Therapeutische Ziele für die Kind-Ego-States:
  Die Kind-Ego-States werden ermutigt, sich nicht mehr den Anforderungen der Eltern anzupassen oder sich die Liebe der Eltern verdienen zu wollen: »Du darfst du selbst sein« und »Du bist schon geliebt und du darfst dich selbst lieben«. Schließlich werden die Kind-Ego-States aufgefordert, sich und die eigenen Bedürfnisse zu spüren und ernst zu nehmen: »Du darfst für dich wichtig sein. Du darfst deine Bedürfnisse spüren und wichtig nehmen.«

Burn-out-Syndrom

Es wird immer wieder diskutiert, ob das Burn-out-Syndrom nicht eine moderne Form der Depression, namentlich eine Erschöpfungsdepression, darstellt (Meiss, 2016). Aus Sicht der Inneren-Kind-Arbeit zeigt sich, dass die von Burn-out Betroffenen tatsächlich ganz ähnliche familiäre Hintergründe und deshalb auch ähnliche Kind-Ego-States und entsprechende neurotisierende Eltern-Ego-States haben wie depressiv Erkrankte.

Der große Unterschied besteht nun darin, dass diese Klienten als Kind eine andere Skriptschlussfolgerung entwickelt haben, die nicht in der resignativen oder verzichtenden Anpassung eines depressiven Skripts, sondern in einer kämpferischen und leistungsorientierten Lebenshaltung liegt: »Ich werde mich anstrengen, um es meinem Vater zu zeigen«, »Je besser ich bin, desto mehr werde ich respektiert« oder »Ich werde mein ganzes Leben kämpfen, um die Liebe meiner Mutter zu gewinnen«.

Dieses ständige Erbringen von Leistung ist nur mit größter Anstrengung möglich, die dann in die Erschöpfungsreaktion eines Burn-outs führt. Hier wird noch einmal sehr deutlich, dass der frühe Lösungsversuch des Skriptes langfristig in ein massives Symptom führt.

Vertiefung und Weiterführung II

Die bindungsgestörten Kind-Ego-States und deren Beteiligung an Problemen und Störungen

Ich möchte nun von den Bindungsstörungen ausgehend wieder eine Auswahl verschiedener Probleme und Symptomatiken analysieren. Zunächst beginne ich mit den vor allem in der Beratung häufig vorkommenden Beziehungsproblemen, die wir im Wesentlichen als Auswirkung von leichteren bis mittleren Bindungsstörungen auffassen können, wenngleich bei der Genese von Beziehungsproblemen durchaus auch andere neurotisierende Erfahrungen in der Biografie eine Rolle spielen.

Allgemeine leichte bis mittlere Beziehungsprobleme

Beziehungsprobleme leichteren bis mittleren Ausmaßes sind wohl der häufigste Beratungsanlass in den verschiedensten Beratungsinstitutionen. Diese Probleme sind in aller Regel zwar durchaus belastend oder führen in Krisen wie oft bei einer Trennung, aber sie schränken die zentralen Lebensfunktionen wie die Alltagsbewältigung und Arbeitsfähigkeit nur teilweise ein.

Die häufigsten Beziehungsprobleme sind dabei Probleme in der Partnerschaft. Damit zusammenhängend wird Beratung häufig bei einer Ambivalenz bezüglich einer möglichen Trennung, bei einer beabsichtigten Trennung, bei der Bewältigung der emotionalen Folgen von Trennungen oder Scheidungen oder bei Schwierigkeiten bei der Partnersuche angefragt. Aber auch andere Beziehungsprobleme wie die zu den eigenen Eltern oder Kindern, meist als Erziehungsprobleme diagnostiziert, gehen oft auf Beziehungsstörungen in der Biografie zurück.

Natürlich können zum Beispiel auch eine narzisstische oder zwanghafte Persönlichkeitsstruktur sowie massive Traumatisierungen Beziehungsprobleme verursachen.

Ich wende mich nun den häufig vorkommenden Beziehungsproblemen auf Grund leichterer bis mittlerer Bindungsstörungen in der Kindheit zu:

Beteiligte Kind-Ego-States

Die Beziehungsprobleme entstehen wieder aus den uns nun vertrauten Bindungsmustern der bindungsgestörten Kind-Ego-States:

- Abhängig gebundene Kind-Ego-States:
  »Ich habe Angst, dass ich verlassen werde und dann untergehe. Ich tue alles, dies zu vermeiden, auch wenn ich weiß, dass das Klammern meinem Partner nicht gefällt oder meinen Kindern schadet. Ich bin so froh, dass ich diese oder überhaupt eine Beziehung habe.«
- Bindungsunsichere Kind-Ego-States:
  »Ich habe Angst vor Nähe und Bindung. Nähe und Festlegung erzeugen Panik in mir. Deshalb vermeide ich Nähe und Beziehung überhaupt. Wenn ich schon eine Beziehung habe, weiß ich nicht, wie lange das gutgeht und ob ich wirklich geliebt werde. Ich bin unsicher und ängstlich, ob ich geliebt werde.«
- Trauernd gebundene Kind-Ego-States:
  »Ich habe Angst, dass ich wieder einen Verlust erleben könnte. Deshalb lasse ich mich nicht auf eine feste Beziehung ein. Wenn ich eine Beziehung habe, binde ich den anderen ganz fest.«

Kind-Ego-State-Gefühle und Kind-Ego-State-Bedürfnisse

Die Kind-Ego-States fühlen sich entweder verlassen und einsam oder aber gebunden und festgehalten. Das spiegelt sich einerseits im Bedürfnis nach einer beziehungsfeindlichen Autarkie und andererseits in einem intensiven, da unerfüllten Bedürfnis nach Nähe und Bindung wider.

Körpererleben der Kind-Ego-States

Die Kind-Ego-States befinden sich in einer ängstlichen Anspannung wegen des befürchteten Verlassenwerdens oder in einer Abwehr von Bindung. Beides zeigt sich in schwierigen Beziehungssituationen in der Körperhaltung und Gestik. Neurobiologisch ist das vom Oxytocin fundierte Bindungssystem geschwächt oder überaktiviert.

Bindungserfahrung im Familiensystem und mit Eltern

Hier haben wir es entweder mit übermäßig bindenden oder aber abstoßenden und distanzierten Familienkonstellationen und Elternteilen zu tun. Letztere sind häufig abwesend und für das Kind nicht verfügbar.

Bewältigungsreaktion und die Skripte der Kind-Ego-States

- Abhängig gebundene Kind-Ego-States:
  »Ich klammere und halte die Beziehung fest, sonst werde ich verlassen. Ich tue alles für die Beziehung und passe mich an und tue alles für den anderen.«
- Bindungsunsichere Kind-Ego-States:
  »Ich wünsche Beziehungen, aber lasse mich aus Vorsicht nicht ganz darauf ein oder beende selbst die Beziehungen« oder »Ich lasse mich nicht auf Beziehungen ein, sonst werde ich festgehalten oder verschlungen, vielleicht dann doch sogar verlassen«.
- Trauernd gebundene Kind-Ego-States:
  Sie gestalten ihre Beziehungen ganz ähnlich wie die bindungsunsicheren Kind-Ego-States.

Therapeutische Ziele für die Kind-Ego-States

Für alle bindungsgestörten Kind-Ego-States braucht es eine Grundbotschaft: »Es ist schön, Beziehung zu leben, und du darfst deine Beziehung gestalten – nah und frei zugleich.« Da menschliche Beziehungen aber auch zerbrechlich sind, werden die Kind-Ego-States auch gestärkt: »Das Ende einer Beziehung ist schlimm, aber du kannst es überleben und gestärkt daraus hervorgehen.«

Angststörungen und depressive Störungen als Bindungsstörung

Wir hatten vorher die Angststörung und die depressive Störung als neurotische Störungen beschrieben. Ich ergänze dies hier kurz durch die Bindungsaspekte dieser Störungen:

Angststörungen als Angst der Kind-Ego-States vor der Autonomie

Sowohl der abhängig gebundene also auch der bindungsunsichere Kind-Ego-State hat Angst, die Schritte in das Unbekannte zu tun. Der abhängig gebundene Kind-Ego-State kennt das Unbekannte der Autonomie nicht, das deshalb bedrohlich wirkt. Der bindungsunsichere Kind-Ego-State hat zu wenig Sicherheit erfahren, so dass er keine internalisierte Sicherheit besitzt und anstehende Schritte in die Autonomie Ängste auslösen.

Die übermäßig bindenden Eltern-Ego-States binden die Kind-Ego-States und schützen diese, verstärken aber ungewollt die Angst vor der gefährlichen Welt: »Geh nicht hinaus, die Welt ist gefährlich.«

Die bindungsverunsichernden Eltern-Ego-States gewähren zu wenig Schutz und Sicherheit: »Auf mich kannst du dich nicht verlassen. Ich kann oder will dich nicht unterstützen, deine Ängste zu bewältigen.« Bei abwesenden Eltern-Ego-States lautet die implizite Botschaft: »Ich bin nicht da und ich lasse dich mit deinen Ängsten allein.«

Depressive Störungen als resignative Gebundenheit der Kind-Ego-States

Ähnlich wie bei den Angststörungen steht auch bei Depressionen bei abhängig gebundenen oder bindungsunsicheren Ego-States zunächst die Angst vor der Autonomie oder vor einer Bindung im Zentrum. Aber sie versuchen gar nicht mehr ihre Autonomie- und Bindungsängste zu überwinden. Vielmehr haben sie schon aufgegeben und sich resigniert zurückgezogen, zumal sie sich oft auch als minderwertig und nicht liebenswert erleben. Letzteres zeigt sich besonders bei vernachlässigten und oft zurückgewiesenen Kindern, die resigniert jede Chance auf Bindung aufgegeben haben. Der resignative, oft auch hoffnungslose Rückzug führt dann zu depressiven Kind-Ego-States.

Ich will noch kurz auf zwei Störungsbereiche, nämlich auf die Anorexie und auf die sexuellen Störungen bei Frauen aus der Sicht der Inneren-Kind-Arbeit eingehen:

Anorexie

Die Anorexie ist ein Beispiel dafür, dass in dieser komplexen Störung (Reich & Cierpka, 2010) in aller Regel die neurotisierenden, bindungsstörenden und traumatisierenden Erfahrungen und dazu hin die nicht zu unterschätzenden gesellschaftlich vermittelten Schönheitsideale zusammentreffen:

Neurotisierte Kind-Ego-States

Die Eltern und das familiäre Umfeld vermitteln häufig massive Leistungs- und Perfektionsanforderungen, die besonders von Mädchen übernommen und auf den Körper bezogen werden. Die Kind-Ego-States haben deshalb häufig folgendes neurotisiertes Skript: »Ich will perfekt sein, so wie es meine Eltern wollen. Am besten geht das über meinen schlanken Körper.«

Bindungsgestörte Kind-Ego-States

Die betroffenen Mädchen werden in der Ablösungsphase zu sehr im Familiensystem oder von einzelnen Elternteilen gebunden, so dass gerade in der Pubertät und Adoleszenz die Autonomie blockiert wird. Das anorektische Verhalten ermöglicht den heranwachsenden Mädchen ein freilich destruktives Entziehen aus der Bindung und eine ebenso destruktive Autonomie. Die Skriptsätze der Ego-States lauten deshalb oft: »Ich entziehe mich und verdünnisiere mich« und »Mein Essverhalten und meinen Körper kann niemand kontrollieren, nur ich selbst. Da bin ich ganz frei«.

Traumatisierte Kind-Ego-States

Bei einem nicht geringen Prozentsatz der schweren Anorexien sind bei der Entstehung Übergriffserfahrungen, also frühe Traumatisierungen durch sexuelle Gewalt beteiligt. Häufig wird dabei die Schwere der Übergriffe unterschätzt oder bagatellisiert. Doch auch scheinbar harmloses übergriffiges oder sexualisiertes Verhalten von nahen Bezugspersonen betrifft ganz zentral das Körpererleben von Mädchen und muss bei der Anorexie berücksichtigt werden. Die Anorexie ist dann der Versuch, die als übergriffig oder ausbeuterisch erlebte Sexualität ganz zu vermeiden. Ein möglicher Skriptsatz lautet hier zum Beispiel: »Sexualität ist schrecklich und eklig. Deshalb vermeide ich, dass mein Körper sich sexuell entwickelt. Das geht am besten über Hungern.«

Die Innere-Kind-Arbeit bei einer Anorexie im Rahmen einer Psychotherapie muss entsprechend der individuellen Ausprägung der Anorexie die drei Ebenen, insbesondere auch die mögliche Traumatisierung und damit die Auseinandersetzung mit den Täter- oder Täterinnen-Introjekten umfassen.

Sexuelle Störungen

Auch sexuelle Störungen von Frauen haben komplexe Entstehungshintergründe. Ich will hier nur einen wesentlichen Hintergrund herausgreifen: Ein erheblicher Anteil der sexuellen Störungen von Frauen wie Libidoverlust, Ekelgefühle bei der Sexualität bis hin zum Vaginismus entsteht sehr viel häufiger als bislang angenommen durch übergriffige, sexualisierte Gewalt in der Kindheit (Büttner, 2018; Biedermann, 2018). Diese wird dann in der Paarbeziehung über das Körpererleben der betroffenen Kind-Ego-States aktualisiert. Die sexuell traumatisierten Kind-Ego-States drücken nonverbal über ihren Körper zum Beispiel aus: »Ich verschließe mich und schütze mich vor der schlimmen sexuellen Nähe« oder »Mein Ekel zeigt mir, dass ich mich vor sexueller Annäherung schützen muss«. Auch die körpernahen Prozesse der Dissoziation und die dissoziierten Kind-Ego-States sind wesentlich bei den oben genannten sexuellen Störungen beteiligt. Zudem werden durch die körperliche Nähe und Sexualität die Täter-Introjekte getriggert, so dass im Partner unbewusst der Täter gesehen wird.

Daraus folgt, dass viele sexuelle Störungen von Frauen als Traumafolgestörung zu behandeln sind. Die traumatisierten und dissoziierten Kind-Ego-States brauchen in ihrem Körpererleben eine Heilung, zugleich müssen auch die Täter-Introjekte depotenziert werden.

Vertiefung und Weiterführung III

Die traumatisierten und dissoziierten Kind-Ego-States und deren Beteiligung an schweren Störungen

Traumatisierungen in der Kindheit und Jugend haben in aller Regel schwerwiegende psychische Störungen und Erkrankungen der erwachsenen Klienten zur Folge.

Ich will mit der einfachen Posttraumatischen Belastungsstörung (PTBS) beginnen, weil viele Symptome hier grundlegend auch in den drei anderen häufigen Folgestörungen von komplexen Traumatisierungen, nämlich bei der Komplexen Traumafolgestörung (Komplex-PTBS), bei der Borderline-Persönlichkeitsstörung und bei der dissoziativen Identitätsstörung (DIS, nach ICD-10, F 44-81; oft auch als multiple Persönlichkeitsstörung bezeichnet) wieder auftauchen. Letztere, die durch eine massive Spaltung der einzelnen traumatisierten und dissoziierten Kind-Ego-States untereinander gekennzeichnet ist, werde ich aus Platzgründen hier nicht beschreiben (Näheres dazu bei Huber, 2010).

Posttraumatische Belastungsstörung (PTBS)

Die PTBS als verlängerte und chronifizierte Reaktion auf ein Trauma tritt als Folge einer Kindheitserfahrung vor allem nach Monotraumen auf (Flatten, 2011; Peichl, 2012; Hanswille & Kissenbeck, 2010). Klassische Beispiele sind ein traumatischer Verlust wie das unmittelbare Miterleben des Todes einer nahen Bezugsperson, eine traumatische Krankheitssituation als Kind, hier oft ein Krankenhausaufenthalt oder eine Operation, aber auch Unfälle (Fallbeispiel 5, S. 92). Sehr häufig sind diese Traumata in der Kindheit oder Jugend mit der Erfahrung des Verlassenseins und des Alleinseins verbunden.

Obwohl diese Erfahrungen zeitlich begrenzt waren und positiv ausgingen, treffen sie den kindlichen Organismus in traumatisierender Weise und kommt es zur Ausbildung von traumatisierten Kind-Ego-States mit den bekannten dissoziativen Erfahrungen.

Die in der Kindheit und Jugend entstandene PTBS zeigt sich dann im Erwachsenenalter mit den folgenden Symptomen:

- Wiedererleben der kindlichen oder jugendlichen traumatischen Situation:
  Kleine Trigger können die traumatisierende Erfahrung in Flashbacks wieder reaktualisieren. Das wird in Fallbeispiel 5 deutlich, wenn der Geruch von heißem Fett den Verbrennungsunfall des Fünfjährigen wieder reaktiviert. Auch für die Klienten oft unverständliche Alpträume verweisen symbolisch auf die Traumatisierung. Der genannte Klient träumt auch als Erwachsener immer wieder, dass er verzweifelt versucht, den Fondue-Topf aufzufangen.
- Dissoziatives Erleben wird immer wieder getriggert:
  Kleinste Auslöser triggern ein dissoziatives Erleben, bei dem die Patienten das Gefühl haben, nicht in der Gegenwart, sondern wieder in der Traumatisierungssituation zu sein. Die jetzige Realität fühlt sich irreal und fremd an.
- Vermeiden von Situationen, die dem Trauma ähneln:
  Die Patienten vermeiden oft unbewusst aktuelle Situationen, die an die frühere Traumatisierungssituation erinnern. Der in seiner Kindheit durch das Fondue verbrannte Klient verbietet seiner Familie das Fonduemachen. Diese Vermeidungsstrategie hat oft deutliche Einschränkungen des Lebensradius von Patienten zur Folge.
- Übererregung und -anspannung in aktuellen Stresssituationen:
  Häufig reagieren die in der Kindheit traumatisierten Betroffenen rasch mit Schreckreaktionen oder sind in Situationen, die der Traumatisierungssituation ähneln, ängstlich und nervös. Da die Amygdala durch das frühe Trauma sensitiviert ist, löst sie schon bei geringerem Stress die Hypothalamus-Hypophyse-Nebennierenrinde-Stressachse mit einer folgenden Aktivierung des sympathischen Nervensystems aus.

Bitte beachten!
Oft ist ein Monotrauma in der Kindheit oder Jugend wie zum Beispiel eine lebensbedrohliche Erkrankung oder ein Unfall durch das Funktionieren der scheinbar normalen Kind-Ego-States auf den ersten Blick gut verarbeitet und hat sehr lange bis ins Erwachsenenalter kaum oder keine bemerkbaren belastenden Auswirkungen. Doch dann kann ein aktuelles traumatisches Geschehen wie ein erneuter Unfall des Betroffenen oder ein Unfall von nahen Angehörigen das frühe, scheinbar gut bewältigte Trauma zum ersten Mal mit allen Symptomen einer PTBS reaktualisieren.

Wenn wir uns nun wieder die beteiligten Ego-States und deren systemisches Zusammenspiel anschauen, können wir Folgendes festhalten:

Beteiligte Kind-Ego-States

Wir haben zunächst die scheinbar normal funktionierenden Kind-Ego-States: »Es war doch nicht so schlimm. Ich lasse mir nichts anmerken. Es geht einfach weiter.«

Dann zeigen sich immer wieder die traumatisierten Kind-Ego-States: »Was ich erlebt habe, war schrecklich. Ich fühle mich sehr ohnmächtig, wütend und traurig.«

Und schließlich gibt es auch bei Monotraumen mindestens einen traumatisiert-dissoziierten Kind-Ego-State: »Um zu überleben, bin ich betäubt. Meine Gefühle sind eingefroren. Ich erinnere mich nicht mehr an das Schreckliche. Ich bin weit weg und niemand erreicht mich.«

Kind-Ego-State-Gefühle und Kind-Ego-State-Bedürfnisse

Die scheinbar normalen Kind-Ego-States strengen sich an, weiter zu funktionieren und Trigger zu vermeiden. Sie haben das Bedürfnis, von der Aufgabe des Funktionierens erlöst zu werden.

Die traumatisierten Kind-Ego-States wollen in ihren Gefühlen gehalten und getröstet werden. Die traumatisiert-dissoziierten Kind-Ego-States spüren sich nicht und sind wie eingefroren. Sie fühlen sich auch von den anderen Kind-Ego-States und dem Gesamtsystem der Person ausgeschlossen. Sie wollen deshalb eigentlich gesehen und integriert werden.

Körpererleben der Kind-Ego-States

Die scheinbar normalen Kind-Ego-States und die traumatisierten Kind-Ego-States befinden sich in einem sympathischen Hyperarousal. Die traumatisiert-dissoziierten Kind-Ego-States sind im parasympathischen Zustand des Freezings und Numbings.

Beteiligte internalisierte Ego-States der Eltern

Bei vielen Monotraumen wie Erkrankungen oder Unfällen gibt es die mehr oder weniger hilfreichen und unterstützenden internalisierten Ego-States. Problematisch sind internalisierte Ego-States, die das Kind in seinen Gefühlen von Schmerz und Ohnmacht abwerten, nicht unterstützen oder nicht begleiten.

Die hier beschriebenen Kind-Ego-States finden wir in den folgenden Störungen ebenfalls, allerdings entstehen nun wesentlich stärker traumatisierte und dissoziierte Kind-Ego-States. Dazu kommen nun die Täter- und Täterinnen-Introjekte und deren destruktive Wirkung.

Komplexe Traumafolgestörung oder Borderline-Störung?

Bevor wir auf diese beiden schwerwiegenden Folgen der fortgesetzten Traumatisierung in Kindheit und Jugend eingehen, müssen wir den Unterschied und die verbindenden Gemeinsamkeiten dieser beiden massiven psychischen Störungen klären. Zunächst wurde die Borderline-Störung als eigenständiges Störungsbild diagnostisch beschrieben (Bohus, 2019; Bohus & Lieb, 2019). Je nach Studie liegt bei 50–90 % der Borderline-Patienten eine chronifizierte PTBS nach schweren komplexen Kindheitstraumata ihrer Störung zu Grunde, die man deshalb als komplexe Traumafolgestörung auffassen kann, die allerdings ihre besonderen Symptome hat.

Inzwischen ist die Komplexe Posttraumatische Belastungsstörung (K-PTBS) als eigenständige Diagnose in das ICD-11 ab 2022 aufgenommen (Hecker & Maercker, 2015; WHO, 2019). Auch sie tritt als Folge von sich wiederholenden oder lang andauernden traumatischen Ereignissen auf. Der Unterschied zwischen den beiden Störungen kann wie folgt beschrieben werden:

Die Borderline-Störung als externalisierende Komplexe PTBS

Die Borderline-Patienten agieren ihre komplexe Traumafolgestörung in Beziehungen und damit im Äußeren aus. Deshalb können wir die Borderline-Persönlichkeitsstörung als externalisierenden Typus einer komplexen Traumafolgestörung verstehen. Hier gibt es intensive, häufig wechselnde Beziehungen, in denen das Gegenüber zunächst idealisiert und dann entwertet wird. Das Beziehungsmuster entspricht am ehesten dem unsicher-desorganisierten Bindungsmuster aus der Bindungsforschung.

Betrachtet man die Borderline-Störung mit der Operationalisierten Psychodynamischen Diagnostik (OPD-2, Rudolf, 2014) im Blick auf das Strukturniveau der Persönlichkeitsorganisation, dann ist die Borderline-Störung durch eine geringe Struktur gekennzeichnet.

Die Komplexe PTBS als internalisierende Form einer Komplex-Traumatisierung

Die Komplexe PTBS ist durch die oben beschriebenen Symptome einer PTBS und durch vielfältige depressive Symptome gekennzeichnet. Die Klienten ziehen sich eher zurück oder leben die Traumatisierung gegen sich im Inneren aus. Deshalb können wir von einer internalisierenden Form einer komplexen Traumafolgestorung sprechen. Viele Patienten mit einer komplexen PTBS haben durchaus stabile Beziehungen, die aber oft durch dissoziative Symptome belastet sind. Insgesamt sind Patienten mit der K-PTBS im Vergleich zu Borderline-Patienten auf einem höheren Niveau in ihrer Persönlichkeit strukturiert (Rudolf, 2014) und besitzen mehr reife Abwehrmechanismen.

Komplexe Traumafolgestörungen und die beteiligten Ego-States

Die K-PTBS hat als Kernsymptomatik die oben beschriebenen Symptome einer PTBS, dazu kommen weitere Symptomatiken (Huber, 2003; Kahn, 2018; Hecker & Maercker, 2015):

- Hohe emotionale Sensitivität:
  Patientinnen mit einer K-PTBS zeigen eine hohe emotionale Sensitivität und Durchlässigkeit, aus der heraus sie oft rasch intensiv emotional reagieren. Diese Gefühle sind dann oft schwer regulierbar.
- Massive dauerhafte Störung der Selbstwahrnehmung und des Selbstkonzeptes:
  Die betroffenen Patientinnen fühlen sich oft schuldig und beschämt. Besonders bei sexueller Gewalt in der Kindheit fühlen sie sich schmutzig und ekeln sich vor sexuellem Kontakt, aber auch vor dem eigenen Körper. Das Selbstkonzept ist negativ getönt und kann bis zum Selbsthass gehen. Es fehlt allerdings das extreme Schwanken der eigenen Selbstwahrnehmung wie bei den Borderline-Störungen.
- Intensive Episoden von Dissoziation:
  Das dissoziative Erleben ist bei einer K-PTBS oft deutlich ausgeprägt und kann über mehrere Stunden andauern. Hier ist zum Beispiel wieder in der Sexualität das Erleben der Depersonalisierung, bei der die Klientin gefühlt aus dem Körper geht, sehr intensiv.
- Angst vor Nähe bis hin zu Misstrauen:
  Aus Angst vor der Wiederholung der Traumatisierung sind Patientinnen mit K-PTBS in Beziehungen vorsichtig bis misstrauisch, obwohl sie Beziehung wünschen. Meist vermeiden sie Bindung und körperliche Nähe, oft auch Bezie-

hungen überhaupt. Im Unterschied zur Borderline-Störung erscheint das Beziehungsleben nach außen ruhig und geordnet.

- Begrenzbares selbstdestruktives Verhalten:
  Das selbstdestruktive Verhalten wie Ritzen oder auch Suizidimpulse ist nicht so dramatisch und intensiv wie bei der Borderline-Störung und kann immer wieder auch selbst reguliert werden.

Wenn wir nun wieder die an der Komplexen PTBS beteiligten Ego-States anschauen, dann müssen wir bedenken, dass diese sehr stark von der Art der komplexen Traumatisierung abhängen. Die komplexe Traumatisierung durch einen gewalttätigen alkoholkranken Vater unterscheidet sich deutlich von der sexuellen Gewalt, die einem Kind zum Beispiel von einem Jugendtrainer oder Priester zugefügt wurde. Da hier nicht alle möglichen Formen und die spezifischen Folgen der jeweiligen komplexen Traumatisierung ausgeführt werden können, werde ich hier die beteiligten Ego-States auf das Fallbeispiel 6 (S. 92, 137) mit dem fünfjährigen bis zehnjährigen Mädchen beziehen, dem durch den Großvater sexuelle Gewalt zugefügt wurde:

Beteiligte traumatisierte und dissoziierte Kind-Ego-States

Zunächst gibt es einen tief verwirrten und verstörten Kind-Ego-State, dann einen beschämten Kind-Ego-State und einen Kind-Ego-State, der gegen seinen Willen auch eine sexuelle Erregung erlebt. Die Dissoziation lässt dissoziierte Kind-Ego-States entstehen, die sich aus dem Körper des Mädchens zurückziehen und die sich totstellen und tot fühlen, um die sexuelle Gewalt nicht zu spüren.

Es gibt aber auch die scheinbar normal funktionierenden Kind-Ego-States, die zum Beispiel gegenüber der Außenwelt das Erlebte verschweigen und in der Schule sehr gute Leistungen erbringen.

Kind-Gefühle und Kind-Bedürfnisse

Die Gefühle der traumatisierten und dissoziierten Kind-Ego-States signalisieren die schwer verletzten Grundbedürfnisse, als Mädchen in seinen Körpergrenzen, in seiner noch kindlichen Sexualität und in seiner Würde respektiert zu werden. Die Kind-Ego-States haben den tiefen Wunsch, der schrecklichen sexuellen Gewalt zu entkommen und wieder bei sich selbst und einer eigenen psycho-physischen Integrität anzukommen.

Körpererleben der Kind-Ego-States

Das Körpererleben der Kind-Ego-States ist von einer massiven Lähmung, Erstarrung und zugleich durch eine blockierende Überflutung insbesondere von Beschämung und Ohnmacht geprägt. Manchmal kommt die eigene physiologisch ganz normale, aber höchst verwirrende sexuelle Erregung dazu. Wir können gar nicht genug betonen, dass beim sexuellen Missbrauch die körperliche Identität und Integrität des Kindes oder Jugendlichen tief verletzt wird.

Beteiligte Täter- oder Täterinnen-Introjekte

Wir haben hier das destruktive, insbesondere intrusive Täter-Introjekt des missbrauchenden und ausbeuterischen Großvaters, aber auch die internalisierten Ego-States des zugewandten, verwöhnenden Großvaters. Neben der unmittelbaren Traumatisierung durch die sexuelle Gewalt führen diese widersprüchlichen Täter-Introjekte die Kind-Ego-States in eine lähmende Double-bind-Konstellation, die die Kind Ego-States ein weiteres Mal ohnmächtig macht.

Mittäter- oder Mittäterinnen-Introjekte

Mittäter werden vor allem die Eltern, die die durchaus sichtbaren Anzeichen des sexuellen Missbrauchs durch den Großvater nicht sehen wollten. Diese Mittäter- und Mittäterinnen-Introjekte üben gegenüber den traumatisierten und dissoziierten Kind-Ego-States weiterhin Verrat aus.

Bewältigungsreaktion und Skript der Kind-Ego-States

Zunächst sorgt der Körper des Mädchens durch Abwehrreaktionen wie Ekel, Erstarrung und Freezing für das psycho-physiologische Überleben, dann setzen Skriptantworten ein, die in den Kind-Ego-States gespeichert sind, zum Beispiel: »Ich will so etwas nie mehr erleben, deshalb will ich keine körperliche Nähe.«

Die Klientin entwickelt auf Grund der sexuellen Gewalt eine K-PTBS, die, wie oben beschrieben, ihr ganzes Körper-, Lebens- und Selbstgefühl schwer beeinträchtigt, ohne dabei die chaotischen Prozesse der Borderline-Störung zu zeigen.

Borderline-Persönlichkeitsstörungen

Bei der Borderline-Störung ist die Betroffene auf Grund einer sehr schweren komplexen Traumatisierung auf der Strukturebene massiv gestört und instabil. Dies zeigt sich dann in den extremen Beziehungsproblemen mit anderen und sich selbst.

Ich will in diesem Rahmen nur die wichtigsten Symptome benennen (ausführlich dazu Bohus, 2019; Bohus & Lieb, 2019):

- Intensive, meist instabile, destruktive und daher häufig wechselnde Beziehungen;
- existentielle Angst vor dem Verlassenwerden und destruktive Versuche, dies zu vermeiden; oft Angst vor Leeregefühlen oder Erleben einer inneren Leere;
- Instabilität des Selbsterlebens und der Identität zwischen grandioser Selbstüberschätzung und Selbsthass;
- mangelnde Regulation von Gefühlen und Bedürfnissen, auffällig sind dabei intensive Wut- und Hassgefühle und eine ausgeprägte Impulsivität;
- selbstdestruktives Verhalten wie riskantes Sexualverhalten, Substanzmissbrauch und Selbstverletzungen;
- häufig Suizidandeutungen oder -drohungen oder auch suizidale Handlungen.

Bei der Borderline-Störung haben wir ganz ähnliche traumatisierte und dissoziierte Kind-Ego-States und ebenso massiv-destruktive Täter- und Täterinnen-Introjekte wie bei der K-PTBS. Die Überlebens- und Skriptschlussfolgerungen sind allerdings andere als bei der K-PTBS und sind Ausdruck einer massiven Bindungsstörung und eines intensiven Hassgefühls: »Auf nichts und niemand kann ich mich verlassen, deshalb zerstöre ich alle Beziehungen«, »Ich hasse alle, deshalb vernichte ich alle Beziehungen« und »Weil ich nichts bin, hasse ich auch mich und vernichte mich selbst«.

Die tiefe Sehnsucht der Kind-Ego-States zeigt sich immer wieder in der Idealisierung der anderen und in der eigenen Grandiosität: »Ich wünsche mir so sehr einen idealen Menschen, aber den gibt es doch nicht. Deshalb zeige ich ihm, dass er doch auch böse ist« und »Ich will doch so gut sein, aber eigentlich bin ich selbst böse und nichts wert«.

Diese traumatisierten und dissoziierten Kind-Ego-States agieren zwischen einer Idealisierung der anderen und der eigenen Grandiosität einerseits und dem vernichtenden Hass auf andere und sich andererseits. Die scheinbar normalen Kind-Ego-States und die Erwachsenen-Ego-States sind in ihrer Funktion massiv eingeschränkt, so dass die selbstdestruktiven Kind-Ego-States und die höchst destruktiven Täter- oder Täterinnen-Introjekte ungebremst in einer chaotischen Dynamik agieren.

Theoretische und neurobiologische Hintergründe

Ätiologische Krankheitsmodelle psychischer Probleme und Störungen

Wir haben in diesem Kapitel gesehen, wie die biografischen Erfahrungen und damit die Kind-Ego-States im Zusammenspiel mit den internalisierten Ego-States zum Entstehen der beschriebenen Störungen und psychischen Erkrankungen beitragen. Es soll jedoch nicht der Eindruck entstehen, dass darüber nun alle Ursachen einer psychischen Störung erfasst und erklärt werden. Vielmehr stellen der Ego-State-Ansatz und die Innere-Kind-Arbeit wichtige Aspekte im Rahmen eines integrativen multifaktoriellen Entstehungsmodells bereit, das ich hier nur ganz kurz vorstellen will:

Psychotherapeutische Ansätze und ihre Ätiologiemodelle

Zunehmend werden die verschiedenen psychologischen und psychotherapeutischen Ansätze integriert, da jeder dieser Ansätze einen wichtigen Aspekt, aber nicht eine Gesamtschau der Entstehung von Störungen bietet:

- Die biologisch-psychiatrische Ätiologie führt Störungen im Wesentlichen auf Veränderungen im Gehirn, besonders auf den Transmitterstoffwechsel zurück.
- Der psychoanalytisch-psychodynamische Ansatz führt Störungen auf destruktive biografische Erfahrungen zurück, so dass neurotische Störungen durch unbewusste Konflikte und schwere Störungen durch Strukturstörungen entstehen.
- Die humanistischen Ansätze sehen die Blockierung personaler Wachstumsprozesse als Hintergrund für psychische Störungen.
- Die Kognitive Verhaltenstherapie führt Störungen auf frühe und aktuelle Lernprozesse und ungünstige kognitive Schemata zurück.
- Die systemischen Ansätze sehen destruktive Strukturen und Kommunikationsmuster in der Herkunftsfamilie und im aktuellen System der Familie, der Schule oder des Berufs als Hintergrund für Störungen an.

Dies ist sicherlich eine vereinfachte, keineswegs vollständige Übersicht der unterschiedlichen Ansätze. Sie zeigt aber eindeutig, dass zur Erklärung der Entstehung von psychischen Störungen zweifelsohne diese Ansätze integriert werden müssen. Der Ego-State-Ansatz und die Innere-Kind-Arbeit können hierfür eine verbindende Brückenstellung einnehmen.

Multifaktorielles Entstehungsmodell psychischer Störungen

Psychische Störungen sind komplexe Prozesse des komplexen Persönlichkeitssystems eines betroffenen Menschen, das in komplexen systemischen Umweltzusammenhängen steht. Diese Einsicht führt unausweichlich zu einem komplexen multifaktoriellen Ätiologiemodell psychischer Störungen, vereinfacht oft als Diathese-Stress-Modell oder Vulnerabilitäts-Stress-Modell bezeichnet. Ich benenne hier noch einmal – ebenfalls nicht vollständig – die wichtigsten Elemente dieses Modells:

- Genetische und biologische Ausstattung des Menschen;
- genetisch vorgeprägtes Temperament des Säuglings;
- prägende förderliche oder destruktive biografische Erfahrungen in Schwangerschaft, Geburt, Kindheit und Jugend;
- transgenerationale Weitergabe von Belastungen und epigenetische Prozesse;
- entwicklungspsychologische Prozesse und kritische Entwicklungsübergänge;
- systemisch relevante Kontexte in Kindheit und Jugend wie zum Beispiel Familie und Erziehungsinstitutionen wie Kindertageseinrichtung oder Schule;
- kritische, insbesondere traumatisierende Lebensereignisse;
- aktuelle, auslösende Ereignisse der manifesten Störung: aktuelle oder chronische Stressoren;
- biografisch erworbene funktionale, fehlende oder dysfunktionale Copingfähigkeiten;
- aufrechterhaltende innere und äußere Strukturen und Systeme.

Die Innere-Kind-Arbeit setzt besonders bei den biografischen Erfahrungen der Betroffenen und bei den aktuellen Auslösebedingungen einer Störung an.

Dabei ist das Konzept der internalen Systemeinheiten von Kind-Ego-State und internalisierten Ego-States im Gesamtsystem einer Persönlichkeit gewissermaßen der Kreuzungspunkt, an dem sich die verschiedensten psychotherapeutischen Ansätze treffen.

KAPITEL 8

Wie das Innere Kind versorgt und genährt wird

Beelterungsarbeit als Basis der Inneren-Kind-Arbeit

Fallbeispiel 1

In den ersten beiden Sitzungen mit der zwanzigjährigen Klientin, deren Großmutter starb, als sie acht Jahre alt war (vgl. S. 9), kläre ich anamnestisch die biografische Situation des Mädchens ab. In der dritten Sitzung üben wir einige Methoden zur emotionalen Stabilisierung wie das Ausatmen der Trauer ein. Dann vereinbaren wir die Innere-Kind-Arbeit mit dem Mädchen von damals. Ich gebe ihr am Ende dieser Sitzung die Aufgabe mit, sich zu überlegen, was das Mädchen in ihrer Angst um ihre krebskranke Großmutter und in ihrer Trauer um die dann verstorbene Großmutter damals gebraucht hätte. In der vierten Sitzung besprechen wir diese Frage sehr genau. Wenn dabei die Trauer auftaucht, bitte ich die Klientin, sich dieses Mädchen vorzustellen, um dann gemeinsam zu überlegen, was das Mädchen jetzt braucht. In der fünften Sitzung lasse ich die Klientin eine Szene mit dem trauernden Mädchen imaginieren. Die Klientin sieht, wie das Mädchen am Grab ihrer Großmutter steht und weint. Nun bitte ich die Klientin, als erwachsene Frau mit meiner Unterstützung in diese imaginierte Szene zu diesem Mädchen zu gehen, das Mädchen zu halten, das Abfließen der Trauer zu ermöglichen und das Mädchen zu trösten.

Die hier gezeigte Beelterungsarbeit gehört zur Erstversorgung der Klientinnen und der betroffenen Kind-Ego-States in den ersten Sitzungen. Die Beelterungsarbeit stellt die wichtige und unabdingbare Grundlage jeder Arbeit mit dem Inneren Kind dar. Erst wenn diese Grundversorgung der leidenden Kind-Ego-States erlebt wird und für den weiteren Verlauf der Beratung oder Therapie zur Verfügung steht, können die weiteren Schritte der Inneren-Kind-Arbeit erfolgen. Die Beelterung braucht es auch, wenn im Verlauf der Inneren-Kind-Arbeit ganz notwendige Phasen der Destabilisierung auftreten oder auch erst später frühe Traumatisierungen und damit traumatisierte und dissoziierte Kind-Ego-States auftauchen.

Grundinformationen

10 zentrale Basics zur Beelterungsarbeit als Erstversorgung des Inneren Kindes

Die wichtige Erstbeelterung hat verschiedene Funktionen, auch für die weitere Innere-Kind-Arbeit:

- Emotionsregulation und Stabilisierung des Klienten durch die Erstbeelterung
  Zunächst wollen wir mit der Erstbeelterung die Emotionen der betroffenen Kind-Ego-States tröstend halten und damit regulieren. Dies trägt auch zur Stabilisierung des Klienten bei, die für die weitere Innere-Kind-Arbeit so wichtig ist.
- Positives Erleben der Inneren-Kind-Arbeit
  Die Klientinnen erleben mit der Beelterung schon früh eine erste positive Wirkung der Inneren-Kind-Arbeit. Diese Erfahrung stimmt zuversichtlich und motiviert für die Weiterarbeit mit dem Konzept des Inneren Kindes.
- Herstellen einer ersten positiven Beziehung zu den betroffenen Kind-Ego-States
  Klienten haben in aller Regel keine oder meist eine abwertend-destruktive Beziehung zu ihren Kind-Ego-States, weil sie sich ihnen gegenüber ähnlich verhalten wie die internalisierten Ego-States. Mit der Erstbeelterung werden Klienten angeleitet, in eine erste positive Beziehung zu ihren Kind-Ego-States zu gehen.
- Fähigkeit des Beelterns und Versorgens entdecken und entwickeln
  Bei der Beelterungsarbeit sollen nun auch die Klienten in ihrem Erwachsenen-Ego-State selbst aktiv diese Erstversorgung ihrem Kind-Ego-State gegenüber ausüben. Gerade bei Klienten, die einen frühen Beziehungsabbruch oder eine Vernachlässigung erlebt haben, müssen wir aber die Fähigkeit zur Selbstbeelterung wie in einer Elternschule einüben.
- Abwehr der Beelterungsarbeit durch die Kind-Ego-States
  Die Beelterung durch den Therapeuten oder dann auch durch die eigenen Erwachsenen-Ego-States ist den Kind-Ego-States fremd. Sie wehren deshalb die Beelterung häufig ab, auch weil das ihrem eigenen Skript widerspricht. Die

Abwehr wird als Teil des Skriptes gewürdigt, um dann herauszuarbeiten, wozu es für die Kind-Ego-States wichtig war und noch ist, keine Zuwendung oder Nähe zuzulassen. Neurotisierte Kind-Ego-States beispielsweise fühlen sich oft nicht wert genug, solch eine Zuwendung zu erhalten; für bindungsgestörte Kind-Ego-States ist eine fürsorgliche Beelterung zu nahe und deshalb gefährlich.

- Fähigkeit, nährende und fürsorgliche Zuwendung zuzulassen
  Hinter der Abwehr des Skriptes warten in aller Regel bedürftige Kind-Ego-States, die sich nach beelternder Nähe und Zuwendung sehnen. Wir sprechen diese bedürftigen Kind-Ego-States in ihrer Sehnsucht an, so dass sie sich für die Beelterung öffnen können. Meist ist dazu auch eine zumindest teilweise Bearbeitung des Skriptes, mit dem die Kind-Ego-States die Zuwendung ablehnen, nötig (vgl. Kapitel 13).
- Abwertung der Beelterung durch internalisierte Ego-States
  Oft ist die Abwehr der Beelterungsarbeit mit solchen Sätzen verbunden: »Das hat das Kind nicht verdient« oder »Das braucht das Kind doch nicht«. Das sind in aller Regel die Sätze von destruktiven internalisierten Ego-States. Wir können hier bei ihnen um Zustimmung für die Erstbeelterung werben, um von ihnen zunächst eine probeweise Erlaubnis für die Erstbeelterung zu erhalten. Sollte dies nicht möglich sein, dann müssen wir in die Auseinandersetzung mit den internalisierten Ego-States treten. Dies ist bei Täter- und Täterinnen-Introjekten praktisch immer der Fall.

Bitte beachten!
Bei schweren Komplex-Traumatisierungen gibt es immer auch Täter- oder Täterinnen-Introjekte, die die Erstbeelterung der traumatisierten Kind-Ego-States sabotieren oder die Kind-Ego-States bestrafen, falls diese die Beelterung annehmen. Dann geht es dem Klienten nach einer an sich hilfreichen Beelterung unerwartet schlechter. Deshalb müssen wir uns bei schweren Traumatisierungen vor der Beelterungsarbeit zuerst mit dem internalisierten Täter auseinander setzen (vgl. Kapitel 11).

- Die Beelterung durch die Beraterin oder Therapeutin
  Zunächst nehmen wir als Therapeutinnen und Berater eine elterliche Haltung ein, in der wir uns gegenüber den Klienten fürsorglich, verständnisvoll und unterstützend verhalten. Damit werden die Kind-Ego-States auf der Prozessebene von der Therapeutin beeltert, ohne dass dies explizit ausgesprochen wird. Die Beelterung geschieht also auch auf der Beziehungsebene, die von der

Therapeutin bewusst zunächst elterlich-fürsorglich gestaltet wird. Das zeigt sich nonverbal auch beispielsweise in einer haltenden Stimme und haltenden Gesten.

> **Bitte beachten!**
> Neben der beelternden Haltung der Therapeutin braucht es von Anfang an auch die erwachsene Position der Therapeutin, aus der heraus die Erwachsenen-Ego-States der Klienten angesprochen und damit auch installiert und gehalten werden. Die erwachsene Position wird durch Fragen, Information und konkrete Handlungsimpulse wie verhaltensorientierte Hausaufgaben ausgeübt. Die Bedeutung der therapeutischen Erwachsenenhaltung wird im Verlauf der Therapie verstärkt, während die elterliche Haltung sukzessive zurückgenommen und den Erwachsenen-Ego-States der Klientin übertragen wird.

- Beelterung durch die Erwachsenen-Ego-States des Klienten
  Im Erwachsenen-Ego-State der Klientinnen gibt es in aller Regel die Fähigkeiten, sich und andere zu versorgen, zu nähren und zu begleiten. Wir rufen diese Ressourcen durch einfache Fragen nach elterlichen Fähigkeiten ab. Der Erwachsenen-Ego-State übernimmt dabei elterliche Aufgaben und Funktionen mit haltenden, fürsorglichen und tröstenden Qualitäten.
- Beelterung durch verschiedene Ressourcengestalten
  Sollten die Klienten in ihren Erwachsenen-Ego-States nicht oder noch nicht zur Beelterung fähig sein, können wir auch andere Ressourcengestalten einsetzen. Manchmal sind diese Ressourcen-Ego-States auch hilfreicher, weil sie imaginierte größere Fähigkeiten besitzen als der Therapeut oder die Erwachsenen-Ego-States.

Methodik der Inneren-Kind-Arbeit

Kreation und Aktivierung von Ressourcen-Ego-States

Für die Innere-Kind-Arbeit brauchen wir Ressourcen-Ego-States als positive Elterngestalten, als Helfer und Retter für die Kind-Ego-States und als starke Kontrahenten gegenüber den destruktiven internalisierten Ego-States, insbesondere gegenüber den Täter- und Täterinnen-Introjekten.

Ich nenne hier die wichtigsten Ressourcen-Ego-States und Ressourcengestalten sowie die Methoden, wie wir sie installieren können (Fritzsche, 2013):

- Fürsorgliche und nährende Ressourcen-Ego-States von realen Personen:
  In aller Regel gibt es auch in einer sehr destruktiven Kindheit positive fürsorgliche Personen, zum Beispiel Großeltern, Erzieherinnen, Lehrerinnen oder die Eltern von Freunden, die ebenfalls internalisiert wurden und als positive elterliche Ressourcen-Ego-States abgespeichert sind. Wir leiten die Klienten an, in einer Tiefenentspannung oder Trance diese realen Personen aus ihrer Kindheit auftauchen zu lassen, Kontakt mit ihnen aufzunehmen und diese dann um Mithilfe zu bitten.
- Reale bewunderte Personen als Modelle für Ressourcen-Ego-States:
  Wir fragen die Klienten, welche berühmten Personen wie Sportler oder andere Berühmtheiten sie als Kind oder heute als Erwachsene bewundern, und arbeiten die Stärken dieser Personen heraus. Wir können dann diese Stärken in ein Symbol wie zum Beispiel einen großen Baum mit starkem Stamm und schützender Baumkrone übersetzen. Dann arbeiten wir mit diesem Symbol oder aber mit dem imaginierten Bild der bewunderten Person als Ressourcengestalt.
- Imaginativ elterliche Helfer-Ego-States aktiv kreieren:
  Wir sammeln mit den Klientinnen die Eigenschaften einer idealen Mutter oder Großmutter, eines idealen Vaters oder Großvaters und lassen sie dann diese idealen Elterngestalten imaginieren oder wir übersetzen sie wieder in ein Symbol wie zum Beispiel starke haltende Arme.
- Innere Energien als Ressourcen aktualisieren und imaginieren:
  Wir können davon ausgehen, dass es im menschlichen Organismus evolutionsbiologisch angelegt immer auch Überlebenskräfte und -energien gibt, die wir über Begriffe wie die innere Stärke, die innere Kraft oder die innere Schönheit den Klienten zugänglich werden lassen (Fritzsche, 2013). Wir erklären den Klienten zum Beispiel die Idee der inneren Stärke und bitten sie dann diese im Körper zu spüren und sie sich über den Körper ausbreiten zu lassen. Wir können sie aber auch die innere Stärke wieder als Gestalten imaginieren lassen, zum Beispiel als starke Tiere wie ein Löwe oder listige und lebenskluge Tiere wie ein Fuchs oder als Tiere, die Leichtigkeit vermitteln, wie ein Schmetterling.
- Archetypische und spirituelle Rettergestalten:
  Gerade bei schwer bindungsgestörten, traumatisierten und dissoziierten Kind-Ego-States sollten wir nicht konkrete Ressourcengestalten für die Beelterungsarbeit und die weiteren Prozessschritte, sondern archetypische und spirituelle Helfergestalten wählen lassen. Bei traumatisierten Klientinnen tauchen aus dem Raum des Unbewussten neben den Tiergestalten oft Engel oder Licht-

gestalten, bei religiösen Menschen Maria, Christus oder Buddha als Ressourcenfiguren auf. Wir können die Klienten einladen, auch archetypische Gestalten wie die innere Heilerin, den alten Weisen oder den jugendlichen kämpferischen Helden zu imaginieren.
Die archetypischen und spirituellen Ressourcengestalten können im Unterschied zu konkreten Helfergestalten nicht mehr erneut enttäuschen und damit retraumatisieren, zudem werden sie in aller Regel als stärker als andere Ressourcengestalten erlebt.

Bei allen Ressourcen-Ego-States und Ressourcengestalten ist es wichtig, dass die Klientinnen zu ihnen einen gut spürbaren Kontakt aufnehmen, die Kräfte dieser Ressourcengestalten körperlich spüren und im Körper verankern, damit diese dann zum Beispiel bei der Bergung der traumatisierten Kind-Ego-States oder bei der Depotenzierung der Täter- und Täterinnen-Introjekte sicher zur Verfügung stehen.

10 grundlegende Interventionen

Die Erstbeelterung

Die Erstbeelterung wendet sich nun also dem zu beelternden Kind-Ego-State, der zum Beispiel tief verwirrt oder verstört ist, zu. Ich erinnere noch einmal, dass wir das im Gespräch oder in der Imagination machen können.

Im Gespräch fragen wir die Klientin, welche Person für das trauernde Mädchen hilfreich gewesen wäre und was das Mädchen zunächst an Beelterung und Zuwendung gebraucht hätte. Wir fragen dann weiter, wie es dem Mädchen gegangen wäre oder jetzt wohl geht, wenn die Klientin sich als erwachsene Frau mit meiner Unterstützung als Therapeut ihm jetzt zuwendet. Intensiver als über das Gespräch ist die Beelterung jedoch über die Imagination, die wir am besten in einer Tiefenentspannung oder Trance durchzuführen. Dabei legen wir den Prozess dialogisch an, indem wir die Klientin auch in der Trance befragen und sie auch in Trance Rückmeldungen zum Prozess gibt. Damit können wir die Klienten prozessnah begleiten.

Ich beschreibe nun den Beelterungsprozess in Form eines imaginativen Prozesses:

- Vorbereitung und Vertrag für die Erstbeelterung
  Wir erläutern der Klientin die Ziele und das Vorgehen des ersten Beelterns und erbitten die Zustimmung zu diesem Prozess. Dann klären wir zunächst im Gespräch, welcher Kind-Ego-State jetzt als Erstes beeltert werden soll. Schließlich bitten wir die Klientin, über einige tiefe Atemzüge in eine Tiefenentspannung oder Trance zu gehen.
- Erinnern und Visualisieren des relevanten Kind-Ego-States
  Wir bitten die Klientin, sich den zu beelternden Kind-Ego-State in seiner Verwirrung, Ohnmacht oder Trauer vorzustellen: »Lassen Sie jetzt dieses trauernde und aufgelöste Mädchen vor Ihrem inneren Auge oder auf der Inneren Bühne entstehen. Schauen Sie das Mädchen liebevoll an und machen Sie sich klar, dass dieses Mädchen jetzt Ihre direkte Hilfe braucht.«
- Wahrnehmung des Kind-Ego-States in seinen Gefühlen und Validierung seiner Erfahrungen und Gefühle
  Wir bitten die Klienten, nun den Kind-Ego-State in seiner Körperhaltung, Mimik und Gestik genau wahrzunehmen, um die Gefühle des Kind-Ego-States zu erspüren und sie zu validieren: »Ich sehe, dass dein Kopf eingesunken ist und deine Tränen fließen. Ja, du bist sehr traurig, eben weil deine Oma gestorben ist. Da ist es genau richtig, traurig zu sein.«
  In der Erstbeelterung geht es zunächst um die offensichtlichen Gefühle der Kind-Ego-States wie Schmerz, Trauer, Verwirrung, Verzweiflung, Alleinsein und Ausgeliefertsein. Ziel ist es, den Kind-Ego-State durch Zuwendung und Halten zu beruhigen, zu trösten und Zuversicht zu vermitteln.
- Wahrnehmung der Bedürfnisse des Kind-Ego-States
  Die Klienten werden gebeten, nun hinter den wahrgenommenen Gefühlen die Bedürfnisse des betroffenen Kind-Ego-States zu spüren und zu erschließen. Die Schlüsselfrage an die Klienten lautet hier: »Was hätte das Kind damals unmittelbar, sozusagen als erste Hilfe gebraucht?« Man kann diese Frage auch präsentisch stellen: »Wenn Sie Ihr Kind so mit seinen Gefühlen sehen, was braucht dieses Kind jetzt von Ihnen?«
  Häufig ist die Antwort auf diese Frage den Klientinnen intuitiv klar, ebenso häufig zeigt aber auch der Kind-Ego-State zum Beispiel durch eine Geste, oft nur durch ein oder zwei Worte, was er jetzt braucht.
- Intuitive elterliche Impulse des Erwachsenen-Ego-States oder Ressourcen-Ego-States
  Wir laden nun die Klientin in ihrem Erwachsenen-Ego-State ein, bei sich zu spüren, welche spontane intuitive Betroffenheit und daraus folgend welcher

spontane Hilfeimpuls auftaucht: »Was würden Sie jetzt ganz spontan für dieses traurige Mädchen tun? Welchen Impuls spüren Sie jetzt?« Wenn die Klientin im Moment noch nicht fähig oder bereit dazu ist, kann man sie fragen, was eine ideale Eltern- oder Helfergestalt jetzt für den Kind-Ego-State tun würde.

- Durchführung der Beelterung durch den Erwachsenen-Ego-State oder eine Helfergestalt
  Nun leiten wir die Klientin an, in der Imagination als Erwachsene zu dem leidenden Kind-Ego-State zu gehen und die intuitiv erspürte Beelterungsaktion durchzuführen: »Gehen Sie als erwachsene Frau zu dem traurigen Mädchen, nehmen Sie es in die Arme und trösten Sie es, so wie es für Sie und das Mädchen stimmt.«
  Falls dies noch nicht möglich ist, wird eine andere elterliche Helfergestalt aktiviert: »Schicken Sie jetzt Ihre liebevolle Tante zu diesem traurigen Mädchen. Und schauen Sie, wie sie das Mädchen jetzt tröstet.«
  In aller Regel läuft dieser Prozess über die Tiefenentspannung oder Trance intuitiv und damit unwillkürlich ab.
- Konkrete Impulse zur Unterstützung der Beelterung
  Nicht selten braucht es weitere konkrete Anleitungen, wie der Erwachsenen-Ego-State die Beelterung umsetzen kann: »Nehmen Sie das Kind in die Arme. Sagen Sie ihm, dass es schlimm war und sich noch schlimm anfühlt. Sind Sie jetzt diesem Kind nahe, halten Sie es fest in Ihren Armen, so dass sich das Kind gehalten und geborgen fühlen kann.«
- Beelterung durch den Kind-Ego-State spüren lassen
  Während des Beelterungsprozesses wird immer wieder gefragt, wie es dem Kind-Ego-State mit der elterlichen Zuwendung geht. Wir können hier den Erwachsenen-Ego-State oder aber den Kind-Ego-State direkt per »Du« befragen: »Wie geht es dem Mädchen, wenn die Tante es in die Arme nimmt?«, oder aber direkt: »Wie geht es dir, wenn deine Tante dich in die Arme nimmt? Was spürst du, wenn sie dir sagt, dass das schlimm war?«
  Hier sollten wir die Kind-Ego-States anleiten, das Erlebte intensiv wahrzunehmen und im und über den Körper zu spüren: »Spüre in deinem Körper, wie gut es tut, wenn deine Tante dich in ihren Armen hält.«
- Abschluss der Beelterungsarbeit – Bringen an den schützenden und haltenden Ort
  In aller Regel beruhigt sich der beelterte Kind-Ego-State, schmiegt sich dann sehr nahe an den Körper des Erwachsenen-Ego-States und kann sich ganz in dessen Umarmung begeben. Häufig schluchzt der Kind-Ego-State in den

Armen des Erwachsenen-Ego-States noch einmal tief, um dann ruhig zu atmen und die Körperspannung aus dem Körper gehen zu lassen. Manchmal zittert das Kind gegen Ende des Prozesses noch einmal, um dann einzuschlafen.
Nun wird die Klientin gebeten, das Kind an den vereinbarten schützenden und haltenden imaginativen Ort zu bringen und noch eine Weile dort an diesem Ort zu bleiben, um zu sehen, wie sich die Beelterungsarbeit dort über die besonderen Qualitäten des schützenden und haltenden Ortes weiter fortsetzt.

- Auswirkungen auf aktuelles Erleben und Problem
  Wir bitten dann die Klientin, aus der Tiefenentspannung zurückzukommen und sich im Raum zu reorientieren. Dann empfehlen wir der Klientin, in den nächsten Tagen darauf zu achten, wie es dem nun beelterten Kind-Ego-State und ihr selbst geht. Wir unterstellen dabei, dass die Beelterungsarbeit auch erste positive Auswirkungen auf das beklagte Problem oder die Symptomatik haben wird. Die zwischenzeitlichen Erfahrungen mit der Beelterung werden dann zu Beginn der nächsten Sitzung entweder freudig begrüßt oder bei Schwierigkeiten die Beelterung noch einmal bearbeitet.

Möglicherweise gibt es mehrere Kind-Ego-States, die eine Erstbeelterung benötigen. Dann werden diese in der nächsten Sitzung beeltert.

Vertiefung und Weiterführung I

Körperorientierte Beelterungsarbeit mit den Kind-Ego-States

Weil für Kinder und Jugendliche das körperliche Erleben so wichtig ist, muss die Beelterungsarbeit immer auch auf der körperlichen Ebene angesiedelt sein. Gerade auch übergriffige Traumatisierungen wirken massiv destruktiv auf das Körpererleben und das Körperselbst von Kindern. Deshalb müssen wir in der Inneren-Kind-Arbeit in jedem Fall den Körper der betroffenen Kind-Ego-States einbeziehen (Zanotta, 2018; Hartman, 2015). Diese körperbezogene Innere-Kind-Arbeit beginnt schon bei der Erstbeelterung und wird auch in den weiteren Schritten durchgeführt.

Die körperlich erlebbare Beelterungsarbeit stellt noch keine direkt veränderungsorientierte Körperarbeit mit Kind-Ego-States da (siehe dazu Kapitel 11), sondern vermittelt über den Körper spürbare Nähe und Halt:

Imagination der körperlichen Nähe durch den Erwachsenen-Ego-State oder einen Ressourcen-Ego-State

Wir gestalten die Erstbeelterung und später auch die weiteren heilsamen Schritte immer auch auf der körperlichen Ebene, indem wir die Klienten oder die Ressourcengestalten in der Imagination bitten, das Kind zu halten, liebevoll zu drücken oder zärtlich zu berühren.

Haltegeste formen lassen

Wir bitten die Klienten den körperlichen Halt in der Imagination nun auch als Körpergeste mit den Armen zu bilden: »Wie möchten Sie den Jungen halten? Zeigen Sie ihm das jetzt als Geste mit Ihren Armen, so als würden Sie ihn jetzt konkret umarmen.« Sehr häufig halten die Klienten beispielsweise ganz junge Kind-Ego-States wie einen Säugling wiegend in ihren Armen.

Wechselseitige Berührung spüren lassen

Den Prozess der imaginativen Körperarbeit unterstützen wir laufend, indem wir den Klienten und die Kind-Ego-States bitten, jetzt die Berührung körperlich zu spüren: »Was spüren Sie in Ihrem Körper, wenn Sie dem Jungen übers Haar streicheln?« »Was spürst du in deinem Körper, wenn dich die erwachsene Birgit über deine Haare streichelt?« Auch über die imaginierte körperliche Berührung wird Oxytocin ausgeschüttet, das zur Beruhigung führt (Brisch, 2019).

Körperliche Wärme spüren und spüren lassen

Wir laden die Klientinnen ein, in der Bauchregion oder in der Herzgegend Wärme zu spüren und diese Wärme dem Kind-Ego-State zu vermitteln: »Lassen Sie Ihre Körperwärme zu diesem traurigen Mädchen fließen und spüren Sie, wie das tröstet.« Manchmal braucht ein erhitzter, fiebernder Kind-Ego-State aber auch eine lindernde Abkühlung.

Synchronisation von Herz- und Atemrhythmus

Wir bitten die Klienten, den Herz- und Atemrhythmus ruhig und langsam werden zu lassen und dies den Kind-Ego-State in der Umarmung spüren zu lassen, so dass sich auch der Herzschlag und Atem des Kind-Ego-States synchronisieren und beruhigen können: »Lassen Sie jetzt Ihren Herzschlag und Atem ruhig werden. Lassen Sie dies das Kind in Ihren Armen spüren, so dass auch der Herzrhythmus und der Atem Ihres Inneren Kindes ganz ruhig werden.«

Haltende Selbstberührung als Halten des Kind-Ego-States

Wir bitten Klientinnen die Arme um sich zu legen oder sich selbst zu streicheln, so als würden sie damit das Innere Kind umarmen oder streicheln. Gegenüber der Berührung durch die Therapeutin hat dies den Vorteil, dass es eine eigene Aktivität der Klientin für den Kind-Ego-State ist und dass es zu keinen missverständlichen Übertragungsgefühlen gegenüber der Therapeutin kommen kann.

Haltende Berührung durch Therapeutin

Wir können nun auch die Klientin beelternd und haltend ganz behutsam zum Beispiel am Unterarm oder an den Schultern berühren. Davor müssen wir unbedingt die Zustimmung der Klientin einholen. Besondere Zurückhaltung ist bei einer gegengeschlechtlichen Konstellation in der Beratung oder Therapie geboten, weil wir die erotisch und sexuell getönte Übertragung nicht unterschätzen sollten.

Manchmal ist eine indirekte Berührung sicherer, indem wir der Klientin zum Beispiel eine wärmende Decke über die Schultern legen oder ein Kissen geben, damit sie dieses an die Wangen legen kann.

Bitte beachten!
Sowohl die imaginative Körperarbeit mit den Kind-Ego-States als auch die konkrete Berührung durch die Therapeutin brauchen äußerste Behutsamkeit. Wir fragen deshalb immer die Klienten und deren betroffene Kind-Ego-States, ob sie der behutsamen körperlichen Nähe in der Imagination oder in der konkreten Berührung durch die Therapeutin zustimmen können. Zeigen die Klientinnen nonverbal ein Zögern, dann unterlassen wir die Berührung. Gerade durch körperliche oder sexuelle Gewalt traumatisierte Klienten fürchten in ihren Kind-Ego-States, dass sich in der Berührung der körperliche Übergriff wiederholen könnte.

Guten Körperort für die Kind-Ego-States finden

Wir bitten die Klienten am Ende der imaginativen Körperarbeit mit den betroffenen Kind-Ego-States, den Kind-Ego-State nun an eine gute Körperstelle, meist das Herz oder der Brustkorb, gehen zu lassen und ihn dort gut zu verankern: »Lassen Sie jetzt dieses Kind in Ihr Herz wandern. Dort ist es gut aufgehoben. Wenn Sie möchten, legen Sie jetzt Ihre Hand auf Ihre Herzgegend, so dass sich Ihr Kind dort ganz geborgen fühlen kann.«

Diese Form der imaginativen, oft auch der direkten, aber sehr behutsamen Körperarbeit brauchen wir auch später in der Inneren-Kind-Arbeit, wenn wir zum Beispiel einen gekränkten oder verletzten Kind-Ego-State auch körperlich heilsam versorgen wollen.

Gesprächsbeispiel der Inneren-Kind-Arbeit

Die Erstbeelterung

Ich greife hier den Klienten aus Fallbeispiel 5 (S. 92) mit Panikattacken nach dem Verbrennungsunfall als Fünfjähriger auf:

Therapeut: »Ich möchte Sie heute anleiten, den Jungen zu versorgen, der sich in Ihren Panikattacken meldet. Wenn Sie jetzt zu Ihren Panikattacken hinspüren, welcher Junge taucht vor Ihnen auf einem Bildschirm auf? Sie können dabei die Augen schließen und einige tiefe Atemzüge nehmen.«
Klient nach einer Weile mit geschlossenen Augen: »Ich sehe den Jungen, wie er auf der Intensivstation liegt. Ich glaube, jetzt wacht er zum ersten Mal auf und ist ganz allein in seinem Bett mit den ganzen Schläuchen und Geräten.«
Therapeut: »Schauen Sie ihn liebevoll an. Wie geht es ihm?
Klient: »Er guckt voller Angst und weiß nicht, wo er ist.«
Therapeut: »Was braucht er denn jetzt, damit sich seine Angst lösen kann?«
Klient: »Dass jemand bei ihm ist.«
Therapeut: »Genau. Deshalb möchte ich Sie jetzt bitten, das Sie als erwachsener Mann mit meiner Hilfe in das Krankenzimmer dort auf dem Bildschirm hineingehen – ganz vorsichtig und behutsam.«
Klient nickt.
Therapeut: »Dann sagen Sie ganz leise: ›Berthold, ich bin jetzt da.‹«
Klient flüstert: »Berthold, ich bin jetzt da. Du bist nicht mehr allein.«
Therapeut: »Genau. Dann nehmen Sie einen Stuhl, setzen sich an das Bett und berühren ganz behutsam seine Schulter. Sagen Sie ihm: ›Berthold, es wird alles gut.‹«

In dieser Erstbeelterung taucht noch nicht der Junge auf, der den Unfall unmittelbar erlebt. Mit diesem Kind-Ego-State müssen wir dann später gesondert arbeiten. Hier in dieser Szene auf der Intensivstation beeltert der Erwachsene den Jungen mit seiner Präsenz, mit wenigen rituellen Sätzen und einer sehr vorsichtigen Körperberührung.

Vertiefung und Weiterführung II

Einladungen an die zunächst nicht zugänglichen Kind-Ego-States

Viele Kind-Ego-States sind zunächst für die Erstbeelterung und für die weiteren Schritte der Inneren-Kind-Arbeit nicht zugänglich, oft sind sie den Klienten noch gar nicht bewusst. Dies betrifft verdrängte bindungsgestörte oder neurotisierte und in besonderer Weise die traumatisiert-dissoziierten Kind-Ego-States.

Folgende Prozessschritte sind nötig, diese aus dem Bewusstsein verdrängten oder dissoziierten Kind-Ego-States trotz ihrer berechtigten Befürchtungen zum Auftauchen einzuladen:

Psychoedukation zu den unzugänglichen Kind-Ego-States

Wir erklären unseren Klienten, dass es gute Gründe gibt, warum manche Kind-Ego-States noch nicht bewusst zugänglich sind, wir sie aber gern zum Auftauchen einladen möchten, damit wir ihnen dann direkt helfen können.

Auseinandersetzung und Begrenzung der Täter-Introjekte

Da die nicht zugänglichen Kind-Ego-States sich oft vor den destruktiven Ego-States, besonders aber vor den Täter- und Täterinnen-Introjekten fürchten, müssen wir uns zuerst mit diesen destruktiven Ego-States auseinander setzen (vgl. Kapitel 11). In seltenen Fällen sind die destruktiven Ego-States auch bereit, das Auftauchen der bislang unzugänglichen Kind-Ego-States zumindest versuchsweise zu erlauben.

Würdigen der Schutzfunktion des Nichtauftauchens

Die Therapeutin anerkennt immer wieder explizit, dass das Verbleiben in der Verdrängung oder Dissoziation sinnvoll für die Kind-Ego-States war, auch wenn es heute nicht mehr nötig ist. Diese frühere Schutzfunktion und die heutige Angst und Sorge der Kind-Ego-States wird wieder ausdrücklich gewürdigt: »Ich kann gut verstehen, dass ein Teil des missbrauchten Jungen nicht auftauchen will, hatte er damals doch ganz zu Recht die Angst, dass der Täter ihn dann bestrafen wird.«

Zusage von Schutz und Sicherheit

Gegenüber den nicht zugänglichen Kind-Ego-States betonen wir immer wieder ausdrücklich, dass die Gefahr von damals durch die realen Täter und Täterinnen vorüber ist und die Täter-Introjekte von der Therapeutin begrenzt und entmachtet werden: »Der schlimme Täter von damals ist jetzt nicht mehr da, auch wenn es sich für dich noch so anfühlt. Ich werde diesen Täter von damals in die Schranken weisen, damit er dir heute nichts mehr anhaben kann.«

Erklären der Beelterungsarbeit und der weiteren therapeutischen Schritte

Wir erklären den nicht zugänglichen Kind-Ego-States, dass wir für sie mit der Erstbeelterung und den weiteren Schritten der Inneren-Kind-Arbeit Hilfreiches und Heilsames tun werden: »Wir, der Erwachsene und ich als Therapeut, wollen dir helfen. Dazu aber brauchen wir dich. Deshalb wäre es gut, wenn du auftauchen würdest.«

Wir greifen auch die Angst vor dem Aufbrechen von intensiven Gefühlen auf und sichern den Ego-States zu, dass wir diese Gefühle gut halten, damit sie abfließen und vergangen sein können. Dabei stellen wir in Aussicht, dass das sehr befreiend und heilsam sein wird.

Verborgener sicherer Ort als Zwischenstation

Wir schlagen noch unzugänglichen Kind-Ego-States vor, dass sie sich einen auch für die Therapeutin und den Erwachsenen-Ego-State verborgenen Ort aussuchen können, an dem sie ganz vorsichtig das Auftauchen erproben können. Dieser Ort ist dann eine Zwischenstation auf dem Weg in das Bewusstsein.

Offenes Fragen und Einladen in das Person-System

Da weder wir als Therapeuten noch die Klienten die nicht zugänglichen Ego-States kennen, fragen wir – am besten in einer Tiefenentspannung oder Trance – nun offen in das Person-System hinein: »Gibt es wichtige Innere Kinder, die aus guten Gründen bisher noch nicht auftauchen konnten? Wenn ja, möchten wir sie einladen, jetzt oder später aufzutauchen.«

Der Klient wird angewiesen, in der nächsten Zeit achtsam auf Signale dieser noch unzugänglichen Kind-Ego-States zu achten und sie dann einzuladen, auf die Innere Bühne zu kommen oder vor dem inneren Auge aufzutauchen.

Behutsame und achtsame Annäherung des Kind-Ego-States

Der nun auftauchende Kind-Ego-State darf ganz langsam und vorsichtig auftauchen und näher kommen. Die Klienten können sich vorstellen, dass dieser Kind-Ego-State noch ganz klein am fernen Horizont erscheint und langsam näher kommt. Der auftauchende Kind-Ego-State wird eingeladen, ganz genau auf die eigenen Gefühle zu achten und sich beim Näherkommen nicht zu überfordern. Wenn dann der auftauchende Kind-Ego-State nahe ist, kann die schon beschriebene Erstbeelterung einsetzen, sofern diese von ihm zugelassen wird.

Erlaubnis an die Kind-Ego-States, sich jederzeit zurückzuziehen

Wir erlauben den erstmals auftauchenden Kind-Ego-States, dass sie sich jederzeit wieder zurückziehen können, insbesondere dann, wenn die Angst vor den destruktiven internalisierten Ego-States oder vor den auftauchenden Gefühlen zu heftig wird.

Erlaubnis an die Kind-Ego-States, nicht aufzutauchen

Gerade bei schweren Komplex-Traumatisierungen werden möglicherweise manche dissoziierte Kind-Ego-States in der Dissoziation verbleiben. Wir anerkennen und würdigen dies ausdrücklich, zugleich bedauern wir dies: »Wir können gut verstehen, wenn manche Innere Kinder gar nicht auftauchen wollen. Das ist zwar schade, aber wir nehmen das so an.«

Liebevolle Botschaften an die in der Verdrängung oder Dissoziation verbleibenden Kind-Ego-States

Wir überlegen zusammen mit der Klientin, welche guten Botschaften den in der Verdrängung oder Dissoziation verbleibenden Kind-Ego-States dort helfen könnten. Wir bitten dann die Klientin, dies als Brief zu schreiben und ihn dem Kind-Ego-State in einer symbolischen Flaschenpost zu senden: »Ich schreibe dir, Inneres Kind, das noch nicht auftauchen kann oder will, dass ich dich sehr mag, auch wenn ich dich noch gar nicht kenne.«

Abschluss mit Impuls zur Achtsamkeit für spontan auftauchende Kind-Ego-States

Die Klienten werden eingeladen, in den Zeiten zwischen den Sitzungen darauf zu achten, in welchen kleinsten Zeichen bisher unbekannte Kind-Ego-States sich vorsichtig zeigen möchten. Oft geschieht das in Träumen oder in Tagphantasien. Natürlich zeigen sich die bisher unzugänglichen Kind-Ego-States im symptomatischen Verhalten, dort allerdings oft noch in destruktiver Weise (vgl. Kapitel 7).

Wir müssen bei allem therapeutischem Ehrgeiz akzeptieren, dass sich möglicherweise einige der verdrängten oder traumatisiert-dissoziierten Kind-Ego-States durch die hier beschriebenen Einladungen nicht zum Auftauchen bewegen lassen. Die Klienten müssen dann lernen, mit diesen unbekannt bleibenden Kind-Ego-States und den damit verbundenen Restsymptomen zu leben.

KAPITEL 9

Was hält und trägt das bindungsgestörte Innere Kind?

Die Arbeit mit den Bindungsstörungen des Inneren Kindes

Fallbeispiel 10

Die fünfzigjährige Patientin fühlt sich in ihrer Partnerschaft sehr häufig von großen Verlassenheitsgefühlen bedroht. Sie ist unsicher, ob die Therapie das Richtige für sie ist. Sie diskutiert dies mit mir immer wieder und schiebt damit die therapeutische Arbeit immer wieder hinaus.

Schon als Kleinkind hatte die Klientin mit ihrer depressiven Mutter mitgelitten. Sie selbst fühlte sich bei ihrer Mutter oft nicht versorgt und vernachlässigt. Später lösten die Suizidandeutungen der Mutter heftige Ängste bei dem achtjährigen Mädchen aus. Das Mädchen versuchte seine Mutter nicht unbeaufsichtigt zu lassen, sie zu trösten und aufzumuntern.

Ich thematisiere ihre Unsicherheit bezüglich der Therapie und stelle eine Beziehung zu ihrer Bindungsthematik her. Dann versichere ich ihr, dass wir uns um das vernachlässigte, aber auch überforderte Mädchen ganz sicher kümmern werden. Nun kann sie sich auf die Arbeit an ihrer Bindungsproblematik einlassen.

Die Klientin bringt von Anfang an ihre tiefgreifende Bindungsstörung in den Beziehungsprozess der Therapie mit ein. Hier reinszeniert sich die Bindungsstörung als Vorsicht gegenüber dem Therapeuten. Wie diese Klientin bringen praktisch alle Klienten ihre Bindungsthemen in die Beratung und Therapie mehr oder weniger massiv ein.

Grundinformationen

10 zentrale Basics zur Inneren-Kind-Arbeit am Bindungssystem

Die in Beratung und Therapie erfahrbare Bindung und Beziehung sind ein wesentliches Wirkmedium derselben. Wenn dieses entscheidende Medium aber von vornherein fehlt oder während des Prozesses gestört wird, wird auch die Basis für jede Beratung und Therapie gestört bis hin zu ihrem möglichen Abbruch:

- Bindungsthemen werden unbewusst in die Beratung oder Therapie mitgebracht
  Die Inneren-Kind-Ego-States bringen in aller Regel intensiv ihre Bindungsbedürfnisse und zugleich Bindungsenttäuschungen oder -verletzungen in die Beratung und Therapie mit. Auch bei anscheinend sicher gebundenen Klientinnen sollten wir fragen, ob es durch Abwertungen und andere destruktive Kindheitserfahrungen nicht zumindest zu einer Beeinträchtigung der Bindungsebene gekommen ist.
- Das Bindungsthema ist die implizite Prozessebene der Inneren-Kind-Arbeit
  Das mitgebrachte Bindungsthema der Klienten prägt die implizite und meist unbewusste Prozessebene der Inneren-Kind-Arbeit. Weil die Bindungsebene die emotionale Basis jeder Beratung und Therapie ist, müssen wir auf eine sichere und tragende Bindung zum Klienten achten.
- Die Autonomie als der dazugehörige Gegenpol
  Dem Bindungsthema müssen wir in der Inneren-Kind-Arbeit immer auch das Autonomiethema gegenüberstellen. Bindung und Autonomie sind die beiden Pole einer Grundthematik jeden Kindes und damit der heute in Beziehungen wirksamen Kind-Ego-States. Ist die Bindungsebene gestört, dann ist in aller Regel auch die Autonomieentwicklung der betroffenen Kind-Ego-States eingeschränkt oder misslungen. Auf der impliziten Ebene der Beratungs- oder Therapiebeziehung finden deshalb oft misslingende oder destruktive Autonomieversuche statt.
- Bindungsthemen zeigen sich als abhängig gebundene, unsicher gebundene, trauernd gebundene und unsicher-desorganisiert gebundene Bindungsstile
  Die Kind-Ego-States bringen Bindungsthemen in den schon beschriebenen vier Ausprägungen und Formen mit. Bei obiger Klientin gibt es eine Mischung aus einem unsicher gebundenen und über die Parentifizierung zugleich höchst gebundenen Bindungsmuster. Hier müssen wir zugleich an einer Lösung aus der Gebundenheit und an einer guten autonomen Bindungsfähigkeit arbeiten.

- Mehrere Bindungsthemen mit verschiedenen Bezugspersonen
Sehr häufig erleben Klienten mehrere, häufig widersprüchliche Bindungserfahrungen, die sie gegenüber verschiedenen Bindungspersonen entwickelt haben. Diese werden gleichzeitig oder nacheinander nun an der einen Person der Therapeutin reinszeniert. Die obige Klientin hat ihrer Mutter gegenüber eine vernachlässigende und zugleich parentifizierend-bindende Beziehung erlebt. Ihr Vater hat seine Tochter als Partnerinnenersatz gebunden und dabei idealisiert. Hier müssen wir zunächst mit den Kind-Ego-States an dieser verwirrenden Widersprüchlichkeit arbeiten, um dann beide Bindungserfahrungen mit Mutter und mit Vater zu lösen.
- Die Bindungsthemen zeigen Bindungsskripte der Kind-Ego-States
In ihren Beziehungsthemen zeigen die bindungsgestörten Kind-Ego-States auch ihre Bewältigungsreaktionen der frühen Bindungsstörung und der daraus folgenden Lebensskripte. Klienten versuchen dann die Bindungsskripte auch in der Beratung und Therapie als Lösungsversuch anzuwenden. Die Klientin in obigem Fallbeispiel 10 übernahm in der Therapie immer wieder auch Verantwortung für die Gefühle des Therapeuten. Hier müssen wir behutsam die Skriptschlussfolgerung konfrontieren und fragen, wie dieser Lösungsversuch den Kind-Ego-States damals geholfen hat und welche bessere Lösung in der Beziehung zum Therapeuten und anderen Menschen es heute gibt.
- Die Bindungsthemen zeigen die Aktivität der bindungsstörenden internalisierten Ego-States
In der therapeutischen Beziehung werden auch die bindungsstörenden internalisierten Ego-States sichtbar. Sie agieren oft gegen die Innere-Kind-Arbeit, aber auch gegen die Person des Therapeuten. Dabei müssen wir darauf achten, dass wir in unserer Gegenübertragung nicht als Opponent in einen unfruchtbaren Kampf mit den internalisierten destruktiven Ego-States, insbesondere den Täter- und Täterinnen-Introjekten geraten. Nicht selten passen wir uns aber auch den bindungsstörenden Ego-States, besonders den Täter-Introjekten an und übernehmen unbewusst auch deren Rolle gegenüber den Kind-Ego-States der Klientinnen. Deshalb sollten wir immer wieder auch unsere eigene Beziehung zu den internalisierten bindungsstörenden Ego-States prüfen.
- Die Bindungsstörungen zeigen sich durch typische Beziehungsstörungen
Im Prozess muss immer wieder gespürt werden, wie sich die Bindungsstörungen in der Arbeit reinszenieren, beispielsweise das Zuspätkommen, die Absage von Stunden oder das wiederholte Ablehnen von eingebrachten Ideen der Therapeutin. Wir müssen diese Prozesse als Auswirkungen und unbewusste

Reinszenierungen der Bindungsstörung der Kind-Ego-States, besonders der frühen destruktiven und schweren Bindungserfahrungen verstehen.

- Typische Gegenübertragungsgefühle zeigen Bindungsstörung
  Die Bindungsstörungen der Kind-Ego-States der Klienten zeigen sich sehr früh bei uns als Therapeuten. Gefühle der Ohnmacht, der Abweisung, des Verstrickt- oder des Ausgenutztwerdens, aber auch der spontane Wunsch, die Therapie zu beenden oder die Klientin weiterzuverweisen, sind in aller Regel deutliche Hinweise, dass nun die Bindungsstörungen der Klientin wirksam werden. Wir müssen dabei aber auch uns fragen, welche Bindungsmuster unserer eigenen Kind-Ego-States aktiviert werden. In dieser Selbstreflexion – am besten in einer Supervision – können wir dann auch die Bindungsthemen unserer Kind-Ego-States verstehen und zu uns nehmen.
- Sensible Phasen der Beratungs- und Therapiebeziehung
  Am Beginn der Inneren-Kind-Arbeit konstellieren sich die Beziehungsmuster der bindungsgestörten Kind-Ego-States sehr rasch unbewusst. Wir sollten hier sehr wachsam sein und früh die sich zeigenden Bindungsthemen behutsam thematisieren, weil sie am Beginn sehr häufig die Weichen für den weiteren Prozess stellen. In der Mittelphase werden die Bindungsthemen aktualisiert, wenn wir stärker konfrontierend und fordernd arbeiten wollen. Und schließlich zeigen sich die Bindungsthemen, wenn die Beendigung der beraterischen oder therapeutischen Beziehung und der Abschied von derselben anstehen.

Kurz gefasst und im Überblick
Klientinnen und Klienten bringen mit ihren bindungsgestörten Kind-Ego-States ihre Bindungserfahrungen und Bindungsstörungen in die Beratung oder Therapie und reinszenieren diese hier unbewusst. Die Bindungsstörungen der Kind-Ego-States müssen in der Beziehung und in der direkten Arbeit mit ihnen angenommen, verstanden und gelöst werden.

Die Vorbereitungen für die Arbeit an den verschiedenen Bindungsstörungen gleichen in vielem der Erstbeelterung. Deshalb verzichte ich hier auf die Grundinterventionen und gehe gleich jeweils gesondert zu der Arbeit mit den spezifischen Bindungsstörungen der Kind-Ego-States über.

Vertiefung und Weiterführung I

Die Innere-Kind-Arbeit mit den abhängig gebundenen Kind-Ego-States: Gelungene und freie Autonomieerfahrung nachholen

Die von den Eltern oder seltener auch von anderen Bezugspersonen übermäßig gebundenen, besetzten oder funktionalisierten Kind-Ego-States müssen aus diesen Beziehungen gelöst und befreit werden. Insofern steht auch eine Auseinandersetzung mit den internalisierten bindungsstörenden Ego-States, also meist den Eltern- oder Großeltern-Ego-States an. Diese Auseinandersetzung wird im nächsten Kapitel genauer beschrieben. Hier sind die wichtigsten Prozessschritte, die eine Loslösung des Kind-Ego-States aus der übermäßigen Bindung ermöglichen:

Aktualisierung und Visualisierung einer typischen Bindungsszene

Nachdem wir die Klientin in eine Tiefenentspannung oder Trance geführt haben, bitten wir sie, eine typische Bindungsszene, in der das Kind von einer Bezugsperson festgehalten oder symbiotisch gebunden wird, auf einem Bildschirm oder auf der Inneren Bühne zu visualisieren: »Lassen Sie jetzt eine Szene auf dem Bildschirm vor Ihnen auftauchen, in der das Mädchen von seiner Mutter gehalten und gebunden wird.«

Wir achten darauf, dass die Klientin in ihrem Erwachsenen-Ego-State einen guten Abstand zum Bildschirm hat. Bei unserer obigen Klientin taucht eine Szene auf, in der die Mutter vor der achtjährigen Tochter von ihrem Suizidwunsch spricht.

Wahrnehmung des Kind-Ego-States und Hilfeimpuls des Erwachsenen-Ego-States

Wir bitten die Klientin wieder, aus ihrem Erwachsenen-Ego-State das Kind oder den Jugendlichen in seiner einengenden, bindenden Beziehung genau wahrzunehmen. Dann bitten wir die Klientin, aus der Empathie für das Kind heraus zu spüren, was das Kind jetzt an Befreiung und Lösung braucht: »Nehmen Sie bitte genau wahr, was das Mädchen jetzt spürt, wenn die Mutter von ihrem Suizidwunsch spricht, und was Sie für das Mädchen tun möchten.«

Würdigender Kontakt mit den bindenden internalisierten Ego-States

Die Klientin tritt nun als Erwachsene in die Szene, begrüßt die bindenden Ego-States, meist Eltern- oder Großeltern-Ego-States, und verneigt sich vor ihnen. Sie zollt ihnen Respekt und Anerkennung dafür, dass sie das Kind gezeugt beziehungsweise geboren haben, gut versorgt und großgezogen haben. Es wird auch gesehen, dass die nahe und intensive Bindung positive Seiten für das Kind hatte: »Gehen Sie nun als erwachsene Frau in diese Szene und begrüßen Sie Ihre Mutter. Sagen Sie ihr, dass Sie dankbar sind, dass sie Sie als Tochter geboren und bei allem Schweren auch großgezogen hat.«

Die Anerkennung der Lebensleistung und die positiven Seiten einer starken Bindung öffnen die internalisierten Ego-States für den nächsten Schritt, den Kind-Ego-State loszulassen.

Auseinandersetzung mit den bindenden internalisierten Ego-States

Zugleich bitten wir nun den Erwachsenen-Ego-State, den bindenden Ego-State behutsam, aber klar mit den destruktiven Seiten der intensiven Bindung zu konfrontieren. Dabei wird anerkannt, dass es aus der Biografie des bindenden Ego-States heraus gute Gründe gab, das Kind übermäßig und einengend zu binden: »Erklären Sie als erwachsene Frau Ihrer Mutter, dass sie das Kind mit ihren Suiziddrohungen gebunden hat und dass das nicht in Ordnung war, auch wenn es in ihrer eigenen Biografie Gründe für dieses bindende Verhalten gibt.«

Sehr häufig bewirkt diese Konfrontation bei den bindenden Ego-States eine große Betroffenheit, aus der heraus sie bereit sind, den Kind-Ego-State freizugeben.

Impuls zum Freigeben des gebundenen Kind-Ego-States

Die Klientin erklärt nun gegenüber den bindenden Ego-States, dass der Kind-Ego-State für seine Entwicklung Freiräume, Spielräume und Autonomie braucht. Dann wird der bindende Ego-State, meist ein Eltern-Ego-State, direkt aufgefordert, den gebundenen Kind-Ego-State freizugeben und ihn in das Leben und in die Autonomie zu entlassen: »Fordern Sie jetzt Ihre Mutter auf, die Verantwortung für ihre Suizidalität zu sich zu nehmen und das Mädchen freizugeben.«

Sollte es bei den internalisierten bindenden Ego-States einen Widerstand gegen das Freilassen des Kind-Ego-States geben, müssen wir in eine Verhandlung mit ihnen eintreten und sie gegebenenfalls deutlich damit konfrontieren, dass ihre Zeit des Festhaltens und Bindens heute und jetzt vorbei ist. Das Nähere dazu im nächsten Kapitel.

Impuls zur Ablösung des Kind-Ego-States

Nun wird der gebundene Kind-Ego-State angesprochen und eingeladen, sich seinerseits zu lösen, um sich frei und lebendig fühlen zu können. Hier setzen wir wieder die Grundinterventionen von Erlaubnis, Empowerment und Ermutigung ein: »Deine Mama sorgt für sich und holt sich Hilfe. Du musst das nicht mehr tun. Du darfst jetzt gehen und dich frei fühlen. Und du kannst das jetzt und das wird dir sehr guttun.«

Die gebundenen Kind-Ego-States brauchen oft die ausdrückliche Erlaubnis des Erwachsenen-Ego-States, weil sie sich auch selbst in der Loyalität an die festhaltenden Ego-States gebunden haben.

Abschied des Kind-Ego-States von bisheriger Einengung und Position

Der Kind-Ego-State wird nun gebeten, sich von der engen Verbindung und von der Position, die auch Bedeutung und Wichtigkeit verliehen hat, zu verabschieden. Dies gilt besonders für Parentifizierungen, wenn der Kind-Ego-State zum Beispiel ein wichtiger Berater der Mutter oder heimlicher Verbündeter des Vaters war: »Auch wenn du für deine Mutter wichtig warst, ist es jetzt gut, zu gehen und dich von dieser Aufgabe für die Mama zu verabschieden.«

Wir ermutigen die sich verabschiedenden Kind-Ego-States, ihre Trauer über den Verlust der bisherigen Funktion und Position zuzulassen und dabei auch die Erleichterung darüber zu spüren.

Abschied und bleibende, aber freie Beziehung zum internalisierten Ego-State

Der Erwachsene lädt nun den Kind-Ego-State ein, sich von dem bindenden Ego-State in einem kleinen Ritual, zum Beispiel durch ein Winken im Weggehen, zu verabschieden. Dabei wird dem Kind-Ego-State angeboten, dass er eine weitergehende, aber nun freie Beziehung zum ehemals bindenden Ego-State erhalten kann: »Wenn du dich jetzt von deiner Mama verabschiedest und weggehst, kannst du immer wieder kommen – aber nun ganz frei, weil du dann auch immer wieder gut gehen kannst.«

Garten der Autonomie oder Berggipfel der Freiheit

Der bislang gebundene, nun aber freie Kind-Ego-State wird aus der bindenden Szene herausgeführt und an einen freien Ort, zum Beispiel einen Garten der Autonomie oder auf einen Berggipfel der Freiheit, gebracht. Die erwachsene Klientin schaut noch eine Weile zu, wie der nun befreite Kind-Ego-State dort die Räume der Freiheit erforscht und in anderen freien Beziehungen zum Beispiel zu Peers die Freiheit erproben kann.

Wir schließen diese Sitzung ab mit der Bitte an die Klientin, darauf zu achten, welche positiven Auswirkungen dieser Loslösungs- und Autonomieprozess auf das eigenen Lebens- und Autonomiegefühl haben wird.

Vertiefung und Weiterführung II

Die Innere-Kind-Arbeit mit unsicher gebundenen Kind-Ego-States: Gelungene und sichere Bindungserfahrung nachholen

Die Innere-Kind-Arbeit mit den unsicher gebundenen Kind-Ego-States gleicht in vielem der Beelterungsarbeit als Erstversorgung, nun aber liegt der Fokus auf dem Nachholen der Bindungsbedürfnisse und der Heilung der Bindungsstörung. Wir arbeiten hier mit denselben Methoden und Prozessschritten wie bei der Beelterungsarbeit und wie im vorangegangenen Abschnitt:

Imagination einer typischen verunsichernden Bindungsszene

Wir bitten die Klienten eine Szene zu imaginieren, in der das Kind zurückgewiesen, allein gelassen oder abgeschoben wurde, eine Trennung der Eltern oder einen Abschied von Peers erlebt hat: »Lassen Sie nun die Szene auf dem Bildschirm entstehen, in der Ihre Mutter das Mädchen alleine ließ, weil die Mutter in die Klinik ging.«

Nachholende Bindungsarbeit durch Erwachsenen-Ego-State oder Ressourcen-Ego-State

Wie nun schon bekannt, bitten wir die Klientin mit ihrem Erwachsenen-Ego-State oder eine fürsorgliche Helfergestalt in diese Szene zu diesem Kind-Ego-State zu gehen und ihm das für seine Bindung Nötige zu geben. Nach der ersten behutsamen Kontaktaufnahme berührt und hält der Erwachsenen-Ego-State den einsamen Kind-Ego-State, ist ihm körperlich nahe und vermittelt über den eigenen Körper Bindungserfahrung, soweit der Kind-Ego-State dies schon zulassen kann.

Häufig haben wir hier Szenen, in denen das Kind oder der Jugendliche allein oder einsam war, wie bei der obigen Klientin, die nach der Einweisung der Mutter in eine Klinik allein am Küchentisch sitzt: »Gehen Sie zu dem einsamen Mädchen, nehmen Sie es in die Arme, lassen Sie das Mädchen Ihre Wärme und Ihren ruhigen Atem spüren. Und sagen Sie ihm, dass Sie jetzt da sind – und zwar für immer.«

Konfrontation des bindungsstörenden internalisierten Ego-States

Sind in der imaginierten typischen Bindungsszene internalisierte Ego-States, meist Eltern-Ego-States präsent, werden diese auf ihr destruktives Bindungsverhalten angesprochen. Sind die bindenden Ego-States nicht in der Bindungsszene präsent, wird mit ihnen gesondert auf der inneren Bühne an ihrem destruktiven Bindungsverhalten gearbeitet.

Wir zeigen zwar Verständnis für dieses Verhalten, da diese Ego-States aus ihren eigenen Begrenzungen heraus sich meist nicht anders verhalten konnten. Zugleich werden aber klar und eindeutig das Fehlverhalten und dessen destruktive Auswirkungen auf die Kind-Ego-States benannt. In aller Regel sind diese bindungsstörenden internalisierten Ego-States einsichtig und bereit, ihr Verhalten zu bedauern. Nicht selten holen dann diese Eltern-Ego-States das Versäumte spontan sofort nach, indem sie das Kind zum Beispiel umarmen. Falls dieses geschieht, lassen wir die Kind-Ego-States und die Eltern-Ego-States diese Szene intensiv erleben, damit die Bindungserfahrung nun nachgeholt werden kann. Bei leichteren Bindungsstörungen können wir dann den Prozess an dieser Stelle abschließen, ansonsten gehen wir zu den nächsten Prozessschritten.

Beendigung der destruktiven Bindung

Sollte der destruktive internalisierte Ego-State keine Einsicht zeigen, dann konfrontieren wir ihn damit, dass nun die Klientin in ihrem Erwachsenen-Ego-State oder die Helfergestalt die bisherige destruktive Beziehung beendet und selbst in die elterliche Position geht.

Übernahme der konstruktiven Eltern-Position durch den Erwachsenen-Ego-State

Der Erwachsenen-Ego-State spricht gegenüber dem Kind-Ego-State aus, dass er nun die elterliche, fürsorgliche und sicher haltende Position übernimmt: »Ich bin dir jetzt deine gute Mama und ich werde dich nie allein lassen!«

Symbol für eine dauerhaft sichere Bindung

Der Erwachsenen-Ego-State schenkt dem Kind-Ego-State einen konkreten symbolischen Gegenstand für eine sichere und nahe Bindung. Häufig sind das ein Schmusetier oder ein großes Kissen. Wir können die Klientin bitten, sich dieses Symbol konkret anzuschaffen und zum Beispiel auf den Nachttisch zu stellen.

Ort einer dauerhaft sicheren Bindung und neue Bindungserfahrungen

Wir bringen nun die bislang unsicher gebundenen Kind-Ego-States an einen Ort der sicheren und nahen Bindungserfahrung. Das kann beispielsweise eine imaginierte ideale Familie oder eine freundschaftliche Peergroup sein.

Möglicherweise brauchen weitere unsicher gebundene Kind-Ego-States diesen Prozess einer heilsamen Nachbeelterung. Mit ihnen wird dann in den nächsten Sitzungen dieser Prozess durchgeführt, jeweils mit dem Abschlussauftrag an die Klientin, darauf zu achten, wie sich dieser Prozess in ihrem Bindungsverhalten konkret auswirkt.

Vertiefung und Weiterführung III

Die Innere-Kind-Arbeit mit den trauernd gebundenen Kind-Ego-States

Die Innere-Kind-Arbeit mit einem von einem Verlust einer wichtigen Bezugsperson betroffenen Kind-Ego-State besteht in einer nachholenden Trauerarbeit (Kachler, 2018), die zugleich auch Beziehungsarbeit zwischen den Kind-Ego-States und den Ego-States des Verstorbenen sein muss. Neuere Traueransätze (Klass et al., 1996; Kachler, 2019) zeigen, dass sowohl Erwachsene als auch Kinder und Jugendliche eine weitergehende innere Beziehung zum Ego-State des Verstorbenen leben wollen. Diese innere Beziehung kann gelingen, unterbrochen oder aber destruktiv bindend sein. Auch die nachholende Trauer- und Beziehungsarbeit braucht die Stabilisierungsarbeit und die schon beschriebene Erstbeelterung, um danach folgende Prozessschritte durchzuführen:

Realisierung des Todes und der bleibenden Abwesenheit des Verstorbenen

Eine erste zentrale Aufgabe besteht in der Realisierungsarbeit (Kachler, 2019), in der die Kind-Ego-States das Sterben, den Tod und die bleibende Abwesenheit des Verstorbenen realisieren müssen.

Deshalb führen wir nun den Kind-Ego-State in eine damals nicht oder nur unvollständig erlebte Abschiedssituation, in der die Realität des Todes erlebbar wird. Wir suchen also mit dem Kind-Ego-State zum Beispiel das Totenbett des Verstorbenen, den offenen oder geschlossenen Sarg, die Bestattungsfeier oder das Grab des Verstorbenen auf. Wir lassen dabei den Kind-Ego-State durch den Erwachsenen-Ego-State oder einen Ressourcen-Ego-State begleiten.

In Fallbeispiel 1 (S. 9, 163) bitten wir die Klientin, das achtjährige Mädchen an den offenen Sarg ihrer Großmutter zu führen: »Ich möchte Sie bitten, mit dem Mädchen an den Sarg der Oma zu gehen. Nehmen Sie das Mädchen an der Hand und erklären Sie ihr, dass die Oma gestorben ist.«

Nun instruieren wir die Klientin, die Kind-Ego-States in dieser schmerzlichen und traurigen Realisierungsarbeit tröstend zu halten: »Sagen Sie dem Mädchen, dass das schlimm und traurig ist. Sagen Sie dem Mädchen, dass es jetzt weinen darf und Sie es ganz fest halten.«

Die Kind-Ego-States werden also in verschiedenen Abschieds- und Trauersituationen auf behutsame Weise mit der Realität konfrontiert und dabei in ihrem Schmerz gehalten.

Zulassen, Containen und Abfließenlassen der Trauergefühle

Die eben beschriebene Realisierungsarbeit ermöglicht es auch, dass die im Kind-Ego-State festgehaltenen oder eingefrorenen Schmerz- und Trauergefühle sich nun lösen, fließen und ins Abfließen kommen können. Wichtig ist, dass wir die trauernden Kind-Ego-States in ihren aufbrechenden Gefühlen gut halten. Mit dem Fließen der Trauergefühle kommt der Trauerprozess der Kind-Ego-States in Bewegung, mit dem Abfließen können sich die Trauergefühle lösen und die Kind-Ego-States dann ihre Trauer verabschieden: »Halten Sie das Mädchen und sagen Sie ihm, dass es jetzt einfach schluchzen und weinen darf und die Trauer jetzt in den Tränen wegfließen kann.«

Erlauben einer inneren Beziehung der Kind-Ego-States zu den Ego-States des Verstorbenen

Häufig gibt es keine oder nur eine unvollständige innere Beziehung der trauernden Kind-Ego-States zu den Ego-States des Verstorbenen, weil dies vom Umfeld nicht erlaubt, nicht gefördert oder aber unterbunden wurde. Deshalb geben wir dem Kind-Ego-State direkt oder über den Erwachsenen-Ego-State der Klienten die Erlaubnis, die Verbundenheit und Liebe zum Verstorbenen zu spüren, mit ihm zu reden und ihm nahe zu sein: »Sagen Sie dem Mädchen, dass es gut ist, die Oma weiter zu lieben. Diese Liebe darf bleiben, auch wenn sie nun anders ist, nachdem die Oma gestorben ist.«

Installation eines sicheren Ortes für den Ego-State des Verstorbenen

Trauernde Kinder und Jugendliche suchen einen sicheren Ort für den Verstorbenen zum Beispiel im Himmel, hinter dem Regenbogen, im weiten Meer oder im eigenen Herzen (Kachler, 2018). Die Installation dieses sicheren Orts für den Ego-State des Verstorbenen lässt den Ego-State des Verstorbenen sicher gehalten sein und ermöglicht die innere Beziehung: »Fragen Sie das Mädchen, wo denn die Oma hingegangen ist und wo sie jetzt gut aufgehoben ist.«

Sehr häufig wird von den Kind-Ego-States spontan ein Ort genannt, manchmal müssen wir aber auch einen der genannten sicheren Orte für den Ego-State des Verstorbenen anbieten.

Erleben einer inneren Beziehung an einem Begegnungsort

Die innere Beziehung zum Ego-State des Verstorbenen kann nun über eine Begegnung auf der Inneren Bühne oder an einem imaginativen Begegnungsort realisiert werden. Die Klienten werden angeleitet, zusammen mit dem trauernden Kind-Ego-State an den besagten Orten dem Ego-State des Verstorbenen zu begegnen: »Ich möchte Sie nun bitten, dass Sie zusammen mit der Achtjährigen zu dieser Bergwiese gehen, beide dort auf die Großmutter warten und ihr dann entgegengehen. Lassen Sie dann geschehen, was zwischen dem Mädchen und der Großmutter an Begegnung geschehen will.«

Hier finden sehr berührende Begegnungen statt, bei denen der Ego-State des Verstorbenen den Kind-Ego-State in die Arme nimmt, ihn tröstet und ihm zusagt, dass er ihn begleiten wird.

Ego-State des Verstorbenen als nahen oder fernen Begleiter installieren

Für die Kind-Ego-States ist es wichtig, dass der Ego-State des Verstorbenen als ein naher Begleiter im Herzen oder als ein ferner Begleiter vom Himmel oder von den Wolken herab präsent bleibt. Zugleich achten wir darauf, dass diese innere Beziehung frei und angenehm für den Kind-Ego-State ist: »Sagen Sie dem Mädchen, dass die Oma immer bei ihr ist, dort vom Regenbogen herab und in ihrem Herzen, so dass es sich für das Mädchen richtig und richtig gut anfühlt.«

Klärung der inneren Beziehung zum Ego-State des Verstorbenen

Häufig ist die innere Beziehung des Kind-Ego-States zum Ego-State des Verstorbenen durch etwas Ungeklärtes einerseits blockiert und andererseits damit gebunden. Sehr häufig blockieren und binden die Schuldgefühle des Kindes gegenüber dem Verstorbenen, oft auch die Wut darüber, dass er in seinem Tod einfach gegangen ist. Diese ungeklärten Fragen werden dann auf der Inneren Bühne oder an dem Begegnungsort geklärt, indem das Problem gegenüber dem Ego-State des Verstorbenen vorgebracht wird: »Sagen Sie jetzt dem Mädchen, dass es dort auf der Inneren Bühne der Oma ihre Schuldgefühle vorbringen kann.«

Hier ereignen sich in den allermeisten Fällen berührende Szenen, in denen die Ego-States des Verstorbenen die Kind-Ego-States entlasten und freisprechen. Sollte dies nicht möglich sein, leiten wir den Erwachsenen-Ego-State an, mit dem Ego-State des Verstorbenen darüber zu verhandeln (vgl. zur Verhandlungsarbeit Kapitel 10).

Einladung der Kind-Ego-States in die Lebendigkeit und ins Leben

Wir laden nun die Kind-Ego-States ein, ihre durch die Loyalität zum Verstorbenen zurückgenommene Entwicklung wieder aufzunehmen. Dies ist nach dem Abfließen der Trauer und mit einer guten inneren Beziehung zu den Ego-States der Verstorbenen oft ganz spontan möglich. Wir können zudem auf der Inneren Bühne den Ego-State des Verstorbenen bitten, den Kind-Ego-State ins Leben zu schicken: »Bitten Sie Ihre Großmutter in der Begegnung mit dem Mädchen, diesem zu sagen, dass es wieder ganz lebendig werden darf und soll. Ich bin mir sicher, dass das auch der Wunsch Ihrer Großmutter ist.«

Auch diesen Prozess der nachholenden Trauer- und Beziehungsarbeit müssen wir mit den verschiedenen trauernden Kind-Ego-States durchlaufen, in unserem Fallbeispiel 1 (S. 9, 163) mit dem trauernden Kind-Ego-State zum Todeszeitpunkt, dann mit den trauernden Kind-Ego-States etwa ein halbes und ein ganzes Jahr später.

Mit der Realisierungsarbeit der trauernden Kind-Ego-States und dem damit verbundenen Abfließen der Trauer, mit der Installation einer sicheren und freien Beziehung zu den Ego-States des Verstorbenen und mit dem Aufbruch ins Leben ist die nachholende Trauer- und Beziehungsarbeit abgeschlossen.

Vertiefung und Weiterführung IV

Die Arbeit mit den traumatisiert-desorganisiert unverbundenen Kind-Ego-States

Die Arbeit mit dem traumatisiert-desorganisiert unverbundenen Kind-Ego-State unterscheidet sich fundamental von den soeben beschriebenen Bindungsstörungen. In aller Regel produzieren die traumatisiert-desorganisierten Kind-Ego-States sehr massive Beziehungsstörungen, die auch in der Therapie sofort wirksam werden.

Dies zeigt sich ganz besonders bei der Borderline-Störung. Dabei wird der desorganisierte Bindungsstil der Kind-Ego-States und die Aktivität der dazugehörigen Täter- und Täterinnen-Introjekte in den heutigen und damit auch in der therapeutischen Beziehung immer wieder neu und hoch destruktiv reinszeniert.

Bitte beachten!
Die therapeutische Arbeit mit Borderline-Patienten braucht eine große therapeutische Erfahrung und sollte im Rahmen des Kassenverfahrens stattfinden. Die gegenwärtig erfolgversprechendsten therapeutischen, evidenzbasierten Ansätze (Bohus & Lieb, 2019) sind die Dialektisch Behaviorale Therapie (DBT), Transference Focused Psychotherapy (TFP), das Mentalization Based Treatment (MBT) und die Schema Focused Therapy (SFT). Die Innere-Kind-Arbeit kann im Rahmen dieser Ansätze integriert werden.

Wir müssen aber auch für jede Klientin und jeden Klienten sehr genau überlegen, ob das ambulante Setting ausreicht, die tiefgreifende Bindungsstörung bei Borderline-Patienten zu bearbeiten oder ob das Setting der Klinik zum Beispiel als Einstieg in einen längeren Therapieprozess nötig ist. Leider ist dies nicht immer vorab zu klären und entscheidet sich oft auch erst im Verlaufe einer Therapie. In jedem Fall aber stellt die Therapie von Borderline-Klienten eine große Herausforderung dar:

Arbeit mit den Borderline-Kommunikationsmustern

Es wird zwar mit den Kommunikationsmustern der traumatisiert-desorganisierten Kind-Ego-States gearbeitet, aber anfangs noch nicht mit den darunterliegenden Affekten der Kind-Ego-States. Dies würde die Kind-Ego-States und damit die Klientin zu sehr bedrohen. Ein rascher Therapieabbruch wäre dann sehr wahrscheinlich.

Eindeutige Regeln für die Zusammenarbeit

Wir müssen für die Zusammenarbeit auch Verträge und Regeln mit den Klienten darüber vereinbaren, was bei Beziehungsstörungen zwischen Klientin und Therapeutin geschehen soll. Hier ist auch die Frage zu klären, wann ein Klinikaufenthalt unumgänglich ist.

Beziehungsstörungen als Beziehungstests

Beziehungsstörungen wie das Fernbleiben von Therapiestunden, die Drohung mit Therapieabbruch, Suiziddrohungen, Versuche über Telefon zu kommunizieren oder Versuche von privatem Kontakt mit der Therapeutin werden als Beziehungstest der schwer verletzten und bindungsgestörten Kind-Ego-States verstanden. Wir erklären dies den Patienten und sagen ihnen zugleich zu, dass wir als Therapeuten das Verhalten dieses Mädchens gut halten und aushalten werden.

Einladung zur Verstrickung zurückweisen

Die Kind-Ego-States der Patienten laden die Therapeutin gleichzeitig zur Verstrickung und zur Ablehnung ein. Die Therapeutin braucht deshalb einen wohlwollenden Abstand, in dem sie die symbiotischen Verstrickungsangebote erkennt, freundlich zurückweist und das Angebot der sicheren therapeutischen Beziehung erneuert.

Mit Idealisierung und Entwertung umgehen

Wir besprechen auch die in aller Regel vorkommende Idealisierung und die darauf folgende Entwertung der Therapeutin vorab und beobachten diese Prozesse laufend. Die Therapeutin darf sich von der zunächst stattfindenden Idealisierung nicht in ihrem narzisstischen Bedürfnis nach Bewunderung täuschen lassen, ebenso wenig darf sie sich von der notwendig vorkommenden Entwertung enttäuschen lassen. In der Idealisierung kreieren die Kind-Ego-States einen idealguten Eltern-Ego-State, in der Entwertung übertragen die Kind-Ego-States ihre Wut und ihren Hass auf frühe Bindungspersonen nun auf die Therapeutin. Häufig agieren auch die Täter- und Täterinnen-Introjekte gegenüber der Therapeutin abwertend.

In Beziehungsschwierigkeiten Muster und Sehnsüchte herausarbeiten

Beziehungsschwierigkeiten mit anderen Menschen, zum Beispiel eine problematische Partnerwahl, promiskes Verhalten und chaotische Beziehungsabbrüche, werden als Ausdruck des desorganisierten Bindungsstils der Kind-Ego-States verstanden, den wir zusammen mit der Klientin kognitiv als Aktionen der Kind-Ego-States und der Introjekte analysieren.

Bei dissoziativem Erleben eine Reorientierung durchführen

Dissoziatives Erleben und Verhalten in den Sitzungen ist zunächst völlig normal, muss den Klienten aber erklärt werden und in eine Reorientierung mit den bekannten Methoden transformiert werden. Für dissoziative Episoden zwischen den Sitzungen werden mit der Klientin Strategien für eine eigenständige Reorientierung erarbeitet und eingeübt. Das können einfache Ablenkungsstrategien sein – zum Beispiel der Anruf bei jemandem, wie für solche Situationen vereinbart; eine einfache Tätigkeit wie das Ausräumen des Geschirrspülers; das Spüren der geballten Faust oder der Biss in eine Zitrone.

Strukturierung und Containing von Affekten

Aufbrechende heftige Affekte der Kind-Ego-States wie Wut, Trauer, aber auch Leere in der Sitzung werden von der Therapeutin empathisch aufgegriffen und gehalten, so dass sie in strukturierter Weise geäußert werden können. Die Affekte werden jedoch nicht intensiviert und vertieft. Die Klientin wird angeleitet, diese

Affekte in der Sitzung und auch außerhalb zu regulieren. Hier sind Übungen zur Erdung wie die Baumübung (Huber, 2006; Reddemann, 2020) hilfreich.

Selbstdestruktives Verhalten begrenzen und verstehen

Selbstschädigendes Verhalten wie Ritzen oder selbstgefährdendes Verhalten wie schnelles Autofahren wird als verzweifelter Versuch der Kind-Ego-States verstanden, einer Dissoziation zu entfliehen und sich zu spüren.

Im ambulanten Setting kann anders als im Kliniksetting das selbstschädigende Verhalten nicht untersagt werden, kann es doch von der Therapeutin nicht kontrolliert werden, stattdessen muss es im Therapieprozess laufend abgefragt und an der Selbststeuerung dieses Verhaltens gearbeitet werden. Hier können auch die für die dissoziativen Episoden erarbeiteten Strategien zur Unterbrechung von selbstdestruktivem Verhalten eingesetzt werden.

Funktion des selbstdestruktiven Verhaltens verstehen lernen

Können die Klientinnen ihr dissoziatives und selbstdestruktives Verhalten weitgehend kontrollieren, so können wir mit ihnen die Funktion des selbstschädigenden Verhaltens und die zugrunde liegenden Affekte des entsprechenden Kind-Ego-States analysieren und verstehen lernen. Hier sollten wir insbesondere den Hass des Kind-Ego-States auf sich selbst thematisieren und begrenzen. Wir erklären den Klientinnen auch, dass in diesem Verhalten die traumatisierten, dissoziierten Kind-Ego-States und die Täter- oder Täterinnen-Introjekte agieren.

Wenn wir durch diese Arbeit die Grundlagen einer Arbeitsbeziehung hergestellt haben, können weitere Aspekte der Stabilisierungsarbeit umgesetzt werden. Erst dann können wir uns der Traumatransformation zuwenden, die bei schwer bindungsgestörten traumatisierten Kind-Ego-States mit der Depotenzierung der Täter- und Täterinnen-Introjekte beginnt. Dann können wir die traumatisierten und die dissoziierten bindungsgestörten Kind-Ego-States aus den Traumasituationen bergen. Und schließlich wird dann an der Ablösung der Kind-Ego-States, insbesondere der täterloyalen und täteridentifizierten Kind-Ego-States, aus der massiv bindenden und schwer destruktiven Beziehung zu den Täter- und Täterinnen-Introjekten gearbeitet.

Theoretische und neurobiologische Hintergründe

Das neurobiologisch fundierte Bindungssystem und dessen Heilung

Die evolutions- und neurobiologischen Hintergründe des Bindungssystems und dessen Heilung werden gegenwärtig von drei Ansätzen näher beschrieben:

Das Bindungssystem nach Bowlby

Hier wird das Bindungssystem als ein primäres, genetisch verankertes motivationales System verstanden, das zwischen den primären Bezugspersonen und dem Säugling sofort nach der Geburt über die Ausschüttung von Oxytocin aktiviert wird (Brisch, 2019). Das Bindungshormon Oxytocin fördert über die gemeinsam erlebte entspannte Nähe die Vertrautheit und Bindung. Studien zeigen, dass ein fürsorgliches Verhalten der Bindungspersonen die spätere Stressregulation des Kindes bis auf die epigenetische Ebene hinunter nachhaltig positiv beeinflusst.

Das Panik- und Fürsorgesystem bei Panksepp

Trennungen aktivieren bei Säuglingen und kleineren Kindern das Paniksystem, das wir auch als Trennungsschmerzsystem bezeichnen. Die kindlichen Signale der Verlassenheit wie Angstschreie, Weinen oder Wimmern stimulieren bei den Eltern das Fürsorgesystem. Wenden sich dann die Eltern dem Kind zu, werden bei diesem und den Eltern Oxytocin und Endorphine ausgeschüttet.

Schwere Angststörungen mit Panikattacken, aber auch Depressionen gehen auf Trennungserfahrungen, die das Paniksystem sensitiviert haben, zurück (Panksepp, 2004). Das Paniksystem wird durch Berührung, menschliche Nähe und Wärme, aber auch durch Musik beruhigt.

Die Polyvagal-Theorie nach Porges

Nach Porges gibt es ein eigenes neuro- und evolutionsbiologisch angelegtes soziales Kontaktsystem *(social engagement system)*, das zum parasympathischen autonomen Nervensystem gehört (Porges, 2019). Dieses soziale System läuft über den ventralen myelinisierten Teil des Vagus-Nervs, während der andere, ältere Zweig des Parasympathikus über den dorsalen, unmyelinisierten Teil des Vagusnervs bis in den Hirnstamm geleitet wird. Dieser alte Teil des Parasympathikus sorgt unter anderem auch für den Totstellreflex und die Dissoziation bei einer Traumatisierung. Es gibt also zwei verschiedene, über zwei verschiedene Zweige des Vagusnervs vermittelte parasympathische Systeme – deshalb Polyvagal-Theorie.

Das soziale Kontaktsystem schätzt über die sogenannte Neurozeption ständig und unwillkürlich-unbewusst die Gefahren der Umgebung ein und sucht nach Sicherheit in sozialen Kontexten. In sicheren Kontexten unterstützt das soziale Kontaktsystem unser Vertrauen und unsere Kooperationsbereitschaft. Dabei beruhigt es das für Flucht und Kampf zuständige sympathische Nervensystem, so dass wir ruhig und gelassen und damit lern- und veränderungsbereit werden. In Beratung und Therapie kommen die Klienten, insbesondere traumatisierte Klienten, oft mit einem unwillkürlich alarmierten sozialen Kontaktsystem und einem aktivierten sympathischen Nervensystem, weshalb wir zunächst über empathische Zuwendung und die Stabilisierungsarbeit für Sicherheit, Schutz und Bindung sorgen müssen.

Alle drei Ansätze zur Beschreibung des Bindungssystems zeigen, dass wir dieses über die beraterische und therapeutische Beziehung positiv verändern und zu weiten Teilen auch heilen können. Dabei beruhigen wir das Paniksystem (Panksepp, 2004) und sorgen für die Aktivierung des sozialen Sicherheitssystems (Porges, 2019) und des Bindungssystems (Bowlby nach Brisch, 2019) mit der Ausschüttung von Oxytocin und den Endorphinen.

KAPITEL 10

Wer liebt das Innere Kind bedingungslos?

Veränderung der neurotisierenden Ego-States für das Innere Kind

Fallbeispiel 4

In der Inneren-Kind-Arbeit mit dem vierzigjährigen Manager, der ein Burnout entwickelt hatte (vgl. S.73, 136), führte ich nach der Vertragsarbeit und Anamnese mit dem Klienten zunächst eine Beelterung des überforderten, sich immer anstrengenden Kind-Ego-States durch. Im nächsten Schritt ging es darum, sich mit dem überfordernden und antreibenden Vater auseinander zu setzen. Zunächst bearbeiteten wir eine Sportszene, in der der zwölfjährige Junge bei einem Lauf Zweiter wurde und der Vater ihn danach heftig kritisierte, weil er den Lauf nicht gewonnen hatte. Mit dieser vor allen anderen geäußerten Kritik stellte er den Jungen bloß. Ich leitete den Klienten an, in diese Szene zu gehen, um den Vater zu konfrontieren und den Jungen zu schützen. Der Vater-Ego-State war sehr betroffen, aber er konnte sich nicht entschuldigen. In einem nächsten Schritt konfrontierte der Klient in seinem Erwachsenen-Ego-State den Vater-Ego-State auf der Inneren Bühne mit seiner überfordernden, ständig kritisierenden Haltung und mit den belastenden Folgen für den Jungen. Der Ego-State des Jungen saß in der Zuschauerreihe in guter Distanz zur Inneren Bühne, um aus dem Abstand zu sehen, wie der Erwachsene sich mit dem Vater auseinander setzt.

In dem hier nur kurz geschilderten weitergehenden Prozess mit dem Klienten aus diesem Fallbeispiel 4 besteht die Innere-Kind-Arbeit nun in der Veränderung der internalisierten neurotisierenden Ego-States, hier des neurotisierenden Vater-Ego-States.

Grundinformationen

10 zentrale Basics zur Veränderung und Transformation der internalisierten neurotisierenden Ego-States

Wir arbeiten nun an der Veränderung und Transformation der internalisierten neurotisierenden Ego States, meist der Eltern-Ego-States, damit sich die Kind-Ego-States aus ihrer Neurotisierung lösen können:

- Neurotisierende internalisierte Ego-States sind veränderungsbereit
  Die internalisierten neurotisierenden Ego-States sind in aller Regel bereit, sich mit ihrem eigenen destruktiven Verhalten auseinander zu setzen und sich auf einen Veränderungsprozess einzulassen. Sie brauchen allerdings die Würdigung ihrer Bemühungen um das Kind und den Jugendlichen und dann die Konfrontation von außen, also von den Therapeuten und dem heutigen Erwachsenen-Ego-State der Klienten.

Bitte beachten!
Die hier für die neurotisierenden Ego-States aufgezeigten Prozesse und Methoden können auch für die bindungsstörenden internalisierenden Ego-States, sofern deren destruktives Bindungsverhalten in einem mittleren Ausmaß liegt, angewandt werden. Zugleich betone ich nochmals, dass die in diesem Kapitel beschriebenen Methoden in aller Regel nicht (!) für schwer bindungsstörende Ego-States und traumatisierende Täter- und Täterinnen-Introjekte angewandt werden dürfen.

- Veränderungsarbeit in der neurotisierenden Szene, auf der Inneren Bühne oder über Stuhlarbeit
  Die Veränderungsarbeit mit den neurotisierenden Ego-States kann in einer typischen neurotisierenden Szene stattfinden. Wir können die Veränderungsarbeit aber auch auf der Inneren Bühne oder über die Stuhlarbeit gestalten. Dabei arbeiten wir mit dem zentralen neurotisierenden Thema, das nun in die Konfrontation und Verhandlung mit den internalisierten Ego-States eingebracht wird.
- Veränderung durch die Konfrontation mit dem Leid der neurotisierten Kind-Ego-States
  In einer neurotisierenden Szene ist das Leid der betroffenen Kind-Ego-States unmittelbar sichtbar und zugänglich. Dieses Leid wird zusammen mit den dazugehörigen Gefühlen gegenüber den neurotisierenden Ego-States verbalisiert

und deutlich gemacht. Zum Leid des Kind-Ego-States gehören auch dessen Einschränkungen und Blockierungen in seiner psychischen Entwicklung. In aller Regel erzeugt diese Konfrontation eine Betroffenheit bei den neurotisierenden Ego-States, die diese für eine Veränderung öffnet.

- Konfrontation mit dem zentralen neurotisierenden Thema
  Auf der Inneren Bühne oder mit der Stuhlarbeit konfrontieren wir die internalisierten neurotisierenden Ego-States mit dem zentralen Thema ihres destruktiven Verhaltens, wie beispielsweise ständige Kritik, Überforderungen oder Abwertungen. Dieses zentrale Thema lassen wir die Klienten dann in ein bis zwei verdichteten Sätzen gegenüber dem neurotisierenden Ego-State formulieren, zum Beispiel: »Du warst nie zufrieden und hast meine Leistungen und mich abgewertet.« Diese Formulierung sollte in komprimierter, fokussierter und ritueller Form ausgesprochen werden.
- Stellvertretende Konfrontation und Verhandlung mit den internalisierten neurotisierenden Ego-States
  Die Auseinandersetzung und die Verhandlungen mit den neurotisierenden internalisierten Ego-States werden vom heutigen Erwachsenen-Ego-State stellvertretend für die betroffenen Kind-Ego-States geführt. Vor allem jüngere Kind-Ego-States können bis heute nicht in eine Auseinandersetzung und Klärung mit den neurotisierenden Ego-States, meist eben die Eltern-Ego-States eintreten, weil sie zu sehr von deren Wohlwollen abhängig sind. Etwas ältere Kind-Ego-States können in Begleitung durch den Erwachsenen-Ego-State selbst die Auseinandersetzung führen.
- Verantwortungsattribution und Rückgabe der destruktiven Botschaften
  Die Klienten formulieren in ihrem Erwachsenen-Ego-State eindeutig, dass die Verantwortung für die neurotisierenden Prozesse bei den internalisierten Ego-States und nicht bei den Kind-Ego-States liegt. Damit wird auch den neurotisierten Kind-Ego-States die Verantwortung, die sie sich meist selbst zuweisen, abgenommen. In der Konfrontationsarbeit mit den internalisierten Ego-States geben die Erwachsenen-Ego-States das destruktive Verhalten und die destruktiven Botschaften zurück.
- Veränderung durch Verhandlung mit den internalisierten neurotisierenden Ego-States
  Immer wieder reicht für eine Veränderung der neurotisierenden Ego-States die Konfrontation mit dem Leid und mit dem zentralen neurotisierenden Verhalten nicht aus. Dann müssen wir die Klienten anleiten, aus ihrem Erwachsenen-Ego-State mit den destruktiven Ego-States zu verhandeln, damit diese ihr

belastendes Verhalten beenden und ihre negativen Botschaften zurücknehmen, um schließlich eine konstruktive Beziehung zu den Kind-Ego-States zu entwickeln.

- Therapie der internalisierten neurotisierenden Ego-States?
  Manche neurotisierenden Ego-States sind bereit, sich zu verändern, aber es gelingt ihnen nicht oder nicht nachhaltig. Dann müssen wir ihnen eine eigene Innere-Kind-Arbeit anbieten, bei der wir mit den Kind-Ego-States dieser internalisierten Ego-States arbeiten. Dies ist gewissermaßen die Innere-Kind-Arbeit zweiter Ordnung, die aber mit denselben Methoden und Vorgehensweise arbeitet wie die hier dargestellte Innere-Kind-Arbeit.
- Veränderungen der Ego-States spüren und wirken lassen
  Sobald sich etwas bei den internalisierten Ego-States positiv löst, können sich auch die neurotisierten Kind-Ego-States verändern. Wir lassen jede Veränderung auf Seiten der internalisierten Ego-States und der Kind-Ego-States beide ausdrücklich spüren, verankern sie und bringen die Veränderungen in die Beziehung zwischen beide, so dass sich ein selbstverstärkender, zirkulärer lösender Prozess in der Beziehung zwischen internalisiertem Ego-State und Kind-Ego-State entwickelt.
- Versöhnungsarbeit mit den internalisierten neurotisierenden Ego-States?
  Da neurotisierte Ego-States im Unterschied zu den Täter- und Täterinnen-Introjekten zur Einsicht und zu Verantwortungsübernahme für destruktives Verhalten in der Lage sind, können sie sich meist auch gegenüber den Kind-Ego-States entschuldigen und um Verzeihung bitten, die die Kind-Ego-States dann auch aussprechen. Durch das Verzeihen können die Kind-Ego-States die Vergangenheit abschließen und ihre bislang eingeschränkte Entwicklung nun voll entfalten.

Kurz gefasst und im Überblick

Wir führen mit den internalisierten neurotisierenden Ego-States stellvertretend eine Konfrontations-, Rückgabe- und Verhandlungsarbeit durch. Dabei wollen wir die neurotisierenden Ego-States verändern und transformieren, damit sie ihr neurotisierendes Verhalten und ihre destruktiven Botschaften zurücknehmen und beenden. Die Kind-Ego-States können dann ihre neurotischen Einschränkungen ablegen und ihre gehemmte Entwicklung nachholend frei entfalten.

Vertiefung und Weiterführung I

Die Veränderung und Transformation der neurotisierenden Ego-States durch die Konfrontation mit dem Leid der Kind-Ego-States

Die Konfrontationsarbeit kann wie immer auch in einem reflektierenden Gespräch über die neurotisierenden Ego-States erfolgen, mit Fragen wie: »Wenn Sie an Ihren Vater und sein Verhalten gegen Ihr Inneres Kind denken, was würden Sie gerne Ihrem Vater sagen wollen?«, »Wie würde Ihr Vater reagieren, wenn Sie ihm sagen, dass er Sie als Kind damals sehr überfordert hat?« oder »Was würde Ihr Vater tun, wenn er fühlt und versteht, was er dem Jungen damals angetan hat?«

Wie immer ist die imaginative Arbeit mit den neurotisierenden Ego-States auf der Inneren Bühne oder bei der direkten Konfrontation über die Stuhlarbeit in aller Regel wirksamer:

Innere Bühne als Verhandlungsbühne imaginieren

In einer Tiefenentspannung oder Trance lassen wir den Klienten eine innere Klärungs- und Verhandlungsbühne imaginieren. Die Instruktion lautet: »Lassen Sie vor Ihrem inneren Auge eine Bühne entstehen, auf der Sie sich sogleich als Erwachsener für den zehnjährigen Jungen mit Ihrem Vater auseinander setzen werden, um eine Lösung für den Jungen zu finden.«

Einladung eines neurotisierenden Ego-States auf die Innere Bühne

Wir bitten nun die Klienten, als Erwachsene zusammen mit dem relevanten Kind-Ego-State auf die Bühne zu treten, um dort dann den auftauchenden internalisierten Ego-State zu erwarten. Der Kind-Ego-State ist in dem Alter, in dem er vom neurotisierenden Verhalten der Bezugspersonen am stärksten betroffen war. Nun bitten wir den relevanten neurotisierenden Ego-State auf die Bühne: »Lassen Sie nun Ihren Vater auf der Bühne auftauchen, weil Sie etwas Wichtiges für den Jungen klären wollen.«

Wenn der neurotisierende Ego-State auf der Bühne steht, unterstützen wir die Imagination durch einige Fragen nach dem Alter, dem Aussehen, der Frisur und der Kleidung zum Beispiel des abwertenden Vaters oder des demütigenden Lehrers: »Wie sieht Ihr Vater aus, wenn er in seinem damaligen Alter jetzt auf der Inneren Bühne steht? Wie ist er gekleidet? Welche Frisur trägt er? Welche Körperhaltung nimmt er ein? Wie schaut er?«

Da alle Prozesse dialogisch angelegt sind, antwortet der Klient auf diese Fragen auch in der Trance.

Bei massiven neurotisierenden Ego-States brauchen wir eine andere Bühnenarbeit

Ist der internalisierte neurotisierende Ego-State sehr destruktiv oder sind massive Auseinandersetzungen mit ihm zu erwarten, sollten der Klient als Erwachsener und der Kind-Ego-State zunächst nicht auf der Bühne sein, sondern in sicherem Abstand aus einer Zuschauerreihe auf die Bühne blicken. Erst nachdem dem der internalisierte neurotisierende Ego-State aufgetaucht ist, geht nur der Erwachsenen-Ego-State auf die Bühne, während der Kind-Ego-State zunächst in der sicheren Stuhlreihe sitzen bleibt. Zum Schutz kann er auch an seinem sicheren Ort sein, während der Erwachsenen-Ego-State mit Anleitung des Therapeuten in die Auseinandersetzung mit dem internalisierten Ego-State geht. Der Erwachsenen-Ego-State erzählt dann später dem Kind-Ego-State, was er mit dem neurotisierenden Ego-State geklärt hat.

Begrüßung, Kontakt und Bitte um Mitarbeit

Der Erwachsenen-Ego-State spricht nun den neurotisierenden Ego-State direkt an: »Ich möchte mit dir etwas für den Jungen von mir klären. Bist du bereit dazu?« Ältere Kind-Ego-States können in Begleitung des Erwachsenen-Ego-States selbst den internalisierten Ego-State ansprechen: »Papa, ich möchte dir etwas sagen. Hör mir bitte zu. Es ist mir sehr wichtig!«

Bitte beachten!
Zunächst sollte nur ein internalisierter Ego-State auf die Innere Bühne zur Konfrontations- und Verhandlungsarbeit gebeten werden, dann in einer weiteren Arbeit der nächste. Manchmal muss aber auch zum Beispiel das Elternpaar auf die Klärungsbühne gebeten werden, wenn beide im Zusammenspiel für das neurotisierende Verhalten gegenüber dem Kind verantwortlich sind. Dann wird die Veränderungsarbeit mit beiden und mit deren Zusammenwirken durchgeführt.

Respekt gegenüber den neurotisierenden Ego-States und deren Geschichte

Zunächst drückt der Klient im Erwachsenen-Ego-State den Respekt gegenüber dem internalisierten Ego-State aus: »Ich respektiere dich als Vater des Jungen. Ich sehe dich und deine Geschichte.« Dabei kann sich der Klient mit einem kleinen Kopfnicken verbeugen und mit diesem Ritual seine Aussagen verstärken. Der ältere Kind-Ego-State drückt das kindgemäß so aus: »Du bist mein Papa und ich mag dich als Papa.«

Der Respekt kann auch auf die biografische Prägung des internalisierten Ego-States ausgedehnt werden: »Ich kenne deine Geschichte. Auch du hattest es nicht leicht. Ich kann von daher auch dich und dein Verhalten verstehen, auch wenn es nicht in Ordnung war.«

Diese und die weiteren Sätze in dem Prozess schlagen wir den Klientinnen oft als rituelle, verdichtete Formulierung direkt vor.

Konfrontation der neurotisierenden internalisierten Ego-States mit ihrem zentralen destruktiven Verhalten

Die Klienten werden gebeten, aus der Erwachsenenposition den neurotisierenden Ego-State anzuschauen und mit klarer Stimme dessen destruktives Verhalten zu benennen: »Richten Sie sich als erwachsener Mann auf und schauen Sie Ihrem Vater direkt in die Augen und sagen Sie ihm, dass es schlimm war und ist, wie er den Jungen immer wieder abgewertet und kleingemacht hat.« Sind die Kind-Ego-States älter, können sie nun selbst formulieren: »Sag deinem Vater mit lauter Stimme, dass es schlimm war, wie er dich trotz deinen Erfolgen fertig gemacht hat.«

Wir bewerten das Verhalten der neurotisierenden Ego-States nicht moralisch, wohl aber psychologisch eindeutig als destruktiv.

Konfrontation mit den Gefühlen der Kind-Ego-States und den Konsequenzen für das Innere Kind bis heute

Wir bitten die Klienten, dem internalisierten Ego-State gegenüber zu beschreiben, welche Gefühle das neurotisierende Verhalten und die destruktiven Botschaften bei dem Kind damals ausgelöst haben und welche destruktiven Konsequenzen es für den Kind-Ego-State und damit für das Leben des Klienten hatte: »Sagen Sie Ihrem Vater, dass seine Abwertungen den Jungen sehr verletzt und traurig gemacht haben. Und dass der Junge glaubte, er müsse sich so anstrengen.«

Damit wird auch die Verantwortung für die Neurotisierung eindeutig den internalisierten Ego-States zugewiesen. Ihre Betroffenheit macht sie bereit, ihre Verantwortung anzuerkennen und zu übernehmen.

Rückgabe des destruktiven Verhaltens und der destruktiven Botschaften

Wir laden nun die Klienten oder die älteren Kind-Ego-States ein, die destruktiven Verhaltensweisen wie das Kritisieren, Abwerten oder Bloßstellen an die internalisierten Ego-States zurückzugeben. Dies kann in einem Rückgaberitual geschehen, in dem dieses negative Verhalten in Form eines Rituals, zum Beispiel der Rückgabe eines Steines oder eines schweren Koffers, zurückgegeben wird: »Dieses schlimme Verhalten gebe ich an dich zurück. Es gehört zu dir und ich lasse es ab jetzt ganz bei dir. Es wird bei dem Jungen nicht mehr wirken.«

Ähnlich verfahren wir mit den negativen Botschaften der neurotisierenden Ego-States wie »Das kannst du nicht« oder »Das reicht nicht«, die wir beispielsweise in Form eines Briefes zurückgeben lassen.

Reaktion und Veränderung der neurotisierenden Ego-States wahrnehmen

Der Klient in seinem Erwachsenen-Ego-State und der Kind-Ego-State werden immer wieder aufgefordert, die Reaktionen der neurotisierenden Ego-States wahrzunehmen und zu beschreiben: »Schau jetzt auf deinen Papa. Wie reagiert er, wenn du diesen für dich schlimmen Satz jetzt in diesem Paket zurückgibst?« Aus den Berichten des Klienten können wir dann sehen, wie der Prozess läuft, und entsprechend nachsteuern: »Sagen Sie es Ihrem Vater noch deutlicher, dass es einfach Sch … war, wie er sich verhalten hat. Wie reagiert er dann?«

Wirkung auf neurotisierten Kind-Ego-State wahrnehmen und verankern

Wir fragen bei jeder Veränderung des internalisierten Ego-States immer sofort den Erwachsenen-Ego-State oder den Kind-Ego-State direkt, wie sich die Veränderung bei ihnen auswirkt: »Was spürt der Junge, wenn er sieht, wie der Vater dieses Paket annimmt und ihm dabei die Tränen kommen?« Die direkte Frage heißt: »Was spürst du bei dir, Matthias, wenn dein Vater jetzt weint? Wie ist das für dich jetzt?«

In aller Regel erleben die Kind-Ego-States eine Erleichterung. Dann verankern wir diese im Körper der Kind-Ego-States.

Spontanes Bedauern der internalisierten Ego-States

In aller Regel reagieren die neurotisierenden Ego-States, meist die Eltern-Ego-States, mit Betroffenheit und mit Bedauern, dass sie das Kind damals so destruktiv behandelt haben. Oft reagieren sie auch mit spontanen Reaktionen der Wiedergutmachung, beispielsweise, indem sie das Kind auf der Inneren Bühne in die Arme nehmen oder sich entschuldigen. Wir ermutigen dann den Kind-Ego-State, dies wahrzunehmen und zu spüren: »Du, Matthias, darfst das jetzt annehmen und spüren, wenn es deinem Papa leid tut. Lass es in deinen Körper rein und spüre, wie gut es dir tut.«

Dank an die neurotisierenden Ego-States und der Abschied von ihnen

Wir schließen den Prozess ab, indem wir die heilsamen Auswirkungen auf beiden Seiten noch einmal betonen und vertiefen: »Schauen Sie sich jetzt noch einmal an: der Junge den Vater, der Vater den Jungen, und Sie als Erwachsener freuen sich daran.«

Dann bitten wir den Klienten und den Kind-Ego-State, sich bei dem internalisierten Ego-State zu bedanken und sich zu verabschieden: »Bedanken Sie sich für den Jungen bei Ihrem Vater, dass er sich auf diesen Prozess eingelassen hat, und verabschieden Sie dann Ihren Vater. Er kann nun zurück in die Vergangenheit gehen und der Junge kann ihm nachwinken.«

Auch hier gehen wir diesen Prozess mit verschiedenen relevanten internalisierten Ego-States durch. Dabei müssen wir darauf achten, dass auch ein scheinbar unbeteiligter Elternteil durch sein Schweigen und seine implizite Zustimmung an der Neurotisierung beteiligt war. Deshalb sollten wir in aller Regel zum Beispiel mit beiden elterlichen Ego-States, also dem Vater- und dem Mutter-Ego-State arbeiten.

Vertiefung und Weiterführung II

Die Veränderung und Transformation der neurotisierenden Ego-States durch Verhandlungsarbeit

Wenn die eben beschriebene Konfrontationsarbeit nicht ausreicht, sondern der neurotisierende Ego-State in den Widerstand, zum Beispiel in ein rationalisierendes Rechtfertigen des eigenen Verhaltens geht, können wir die Klienten in ihrem

Erwachsenen-Ego-State anleiten, den neurotisierenden Ego-State noch einmal klarer und eindeutiger zu konfrontieren.

Reicht das ebenfalls nicht aus, müssen wir in eine Verhandlungsarbeit mit dem neurotisierenden Ego-State eintreten. Diese sollte vom Klienten in seinem Erwachsenen-Ego-State durchgeführt werden:

Verständnis für den Widerstand des neurotisierenden Ego-States und gute Gründe hierfür herausarbeiten

Nun wird das abwehrende, widerständige Verhalten des neurotisierenden internalisierten Ego-State zunächst anerkannt. Es muss für dieses Verhalten, das aus Sicht des betroffenen Kind-Ego-States natürlich unverständlich ist, einen guten Grund geben: »Vater, du hast wahrscheinlich gute Gründe, dich nicht auf die Gefühle gegenüber dem Jungen einzulassen. Ich möchte sie gerne verstehen. Bist du bereit dazu?«

Gute Absichten für das neurotisierende Verhalten herausarbeiten und würdigen

In aller Regel gibt es nicht nur gute Gründe, sondern auch gute Absichten, die die neurotisierenden Ego-States gegenüber den Kind-Ego-States haben: »Fragen Sie Ihren Vater, welche guten Absichten er mit seinem überfordernden und kritisierenden Verhalten hatte.«

Diese guten Absichten machen auch den Unterschied zu den traumatisierenden Täter- und Täterinnen-Introjekten aus. In Fallbeispiel 4 (S.73) will der Vater-Ego-State den Jungen stark und erfolgreich machen. Mädchen dagegen sollen oft leistungsbereit und angepasst freundlich sein.

Mitgefühl für die Schwierigkeiten und Grenzen der neurotisierenden Ego-States

Häufig war es die konkrete Lebenssituation, die die neurotisierenden Ego-States zu dem destruktiven Verhalten geführt haben. Wenn wir die Schwierigkeiten und Probleme der neurotisierenden Ego-States wie eine schwierige Partnerschafts- oder Berufssituation einfühlsam verstehen, entsteht bei ihnen oft ein Bedauern darüber, dass sie damals keine anderen Möglichkeiten hatten, und Reue in der Form, dass sie ihr destruktives Verhalten nicht beabsichtigt hatten: »Sagen Sie

Ihrem Vater, dass er damals in einer schwierigen Berufssituation war und er wohl auch nicht anders konnte, als den Jungen so zu überfordern. Und dann schauen Sie, wie Ihr Vater darauf reagiert.«

Preis der guten Absichten und des Verhaltens benennen

Wir bitten die Klienten, den internalisierten Ego-States zu zeigen, dass ihre guten Absichten einen hohen Preis für den Kind-Ego-State hatten: »Vater, deine gute Absicht, den Jungen erfolgreich zu machen, hatte allerdings einen hohen Preis, nämlich dass er sich von dir nicht akzeptiert und geliebt fühlte.«

Oft wurde damals dieser Preis nicht gesehen oder unterschätzt. Wird er jetzt benannt, kann er eine Betroffenheit beim internalisierten Ego-State bewirken.

Gute Absichten heute anders umsetzen und neue Akzente setzen

Wir lassen nun den Klienten mit dem internalisierten Ego-State überlegen, wie die gute Absicht auf eine konstruktive Weise umgesetzt werden kann: »Überlegen Sie mit Ihrem Vater, wie er diese durchaus gute Absicht liebevoller und freundlicher umsetzen kann.« Zudem sollen Klient und internalisierter Ego-State reflektieren, ob die früher angestrebten Ziele für das Kind oder den Jugendlichen wirklich so wichtig sind oder ob es – gerade heute – nicht bessere Ziele für den Kind-Ego-State gibt: »Sagen Sie Ihrem Vater, dass dieses Ziel, den Jungen erfolgreich zu machen, doch nur ein Ziel für ein Kind sein kann und es noch viele andere gibt, die besonders für seine Beziehung zu dem Jungen schöner wären.«

Neues Verhalten erproben lassen

Nun können wir den Kind-Ego-State auf die Innere Bühne einladen und den internalisierten Ego-State bitten, in der direkten Beziehung sein neues Verhalten zu erproben. Sehr häufig gibt es auch hier für beide Ego-States sehr berührende Begegnungen.

Manchmal ist diese Verhandlungsarbeit über die guten Absichten der neurotisierenden Ego-States ebenfalls noch nicht ausreichend, dann können wir – das Einverständnis des neurotisierenden Ego-States vorausgesetzt – auch in eine biografische Arbeit mit diesem eintreten:

Biografische Hintergründe für das Verhalten der neurotisierenden Ego-States

Wir gehen zusammen mit den neurotisierenden Ego-States, meist den Eltern-Ego-States, in ihre eigene Biografie und suchen dort nach Hintergründen, die verständlich werden lassen, warum sie sich gegenüber den eigenen Kindern neurotisierend oder bindungsstörend verhielten. Daraus lässt sich meist auch der Widerstand gegen die Auflösung des eigenen neurotisierenden Verhaltens verstehen. Das scheinbar rational begründete Erziehungsverhalten der Eltern und damit das Verhalten gegenüber den Kind-Ego-States ist sehr häufig in den Kind-Ego-States der Eltern begründet.

Arbeit mit dem Kind-Ego-State des neurotisierenden Ego-States

Wir können nun die Kind-Ego-States der internalisierten neurotisierenden Ego-States, also meistens der Eltern, aufsuchen und schauen, welche destruktiven Erfahrungen diese erlebt haben und was sie heute brauchen, um aus den eigenen Bindungsstörungen und Neurotisierungen ihrer Biografie gelöst zu werden. Auch hier ereignen sich häufig berührende und befreiende Prozesse, so dass die internalisierten Ego-States tiefgreifend und nachhaltig transformiert werden können.

Vertiefung und Weiterführung III

Die heilsame Arbeit mit den Enttäuschungen der neurotisierten Kind-Ego-States

Durch die oben beschriebene Veränderung des internalisierten Ego-States kann sich auch beim betroffenen Kind-Ego-State vieles lösen, insbesondere dann, wenn sich der bisher neurotisierende Ego-State dem Kind-Ego-State zuwendet, ihn umarmt und sich entschuldigt. Es ist für den Heilungsprozess der Kind-Ego-States wichtig, dass gerade der Verursacher oder die Verursacherin ihres Leids sich selbst den Kind-Ego-States zuwendet und sich um die Verletzungen, die durch ihre Kritik, Abwertungen oder Kränkungen entstanden sind, kümmert.

Allerdings sind oft die Enttäuschungen so intensiv, dass es noch einen eigenen Prozess braucht, in dem an den verletzenden Enttäuschungen der Kind-Ego-States gearbeitet wird. Dies kann wieder durch die verursachenden internalisierten Ego-States, durch die Erwachsenen-Ego-States oder durch andere Ressourcen-Ego-States erfolgen. Die Heilungsarbeit findet am besten an einem heilenden

Begegnungsort statt. Hier wird von den Klienten meist ein Ort in der Natur gewählt.

> **Bitte beachten!**
> Diese heilsame Arbeit ist auch für die bindungsgestörten und traumatisierten Kind-Ego-States wichtig. Auch die bindungsgestörten Kind-Ego-States brauchen eine heilsame Zuwendung zu den Enttäuschungen in deren Bindungssystem. Bei den traumatisierten Kind-Ego-States brauchen wir allerdings eine weitere, vertiefte Heilungsarbeit (vgl. Kapitel 13), weil die Verletzungen und Verwundungen durch die Traumatisierung auf einer tieferen existentiellen Ebene angesiedelt sind.

Die heilsame Arbeit an den Enttäuschungen der neurotisierten Kind-Ego-States sollte folgende Elemente umfassen:

Benennen der Unrechtmäßigkeit der Abwertungen und Verletzungen

Für den gesamten Heilungsprozess ist es zentral, dass wir als Therapeuten solidarisch auf Seiten des Kind-Ego-States stehen und auch die Klienten zu dieser Haltung anleiten. Dabei wird eindeutig das neurotisierende Verhalten der damaligen Bezugspersonen als destruktiv benannt, insofern ist das Verhalten auch als unethisch zu beurteilen.

Die Gefühle der Kind-Ego-States validieren

Die Klienten oder die internalisierten Ego-States werden angeleitet, in ritueller Satzform dem betroffenen Kind-Ego-State zu bestätigen, dass seine Gefühle der Enttäuschung, Überforderung, Abwertung und Verletzung angemessen sind: »Sagen Sie dem Jungen, dass seine Gefühle genau richtig waren und sind. Sie passen zu dem, was er erlebt hat.« Damit werden die Gefühle validiert und der Kind-Ego-State in seinem Erleben ernst genommen.

Tabuisierte Gefühle benennen und erlauben

Neben den unmittelbar erlebten Gefühlen des Kind-Ego-States gibt es bei der Neurotisierung auch tabuisierte und von den Kind-Ego-States verdrängte Gefühle, neben der Trauer über das Geschehene ist es vor allem die Wut gegenüber dem neurotisierenden Ego-State, die sich ein Kind meist selbst verbietet. Wir erlauben dem Kind-Ego-State die Wut und bitten ihn, diese gegenüber dem internalisierten Ego-State auszudrücken, mit dem Hinweis, dass dieser gut mit der Wut umgehen wird: »Du kannst jetzt noch einmal richtig wütend sein. Du kannst das auch deinem Papa sagen. Der hält das aus und der weiß jetzt, dass deine Wut in Ordnung ist.«

Kind-Ego-State haltend trösten

Wir bitten die Erwachsenen-Ego-States oder die nun zugewandten, bisher neurotisierenden Ego-States, die abgewerteten, überforderten und verwundeten Kind-Ego-States zu halten und zu trösten, indem sie ausdrücken, wie schlimm das Zugefügte für das Kind damals war. Schließlich wird dem Kind-Ego-State gesagt, dass zwar die belastenden Gefühle noch da sind, aber das neurotisierende Geschehen vorbei ist und es für ihn ab jetzt gut werden kann: »Ich halte dich jetzt, wenn du so traurig bist. Du darfst jetzt weinen. Das Schlimme von damals ist jetzt vorbei, auch wenn die Gefühle noch ein wenig da sind.«

Gefühle und deren Abfließen ermutigen und ermöglichen

Nun wird der Kind-Ego-State ermutigt, die schmerzlichen Gefühle zu spüren, sie in Fluss und damit ins Abfließen zu bringen. Dies ist besonders für die Trauer sehr wichtig. Das Abfließen der Gefühle fühlt sich befreiend an, weil sie nun nicht mehr zurückgehalten werden müssen. Zugleich können die Gefühle aus der Neurotisierung zur Vergangenheit werden: »Du darfst jetzt weinen und deine Traurigkeit kann mit den Tränen abfließen, so dass auch deine Traurigkeit vorbei sein darf.«

Damit wird die Erfahrung der Neurotisierung als vergangener Teil der eigenen Geschichte eingeordnet und muss nun nicht mehr reaktualisiert werden.

Unerfüllte Bedürfnisse der Kind-Ego-States nachholen

Wir lassen nun soweit als möglich die unerfüllten Bedürfnisse der Kind-Ego-States nachholen. Hierzu können wir zum Beispiel die internalisierten Ego-States bitten, auf der Inneren Bühne nun endlich mit den Kind-Ego-States zu spielen, zu schmusen, zu lachen und vieles mehr. Wir können den heilsamen Ort für die Kind-Ego-States so einrichten, dass sie dort ihre Bedürfnisse nachholen können. So gibt es dort zum Beispiel viel Freiraum zum Umhertollen oder ideale Großeltern, die den Kind-Ego-State bedingungslos lieben.

Nicht mehr erfüllbare Bedürfnisse der Kind-Ego-States betrauern

Meist lassen sich nicht alle Bedürfnisse auf dieselbe Weise nachholen, wie sie damals in der Kindheit hätten erfüllt werden müssen. Das müssen wir gegenüber den Klientinnen und den betroffenen Kind-Ego-States aussprechen, um sie dann einzuladen, die Trauer darüber zu spüren und zuzulassen.

Einladung zum Versöhnen und zum bedingungslosen Lieben

Nun können wir die internalisierten Ego-States einladen, gegenüber den Kind-Ego-States die Bitte um Entschuldigung und den Wunsch nach einem Verzeihen auszusprechen: »Fragen Sie Ihren Vater, ob er bereit ist, sich bei dem Jungen zu entschuldigen und ihn um Verzeihung zu bitten.«

In aller Regel ist bei neurotisierenden Ego-States und neurotisierten Kind-Ego-States – anders als bei traumatisierten Täter- und Täterinnen-Introjekten und den traumatisierten Kind-Ego-States – ein Versöhnungsprozess rasch und spontan möglich.

Schließlich bitten wir die internalisierten Ego-States, den Kind-Ego-State ganz und gar, ohne Bedingungen anzunehmen und zu lieben. Dieser letzte Schritt ist wichtig, besteht doch ein zentraler Aspekt der Neurotisierung darin, dass die Liebe zum Kind nicht bedingungslos, sondern immer an mehr oder weniger überfordernde Bedingungen geknüpft ist.

Sollten beim neurotisierten Kind-Ego-State noch tiefere Verletzungen zurückbleiben, dann können und dürfen wir auch keine Versöhnung anstreben, vielmehr braucht es dann eine weitere vertiefte Heilungsarbeit mit diesen Verletzungen (vgl. Kapitel 13).

Methodik der Inneren-Kind-Arbeit

Die Arbeit mit rituellen Sätzen und Ritualen

Rituelle Sätze vorschlagen und aussprechen lassen

Wir haben in dem beschriebenen Prozess den Klienten immer wieder verdichtete Formulierungen zum Aussprechen vorgeschlagen. Wichtige Inhalte im Prozess der Inneren-Kind-Arbeit sollten in kurzen, knappen und rituellen Sätzen formuliert werden, damit der Prozess selbst eine rituelle Form erhält und eine vertiefte Wirkung entfalten kann (Weber, 2017; Glöckner, 2000):

Verdichtung durch einen Ritualsatz

Die Therapeutin greift einen dichten emotionalen Moment auf und formuliert ihn in einer knappen, verdichteten und zugleich emotionalen Form, so zum Beispiel für den Vater-Ego-State: »Es tut mir leid, dass ich dich mit meiner Kritik verletzt habe.«

Ritualsatz als Vorschlag zur Erprobung

Die Therapeutin kennzeichnet diesen Satz als Vorschlag und bittet den jetzt aktualisierten Ego-State, ihn durch das Aussprechen zu erproben: »Schlagen Sie Ihrem Vater diesen Satz vor und bitten Sie ihn, diesen probehalber auszusprechen.«

Stimmigkeit des Ritualsatzes oder Suche nach Alternativsatz

Nun wird die Stimmigkeit des Satzes erfragt: »Stimmt dieser Satz für den Vater so?«

Wenn es Vorbehalte oder Zweifel an der rituellen Formulierung gibt, wird der Ego-State nach einer besseren Version gefragt oder die Therapeutin formuliert eine Alternative. Dann wird der veränderte Ritualsatz ausgesprochen und erneut geprüft.

Wirkung des Ritualsatzes spüren und zulassen

Wir prüfen die Wirkung des Ritualsatzes beim Sprecher und beim Adressaten und lassen eine lösende und heilsame Wirkung dann beide spüren: »Was spürt Ihr Vater beim Aussprechen dieses Satzes?« »Wie geht es dem Jungen, wenn er den Satz seines Vaters hört?« »Lassen Sie den Jungen und den Vater die lösende Wirkung dieses Satzes jetzt intensiv im Körper spüren.«

Wiederholung des Satzrituals zur Vertiefung

Wir erhöhen die Wirksamkeit des rituellen Satzes, wenn wir ihn beispielsweise mit einer verstärkten Nachdrücklichkeit wiederholen lassen und den Hörer noch einmal zum achtsamen Hören auffordern.

Wir können alle Gefühle, alle Zusagen und Lösungen in rituelle Sätze fassen und so den Prozessen eine höhere Intensität und Wirksamkeit verleihen. Als Hausaufgabe können wir die Klientinnen bitten, zum Beispiel einen rituell formulierten Lösungssatz wie »Ich bin stark gegenüber meinem Vater!« auf ein Plakat zu schreiben und dieses an den Spiegel zu hängen, so dass die Klientin jeden Tag diesen Satz sieht.

Rituale anleiten und umsetzen lassen

Wir erhöhen die Wirksamkeit der Inneren-Kind-Arbeit auch, wenn die Klienten und ihre Ego-States die Prozessschritte rituell vollziehen. Wir können Rituale als Handlungsvollzüge verstehen, die eine bestimmte, ausdrückliche und wiederholbare Form besitzen. Sie umfassen meist formelhafte Sätze, Gesten und symbolische Handlungen. Sie werden sehr bewusst und achtsam vollzogen, so dass sie eine besondere Ernsthaftigkeit, den Ausdruck des Respektes und der Achtung erhalten. Wir gehen wie bei den rituellen Sätzen vor und schlagen den Klienten zum Beispiel für den Kind-Ego-State ein Ritual vor, fragen nach der Stimmigkeit des vorgeschlagenen Rituals, lassen es erproben und lassen dann die Wirkung beim Akteur und beim Empfänger des Rituals spüren.

Hier einige Beispiele, die für die Innere-Kind-Arbeit wichtig sind:

- Rituale des Dankens: Der Kind-Ego-State dankt den Eltern dafür, dass sie das Kind geboren haben.
- Rituale des Schenkens: Der Ego-State des Großvaters überreicht dem Kind-Ego-State in feierlicher Form ein Buch mit seinen Lebensweisheiten.
- Rituale der Achtung und des Respektes: Der Erwachsenen-Ego-State lässt auf der Inneren Bühne den Ego-States seiner Eltern mit einem Kopfnicken den Vortritt.
- Begrüßungsrituale: Der bisher dissoziierte Kind-Ego-State wird bei seinem Auftauchen auf der Inneren Bühne mit einer Verbeugung oder Umarmung begrüßt.
- Abschiedsrituale: Der Kind-Ego-State winkt dem weggehenden Ego-State seiner verstorbenen Großmutter nach.
- Rituale der Bekräftigung: Der Erwachsenen-Ego-State bekräftigt die Entwicklung des Kind-Ego-States mit einem Handschlag.
- Rituale der Entschuldigung, des Verzeihens und Versöhnens: Die bislang zerstrittenen Kind-Ego-States klatschen sich dreimal ab.
- Rituale der Gemeinsamkeit und Kommunikation: der Erwachsenen-Ego-State und die befreiten Kind-Ego-States machen ein gemeinsames Festmahl.

Das ist nur eine Auswahl von möglichen rituellen Handlungen, die die verschiedenen Prozesse der Inneren-Kind-Arbeit betonen, stärken und verankern. Viele Rituale lassen sich dann auch im Alltag durch entsprechende Hausaufgaben üben und weiter festigen.

Theoretische und neurobiologische Hintergründe

Die Wirkung von Ritualen und rituellen Sätzen

Rituale und rituelle Formeln wirken gerade bei den Kind-Ego-States sehr intensiv und nachhaltig, sind Kinder aus vielen Gründen doch geradezu ritualbedürftig.

Neurobiologisch wirken Rituale, imaginierte Rituale und Ritualsätze auf der Ebene des impliziten prozeduralen Gehirns. Eine grundlegende Verhaltensveränderung durch Beratung oder Therapie sollte deshalb immer auch das prozedurale Gehirn erreichen, dort die alten Netzwerke der bisherigen Handlungsmuster auflösen und stattdessen neue Handlungs- und Verhaltensmuster einsetzen. Genau dies lässt sich über Rituale und Ritualsätze, die selbst Handlungsmuster darstellen, am besten erreichen.

Rituale als Handlungen und rituelle Sätze als Sprachhandlungen

- wirken auf der impliziten Ebene des Gehirns in den Basalganglien, die über den Nucleus accumbens auch intensive Verbindungen zum limbischen System besitzen (Trepel, 2015);
- ordnen und strukturieren Affekte, Emotionen und Gefühle und sind deshalb eine sehr wirksame Form des Containings, insbesondere dann, wenn Gefühle ins Fließen und damit ins Abfließen kommen;
- übersetzen die Energien von Affekten und Gefühlen in Handlung und nutzen so diese Energien. Hier können sich auch die bislang festsitzenden Affekte und Gefühle lösen, so dass neue emotionale Erfahrungen möglich sind;
- ermöglichen die Erfahrung von Selbstwirksamkeit und sind deshalb eine Form des Empowerments;
- wirken belohnend und verstärkend im Belohnungszentrum des Gehirns, im Nucleus accumbens, der zum Striatum und damit zu den Basalganglien gehört (Trepel, 2015);
- übersetzen gefundene Lösungen in konkrete Handlungen;
- üben die Veränderung ein und speichern diese Veränderung sicher im prozeduralen Gedächtnis;
- bewirken, dass neue Lösungen im impliziten prozeduralen Gedächtnis gespeichert sind und deshalb spontan und unwillkürlich zur Verfügung stehen.

KAPITEL 11

Was rettet das Innere Kind?

Die Traumatransformation durch die Bergearbeit für traumatisierte und dissoziierte Innere Kinder

Fallbeispiel 6

Mit der dreißigjährigen Frau, die kaum erotische und sexuelle Bedürfnisse empfindet und von ihrem Großvater sexuell missbraucht wurde (vgl. S. 92, 137), arbeite ich zunächst intensiv an der Stärkung ihrer Erwachsenen-Ego-States und an ihrer Stabilisierung. Wichtig sind hier die Einrichtung eines sicheren und heilsamen Ortes und das Kreieren einer starken Helfergestalt, eine Ritterin mit großem Schwert. Die zugänglichen traumatisierten Kind-Ego-States werden zunächst in ihrer Verwirrung durch die Erstbeelterung versorgt. Dann bitte ich die starke Ritterin, das Täter-Introjekt, also das Introjekt des missbrauchenden Großvaters, zu konfrontieren, zu begrenzen, zu entmachten und schließlich sicher zu distanzieren. Erst dann ist es möglich, zunächst die traumatisierten Kind-Ego-States aus den verschiedenen Missbrauchssituationen zu bergen und sie an den heilsamen, sicheren Ort zu bringen. Schließlich bergen wir auch die dem Bewusstsein zunächst nicht zugänglichen, also dissoziierten Kind-Ego-States.

In dem hier beschriebenen weitergehenden Prozess der Inneren-Kind-Arbeit wird die Lösung einer Traumatisierung durch sexuelle Gewalt als einer der schwersten und destruktiven Formen der Traumatisierung möglich.

Grundinformationen

10 zentrale Basics zur Traumatransformation durch das Bergen der traumatisierten und dissoziierten Kind-Ego-States

Wir bewegen uns nun auf dem großen und komplexen Feld der Traumapsychologie und Traumatherapie (Sachsse, 2009; Peichl, 2012; Peichl, 2018; Huber, 2003; Huber, 2006; Flatten, 2011). Da ich dieses Feld mit seinen verschiedensten Ansätzen und Methoden nicht ausführlich darstellen kann, fokussieren wir auf die für die Innere-Kind-Arbeit wesentlichen Ansätze, insbesondere die Ego-State-Therapie (Fritzsche, 2013; Zanotta, 2018), die IRRT (Imagery Rescripting and Reprocessing Therapy; Schmucker & Köster, 2019a, b), die psychodynamisch imaginative Traumatherapie (PITT; Reddemann, 2020), die Narrative Expositionstherapie (NET; Schauer et al., 2017) und die Schematherapie (Roediger, 2016). Ein besonders hilfreicher Ansatz ist aus meiner Sicht dabei die Traumatransformation durch das sogenannte »Innere Kind-Retten« (Kahn, 2010; Kahn, 2018). Dieser Ansatz der Traumatransformation lässt sich sehr gut für die Innere-Kind-Arbeit in einer leicht modifizierten Weise nutzen. Dabei wird die übliche Traumakonfrontation zu einem schonenden Verfahren der Traumatransformation mit dem Bergen der traumatisierten und dissoziierten Kind-Ego-States:

- Statt Durcharbeiten und Traumakonfrontation eine schonende Traumatransformation
  Sowohl die traumatisierten als auch die dissoziierten Kind-Ego-States brauchen also eine behutsame Traumatransformation, in der keine Retraumatisierung erlebt wird. Hierzu ist ein Durcharbeiten oder Durcherleben der traumatischen Erfahrungen nicht (!) nötig und wäre kontraindiziert, weil gerade im Durcherleben die von den traumatisierten und dissoziierten Kind-Ego-States befürchtete Retraumatisierung stattfinden würde. Wir ersetzen deshalb die Traumakonfrontation durch die Traumatransformation, die über das Bergen der traumatisierten und dissoziierten Kind-Ego-States realisiert wird.
- Befreien der scheinbar normalen Kind-Ego-States aus ihrer Abwehrarbeit
  Die scheinbar normalen Kind-Ego-States versuchen über ihr Funktionieren die Stabilität zu bewahren, indem sie nach außen externale Trigger, nach innen das Auftauchen von Traumaerinnerungen und der traumatisierten und dissoziierten Kind-Ego-States abwehren. Sie brauchen ein Bergen aus der ständigen Angst vor der Retraumatisierung und eine Befreiung von ihrer belastenden Abwehrarbeit.

- Bergen der traumatisierten Kind-Ego-States aus den Traumasituationen
  Die traumatisierten Kind-Ego-States, die nach einem Trauma dem Bewusstsein weitgehend zugänglich sind, brauchen ein Bergen aus ihren massiven Traumaerinnerungen und -gefühlen. Dazu gehen wir in die erste, die massivste und letzte Traumaszene und bergen die traumatisierten Kind-Ego-States aus diesen Situationen.
- Bergen der dissoziierten Kind-Ego-States aus der Dissoziation
  Die dissoziierten Kind-Ego-States brauchen eine Transformation aus der Dissoziation, also aus der Abspaltung aus dem Bewusstsein. Wir gehen beispielsweise über die Körperarbeit zu den dissoziierten Kind-Ego-States und befreien sie aus der Dissoziation.
- Bergen und Befreien aus der destruktiv bindenden Täter- oder Täterinnen-Beziehung
  Scheinbar normale, traumatisierte und dissoziierte Kind-Ego-States sind in aller Regel über die Angst in der destruktiven Beziehung zum Täter- oder Täterinnen-Introjekt gebunden. Die täterloyalen und täteridentifizierten Kind-Ego-States bleiben dagegen aus Loyalität in der Beziehung zum Täter-Introjekt. Sowohl die angstgebundenen als auch die über die Loyalität gebundenen Kind-Ego-States brauchen eine Befreiung aus dieser Gebundenheit.
- Bergen aus dem Freezing und der Lähmung
  Traumatisierte und dissoziierte Kind-Ego-States sind im Freezing und in der körperlichen Erstarrung fixiert, deshalb brauchen sie einen empathischen und zugleich strukturierten Zugang zu ihrem Körper und eine Verflüssigung ihrer Emotionen, auch wenn dadurch Angst, Wut und Scham frei werden. Wir lösen die frei werdende Angst und Scham (vgl. Kapitel 13) und utilisieren die Wut als Kraft und Energie für die Kind-Ego-States.
- Traumatisierte und dissoziierte Kind-Ego-States aus der Vergangenheit bergen
  Scheinbar normale, traumatisierte und dissoziierte Kind-Ego-States sind in der Vergangenheit fixiert, so dass für sie die real vergangene Traumatisierung immer noch psychisch aktuell wirksam ist. Deshalb bringen wir die Kind-Ego-States aus der Vergangenheit in die Gegenwart. Zugleich lassen wir die traumatisierende Vergangenheit für die Kind-Ego-States und die Klienten zur Vergangenheit werden.
- Bergen aus einer massiven Entwicklungsblockade
  Die Kind-Ego-States sind in ihrer psychischen Entwicklung blockiert und im Stillstand. Sie brauchen deshalb eine Transformation aus dem Stillstand ihrer immer noch blockierten Entwicklung hinein in den lebendigen Entwicklungs-

fluss eines normal aufwachsenden und freien Kindes (Nemetschek, 2006; Keweloh, 2018).

- Bergen aus der Symptomsprache
  Traumatisierte und dissoziierte Kind-Ego-States melden sich in der Sprache der Symptome beispielsweise der Komplex-PTSD oder der Borderline-Störung. Die Symptomsprache, die die traumatisierten und dissoziierten Kind-Ego-States gelernt haben, bindet sie und die Klientinnen aber an das Symptom. Sie brauchen also eine Transformation aus ihrer Symptomsprache in eine unmittelbare Sprache, in der sie ihr Leid und ihre Bedürfnisse direkt äußern können.
- Die Traumatransformation braucht die Entmachtung der Täter- oder Täterinnen-Introjekte
  Zur Traumatransformation gehören unbedingt die Begrenzung und die Entmachtung der Täter- und Täterinnen-Introjekte, übrigens auch dann, wenn die realen Täter wie im obigen Fallbeispiel 6 schon verstorben sein sollten, weil sonst diese Introjekte die Traumtransformation sabotieren und es zur Retraumatisierung der geborgenen Kind-Ego-States kommt. Diese gilt es aber unter allen Umständen zu vermeiden, da sonst die retraumatisierten Kind-Ego-States erneut und nun meist noch massiver dissoziiert werden.

Bitte beachten!
Die Traumatisierung, genauer gesagt das Traumaereignis als solches, ist ein nicht mehr veränderbares Ereignis in der Biografie eines Menschen. Dieses können wir nicht mehr rückgängig machen oder verändern. Dagegen sind die physiologischen und psychologischen Traumafolgen im Organismus und in den Kind-Ego-States gespeichert und deshalb zugänglich und veränderbar.

Kurz gefasst und im Überblick
In der Inneren-Kind-Arbeit realisieren wir die Traumatransformation über das Bergen der scheinbar normalen, der traumatisierten und traumatisiert-dissoziierten Kind-Ego-States aus den destruktiven Traumasituationen, aus der destruktiven Beziehung zu den Täter-Introjekten und aus der Bindung an die Vergangenheit und Symptomatik. Dazu ist eine Begrenzung, Depotenzierung und Distanzierung der Introjekte unabdingbar.

10 grundlegende Interventionen

Die Vorbereitung der Traumatransformation durch die Bergearbeit

Ich möchte noch einmal betonen, dass wir die Traumatransformation ohne die in Kapitel 5 dargestellte Stabilisierung als Phase 1 im SARIR-Modell nicht durchführen dürfen. Nachdem wir auch schon verschiedene Zugänge zu den traumatisierten und noch dissoziierten Kind-Ego-States (Phase 2 des SARIR-Modells) aufgezeigt haben, kommen wir nun also zur Phase 3 im SARIR-Modell der Traumatherapie, also zur Bearbeitung des Traumas in Form der Traumatransformation:

> **Bitte beachten!**
> Nun sind wir mit der Bearbeitung des Traumas im Zentrum der Psychotraumatologie. Die sogenannte Traumakonfrontation oder – wie hier vorgeschlagen – die Traumtransformation bedarf einer gründlichen Beschäftigung mit der Traumapsychologie und einer Ausbildung in einem anerkannten Ansatz der Traumatherapie.

- Psychoedukation zur Methode und den Zielen der Bergearbeit
  Nach der oben beschriebenen Stabilisierung erklären wir den Klienten und damit auch den traumatisierten und dissoziierten Kind-Ego-States die Methode und den Ablauf der Traumatransformation durch die Bergearbeit. Die erste Sitzung mit der Täter-Introjekt-Arbeit planen wir ebenso wie die Sitzung mit der ersten Bergeaktion mit neunzig Minuten, weitere Bergeaktionen und eine weitere Arbeit mit den Täter- und Täterinnen-Introjekten können dann wieder meist in Fünfzig-Minuten-Sitzungen erfolgen.
- Würdigung der Angst vor der Bergeaktion – Beachtung des Toleranzfensters
  Nun wird gewürdigt, dass die bevorstehende Traumatransformation sowohl den Klientinnen also auch den Kind-Ego-States Angst machen kann. Sie befürchten eine Retraumatisierung durch die Täter- und Täterinnen-Introjekte. Vor allem die dissoziierten Kind-Ego-States fürchten zudem die Auflösung des Freezings und die schmerzliche Intensität der bislang fixierten Gefühle von Ohnmacht, Hass, Scham und Verzweiflung. Wir sichern den Klientinnen zu, dass wir die Intensität ihrer Gefühle und ihres Arousals über das Containing, über den Atem und über Grounding-Übungen in einem ertragbaren Rahmen, also im neurophysiologischen Toleranzfenster (Zanotta, 2018) halten.
- Nonverbale Notfallsignale für vorzeitige Beendigung vereinbaren
  Wir vereinbaren mit den Klienten und deren Erwachsenen-Ego-State ein eindeutiges Signal wie zum Beispiel das Heben beider Hände, wenn die Berge-

aktion zu intensiv wird, sie also das neurophysiologische Toleranzfenster verlässt. Auch der Körper kann sich mit einem nonverbalen Signal wie intensivem oder schnellem Atmen melden. Bei einem dieser Signale wird die Bergeaktion unterbrochen und eine Beruhigung zum Beispiel über das Atmen herbeigeführt. Schließlich wird reflektiert, was das Notfallsignal mitteilen will und welche stabilisierenden Maßnahmen nötig sind.

- Zusicherung der Begrenzung und Entmachtung der Täter- und Täterinnen-Introjekte
  Wir sichern den Kind-Ego-States zu, dass wir vor der Bergearbeit die Täter- und Täterinnen-Introjekte in einem eigenen Schritt begrenzen und entmachten, damit diese die Bergearbeit nicht gefährden oder die Kind-Ego-States nicht noch einmal traumatisieren können.
- Abrufen und Festigen der sicheren schützenden Orte für den Erwachsenen-Ego-State und die zu bergenden Kind-Ego-States
  Im Rahmen der Stabilisierungsarbeit haben wir schon die sicheren und schützenden Orte für den Erwachsenen-Ego-State und den schützenden heilsamen Bergeort für die zu bergenden dissoziierten Kind-Ego-States eingerichtet. Diese werden noch einmal abgefragt und probehalber imaginiert.
- Aufrufen der bergenden Ressourcengestalt
  Die Bergearbeit wird hier nicht durch den Erwachsenen-Ego-State durchgeführt, weil auch er möglicherweise durch die Nähe zum Trauma in eine lähmende Ohnmacht geraten könnte. Deshalb ist es für die Bergearbeit von entscheidender Bedeutung, dass sie durch eine wirkmächtige, potente und weise Ressourcengestalt durchgeführt wird, weil sie zum einen das Schreckliche des Traumas aushalten und zum anderen den möglicherweise nochmals auftauchenden Täter-Introjekten begrenzend entgegentreten muss.
  Deshalb kommen für die Bergearbeit in aller Regel spirituelle Bergegestalten in Frage, die ihre Energie und Kraft aus einem anderen, eben spirituellen Bereich beziehen. Wir rufen sie noch einmal imaginativ ab und lassen sie gegenüber dem Kind-Ego-State versichern, dass sie die Bergearbeit ganz sicher bewerkstelligen werden.
- Aufrufen und letztes Erproben der Bildschirmtechnik
  Für die Bergearbeit brauchen wir nun einen in sicherer Distanz aufgebauten Bildschirm, auf dem dann die traumatische Szene auftauchen kann. Der Erwachsenen-Ego-State wird von seinem sicheren Ort aus auf den Bildschirm blicken und soll dabei in einer neutralen und gelassenen Distanz bleiben. Zur Stärkung der Distanz können wir zusätzlich eine Panzerglaswand zwi-

schen Bildschirm und dem sicheren Ort für den Erwachsenen-Ego-State stellen.

- Eruieren möglicher traumatisierender Situationen
  Ausgehend von dem bekannten Wissen über die Traumatisierung als Kind oder Jugendliche, befragen wir behutsam den Erwachsenen-Ego-State, aus welcher traumatisierenden Situation zuerst ein traumatisierter Kind-Ego-State geborgen werden soll. Wir werden zunächst bei einer schon bekannten Szene und einem bekannten traumatisierten Kind-Ego-State beginnen, wie in unserem obigen Fallbeispiel 6 (S. 92, 137, 216) mit der Szene der sexuell missbrauchenden »Rauferei« mit dem Großvater.
- Ansprechen der dissoziierten, zu bergenden Kind-Ego-States
  Wir sprechen nun auch die dissoziierten Kind-Ego-States in allgemeiner Form an und sichern ihnen zu, dass wir auch sie bergen möchten und alles dafür tun werden: »Wir kennen euch nicht, aber auch euch wollen wir helfen und euch bergen. Vielleicht zeigt ihr euch selbst oder – wenn das nicht möglich ist – wir werden alles tun, um euch zu finden.«
  Wir benennen noch einmal die Ängste und die guten Gründe dafür, dass diese Kind-Ego-States sich nicht zeigen wollen oder können.
- Abschluss der Bergearbeit vorbesprechen
  Wir besprechen, dass die Bergearbeit für einen Kind-Ego-State dann abgeschlossen ist, wenn wir diesen an seinen sicheren und heilsamen Ort gebracht haben. Wir bereiten die Klientin vor, dass diese ersten Sitzungen der Bergeaktion und der Depotenzierung der Täter- und Täterinnen-Introjekte sehr anstrengend sein werden, weshalb die Klientinnen sich im Anschluss, oft auch am Folgetag, keine größeren Unternehmungen oder besondere berufliche Arbeiten vornehmen sollten.

Am Ende dieser Vorbereitungssitzung prüfen wir mit der Klientin, ob sie sich für die bevorstehenden Prozessschritte gut genug vorbereitet fühlt.

Vertiefung und Weiterführung I

Begrenzung, Depotenzierung und Distanzierung von Täter-Introjekten

Hier möchte ich noch einmal in Erinnerung rufen, dass zwar die Introjektion des Täters eine positive Überlebensfunktion hatte, aber die Täter- und Täterinnen-Introjekte selbst weiterhin destruktiv wirken. In manchen Ansätzen wird versucht mit dem Täter-Introjekt zu verhandeln und es zur Veränderung einzuladen (Fritzsche, 2013; Zanotta, 2018). Dieses Vorgehen gleicht dann der Arbeit mit neurotisierenden und bindungsstörenden internalisierten Ego-States. Sollte dies gelingen, ist dieses Vorgehen durchaus sinnvoll. Meiner Erfahrung nach aber wehren sich Täter- oder Täterinnen-Introjekte meist so massiv und destruktiv, dass es kaum möglich ist, sie über ein Verhandeln zu einer Transformation zu bringen.

Bitte beachten!
Um auch letzte Missverständnisse zu vermeiden, betone ich nochmals: Falls mit den Täter-Introjekten eine Transformation über eine Verhandlung möglich ist, geben wir dieser Lösung den Vorrang. Dann können wir in diesen Fällen das Vorgehen der Verhandlungsarbeit mit neurotisierenden Ego-States anwenden. In den meisten Fällen aber geht es um eine Begrenzung und Entmachtung der Täter- und Täterinnen-Introjekte.

Ein anderes Vorgehen, nämlich das Täter-Introjekt zu vernichten oder zu entfernen, verbietet sich, weil die Introjekte als neuronale Netzwerke tief im Gehirn eingeprägt und verankert sind.

Ich greife deshalb unter anderem das Vorgehen des IRRT (Schmucker & Köster, 2019a, b) auf, bei dem eine Begrenzung, Depotenzierung und Distanzierung der Täter- und Täterinnen-Introjekte angestrebt wird. Ich modifiziere diese Methode nun im Folgenden für die Innere-Kind-Arbeit:

Sicherer Ort für den beobachtenden Erwachsenen-Ego-State und schützender, heilsamer Ort für die zu bergenden Kind-Ego-States

Wir richten einen eigenen sicheren Ort für den Erwachsenen-Ego-State ein, von dem aus dieser aus einer Beobachterposition die Entmachtung der Täter- und Täterinnen-Introjekte mitverfolgt. Wir schließen mit dem Klienten einen förmlichen Vertrag für die Arbeit mit den Täter-Introjekten. Wichtig ist hier, dass keine aktueller und realer Täterkontakt besteht. Für die zu bergenden traumatisierten und dissoziierten Kind-Ego-States richten wir einen schützenden und heilsamen Ort ein, an den sie nach der Bergung gebracht werden.

Psychoedukation zur Differenzierung von Introjekten und realem Täter

Wir erläutern der Klientin, dass wir uns nur mit den Introjekten, also den Bildern und den neuronalen Netzwerken des introjizierten Täters oder der Täterin auseinander setzen und nicht mit den realen Personen. Die Klientin und damit die zu bergenden Kind-Ego-States sind hier und jetzt in Sicherheit: »Wenn wir nun Ihren missbrauchenden Großvater entmachten, arbeiten wir mit dem Bild Ihres Großvaters, das wir nun in seiner schlimmen Wirkung entmachten.«

Einrichten eines Bildschirms oder Imagination eines Gerichtssaals

Wir richten einen eigenen Bildschirm ein, auf dem die Depotenzierung stattfinden wird. Wir können aber auch wie beim IRRT eine Gerichtsszene imaginieren lassen (Schmucker & Köster, 2019a, Schmucker & Köster, 2019b), in der in einem Gerichtssaal die Entmachtung stattfinden wird. Manche Klienten empfinden solch einen offiziellen und öffentlichen Raum des Rechtes und der Justiz als sehr angemessen, ist doch das Verhalten vieler traumatisierender Täter justiziabel. Zudem ist mit der Institution der Justiz eine weitere unterstützende Macht zur Depotenzierung der Täter- und Täterinnen-Introjekte wirksam.

Einrichtung eines »Verwahrortes« für die auftauchenden Täter- oder Täterinnen-Introjekte

Nach der Depotenzierung brauchen wir einen abgegrenzten Ort, an dem die Täter- und Täterinnen-Introjekte verwahrt werden, damit sie für die Kind-Ego-States nicht mehr bedrohlich sind. Hier nutzen wir wieder die Dissoziation, die wir nun als Instrument begrenzend für die Täter- und Täterinnen-Introjekte anwenden. Für manche Klientinnen ist das Gefängnis ein passender Verwahrort. Ich schlage meist einen fernen Himmelskörper vor und lade die Klientinnen ein, das Introjekt sozusagen »auf den Mond zu schießen«.

Aktivieren der depotenzierenden Ressourcen-Ego-States

Für die Entmachtung der Täter- oder Täterinnen-Introjekte brauchen wir machtvolle und starke Ressourcen-Ego-States, die die Introjekte bannen und begrenzen können. Sie sollten mit viel Kraft, Energie, Durchsetzungswillen ausgestattet sein. Manchmal sind es Ritterfiguren, Kämpfergestalten wie Amazonen, Sagengestalten wie Siegfried mit einer unverwundbaren Haut, manchmal aber auch Personen aus dem Justizwesen wie Polizisten, Richter oder Staatsanwälte: »Lassen Sie jetzt eine sehr starke Gestalt auftauchen, die mit meiner Unterstützung nun Ihren missbrauchenden Großvater in die Schranken weisen wird.«

Wir leiten die Klientin an, diese Depotenzierungsgestalt deutlich zu imaginieren, Kontakt mit ihr aufzunehmen und ihre depotenzierende Macht zu spüren: »Schauen Sie zusammen mit dem Mädchen jetzt diese Ritterin mit ihrem großen Schwert an und spüren Sie deren Stärke.«

Imagination des Täter-Introjekts auf Bildschirm oder in Gerichtsverhandlung

Wir bitten nun die Klientin, die Täter-Introjekte auf dem für die Täterkonfrontation neu eingerichteten Bildschirm oder in der Gerichtsszene auftauchen zu lassen: »Lassen Sie nun Ihren Großvater, genauer gesagt das Bild Ihres Großvaters, dort auf dem Bildschirm auftauchen. Der Erwachsene schaut jetzt von seinem sicheren Ort aus zu.«

Meist tauchen die Täter oder Täterinnen aus eigenem Antrieb auf, weil sie sich rechtfertigen und verteidigen wollen.

Konfrontation des Täter-Introjekts und Benennen der Strafbarkeit seines Verhaltens

Wir leiten nun die begrenzende und entmachtende Ressourcengestalt an, das Täter- oder Täterinnen-Introjekt mit dem Unrecht, das es den betroffenen Kind-Ego-States angetan hat, eindeutig in ritueller Form zu benennen: »Ich bitte die Ritterin mit lauter Stimme und mit dem Heben des Schwertes jetzt dem Großvater zu sagen, dass sein Verhalten strafbar ist und eine schwere Kindesgefährdung darstellt.«

Hier ist vor allem wichtig, dass die Strafbarkeit des Handelns entsprechend dem Sexualstrafrecht und als Gefährdung des Kindeswohls benannt wird.

Täterloyale oder täteridentifizierte traumatisierte Kind-Ego-States berücksichtigen

Häufig tauchen nun täterloyale und täteridentifizierte Kind-Ego-States auf, die die Täter- und Täterinnen-Introjekte vor der Entmachtung schützen wollen. Wir nehmen diese Kind-Ego-States ernst, bitten sie aber darum, dass sie jetzt ihre Bedenken und Einsprüche zurückstellen mit der Zusage, dass wir uns später ihnen und ihren Bedenken zuwenden werden: »Die Ritterin soll dem Mädchen, das jetzt dem Großvater helfen will, sagen, dass das jetzt nicht dran ist und wir später auf dieses Mädchen noch eingehen werden.«

Juristische Konsequenzen für das Täter- und Täterinnen-Introjekt benennen

Die depotenzierende Ressourcengestalt formuliert die juristischen Konsequenzen: »Ich als Ritterin und Vertreterin von Marion verurteile dich wegen dieser strafbaren Handlungen zu einer lebenslangen Haftstrafe.« Manche Klientinnen stellen sich vor, dass der Täter vom Richter nach dem Urteil ins Gefängnis geführt wird.

Manchmal gibt es an dieser Stelle beim Täter- und Täterinnen-Introjekt ein Zeichen der Betroffenheit, der Reue und des Schuldbekenntnisses. Dann kann an dieser Stelle eine Verhandlungsarbeit mit dem Ziel der Bitte um eine Entschuldigung einsetzen.

Depotenzierung des Täter- und Täterinnen-Introjekts durch Verweisen in die Vergangenheit

Die konfrontierende Ressourcengestalt entmachtet das Introjekt, indem sie das Introjekt in die Vergangenheit verweist und heute und jetzt seine Machtlosigkeit feststellt: »Du gehörst in die Vergangenheit. Du bist vergangen und vorbei und du bist heute machtlos. Du kannst dem Mädchen nichts mehr antun.«

Wir können die Klienten einladen, sich vorzustellen, dass das Introjekt auf einer Zeitschiene zurück immer kleiner werdend verschwindet. Wir können auf einer Timeline das Introjekt in einem kleinen Symbol wie ein kleines Steinchen in der biografischen Vergangenheit zurücklegen lassen und dort beispielsweise mit Bauklötzen »einmauern«.

Depotenzierung der Täter-Introjekte durch Minimieren

Wir können die Entmachtung unterstützen, indem wir die Klienten anweisen, das Introjekt auf dem Bildschirm über die Fernbedienung schrumpfen, grau und leblos werden oder verblassen zu lassen (Peichl, 2013). Manche Klientinnen stellen sich auch vor, dass eine starke Zauberin das Täter- oder Täterinnen-Introjekt in eine kleine graue Maus oder in einen Stein verwandelt.

Depotenzierung der Täter-Introjekte durch Distanzierung und Verweisung an den Verwahrort

Eine andere Form der Depotenzierung besteht darin, das Täter-Introjekt an den schon eingerichteten Verwahrort zu bringen. Dieser Verwahrort liegt weit in der Ferne und ist gut gesichert. Man kann beispielsweise imaginativ auch eine große Mauer um ihn errichten und ihn durch Wächter sichern lassen. Manchen Klientinnen gefallen auch die Idee und das Wort der dauerhaften »Sicherheitsverwahrung«.

Wir können die Introjekte auch dadurch bannen, dass wir sie imaginativ als Foto in einen Bildrahmen setzen, das Schwarzweißfoto vergilben lassen und dieses dann in einen massiven, sicher verschließbaren Tresor geben.

Es gibt aber auch einen Nachteil dieses Verfahrens der Depotenzierung und der anschließenden Verwahrung. Die Täter- oder Täterinnen-Introjekte bleiben zum Teil in ihrem Bedrohungspotential erhalten, so dass die Klientinnen immer wieder die Abgrenzung und Distanzierung der Täter- und Täterinnen-Introjekte erneuern müssen. Über längere Zeit hinweg aber schwächen sich die Introjekte in ihrer Bedrohlichkeit ab, weil die sie abbildenden neuronalen Netzwerke gewissermaßen »abkühlen«. Durch die Distanzierung nimmt die Konnektivität der neuronalen Verbindungen im Netzwerk der Introjekte ab und zugleich nimmt die Fähigkeit des präfrontalen Cortex in seinen Distanzierungs- und Kontrollmöglichkeiten zu.

Vertiefung und Weiterführung II

Traumatransformation durch Bergen der traumatisierten und dissoziierten Kind-Ego-States

Für die Bergearbeit sind eine gründliche Stabilisierung des Klienten und die oben beschriebene Vorbereitung nötig, damit dann folgende Prozessschritte möglich werden:

Beginn des Bergens mit bekannten traumatisierten Kind-Ego-States

Die Bergearbeit beginnt mit den schon bekannten Kind-Ego-States und den der Erinnerung zugänglichen traumatisierenden Situationen. Dabei sollten wir die erste erinnerte und dann die massivste Traumasituation zuerst nehmen. Hier war das Leiden der traumatisierten Kind-Ego-States am größten, zudem laufen dann die nächsten Bergeaktionen leichter, häufig fast schon automatisch ab.

Imagination der erinnerten Traumaszene auf Bildschirm

Dann wird die Traumaszene mit dem traumatisierten Kind-Ego-State auf einem Bildschirm mit allen Möglichkeiten der Screentechnik in sicherem Abstand imaginiert. Dabei achten wir darauf, dass die emotionale Erregung der Klientin im mittleren Bereich, also im neurophysiologischen Toleranzfenster bleibt. Wird die Erregung zu stark, dann kann der Bildschirm oder das Bild selbst in größere Distanz gerückt werden.

Beauftragung des bergenden Ressourcen-Ego-States

Der Erwachsenen-Ego-State gibt dem Berge-Ego-State den expliziten Auftrag, nun die Bergeaktion mit dem ersten traumatisierten Kind-Ego-State durchzuführen. Ich erinnere noch einmal daran, dass der Berge-Ego-State in aller Regel eine archetypische, spirituelle Gestalt sein sollte.

Berge-Gestalt geht in Traumaszene und verweist das Täter-Introjekt aus der Traumaszene

Nun geht die potente Berge-Gestalt mit ihrer ganzen Kraft und Energie in die Traumaszene auf dem Bildschirm, in der oft noch das Täter-Introjekt präsent ist. Da wir es wie oben dargestellt schon vorab depotenziert haben, ist es in aller Regel geschwächt. Die Berge-Gestalt stellt sich nun so gegen das Introjekt, dass der Kind-Ego-State geschützt ist. Dann verweist der Berge-Ego-State das Täter- oder Täterinnen-Introjekt aus der Traumaszene an den eingerichteten Verwahrort. Dies muss wie bei der Depotenzierungsarbeit sehr dezidiert und konfrontativ durchgeführt werden: »Ich möchte jetzt die Berge-Ritterin bitten, mit ihrer ganzen Energie in diese Szene zu gehen. Sie soll sich dann gegen den Großvater stellen, so dass das Mädchen geschützt ist. Dann soll sie den Großvater jetzt und ein für alle Mal wegschicken.«

Dieses Verweisen des Täter-Introjektes sollte wieder mit einer rituellen Geste durchgeführt werden. Die Berge-Gestalt zeigt zum Beispiel dem Täter-Introjekt mit ausgestrecktem Arm und Zeigefinger den Weg aus der Traumaszene zum Verwahrort.

Berge-Gestalt birgt den Kind-Ego-State

Der potente Berge-Ego-State geht zu dem Kind-Ego-State, nimmt ihn in seine Arme, beschützt ihn körperlich und sagt ihm: »Ich schütze dich jetzt. Bei mir bist du ganz sicher. Und ich hole dich jetzt aus dieser schlimmen Situation heraus, die ein für alle Mal zu Ende ist.« Es wird betont, dass die Traumaszene zu Ende ist und damit der Vergangenheit angehört, die nun nicht mehr wirksam werden kann.

Kind-Ego-State wird zum sicheren und heilsamen Bergeort gebracht

Nun wird der Kind-Ego-State je nach Alter in die Arme oder bei der Hand genommen und aus der Traumasituation gebracht. Dabei wird dem Kind-Ego-State gesagt: »Das Schlimme ist jetzt vorbei und es wird nie mehr passieren. Ich bringe dich an einen ganz sicheren Ort, an dem du geschützt bist und an dem es dir gut gehen wird.«

Zumeist geschieht die Bergeaktion unwillkürlich und spontan. Wir unterstützen diesen Prozess aber wieder mit knappen, rituell formulierten Anweisungen.

Beginnende Heilung am sicheren, heilsamen Bergeort

Nun kann der Erwachsenen-Ego-State, der während der Berge-Aktion an seinem sicheren Ort gewesen war, zum sicheren und heilsamen Bergeort gehen, dort den geborgenen Kind-Ego-State begrüßen und in die Arme nehmen. Die Klientin kann nun dem Kind-Ego-State zusichern, dass er an diesem sicheren Ort vor weiteren Traumatisierungen sicher geschützt ist und sie als Erwachsene nun ebenfalls für diesen Schutz sorgen wird. Dieser Schutz setzt nun autonome Heilungsprozesse beim geborgenen Inneren-Kind-Ego-State in Gang. Die weitere Heilungsarbeit für die noch verbliebenen Traumawunden beschreiben wir in Kapitel 13.

In aller Regel wird in der ersten Sitzung einer Berge-Aktion nur ein Kind-Ego-State geborgen. Den anderen schon bekannten oder vermuteten traumatisierten Kind-Ego-States wird zugesichert, dass sie schnellstmöglich geborgen werden. Ist der Prozess aber nun eingeübt, können in der nächsten Sitzung mehrere weitere Kind-Ego-States geborgen werden.

Schon mit der ersten Bergeaktion spüren die Klienten eine deutliche Erleichterung. Sehr häufig melden sich nun auch weitere bislang dissoziierte Kind-Ego-States.

Bei sehr schweren Traumatisierungen bleiben aber oft noch zu bergende dissoziierte Kind-Ego-States:

Zusicherung des Bergens an weiterhin dissoziierte Kind-Ego-States

Das Bergen der nicht bekannten dissoziierten Kind-Ego-States stellt eine besondere Herausforderung für die Traumatransformation dar. Wir haben in Kapitel 5 gesehen, dass wir die dissoziierten Kind-Ego-States nur erreichen können, wenn wir ihr Verbleiben in der Dissoziation als verzweifelten Schutz würdigen und auch ein dauerhaftes Verbleiben respektieren werden. Für manche Kind-Ego-States aber ist die Dissoziation so stark, dass sie im Freezing festgehalten werden. Wir signalisieren deshalb immer auch, dass wir keinen Kind-Ego-State aufgeben werden, sondern alles tun werden, auch den letzten aus der Dissoziation zu bergen. Zudem können wir den dissoziierten Kind-Ego-States ausdrücklich mitteilen, dass die Täter- oder Täterinnen-Introjekte entmachtet und gut verwahrt sind und von daher keine Gefahr mehr droht.

Berge-Ego-State geht auf die Suche nach unentdeckten Kind-Ego-States

Wir bitten nun den Berge-Ego-State, im Traumagedächtnis auf die Suche nach noch dissoziierten Kind-Ego-States zu gehen. Der Berge-Ego-State wird angeleitet, noch einmal in die schon bekannten Traumaszenen zu gehen, um vielleicht dort noch unentdeckte Kind-Ego-States zu entdecken: »Ich möchte Ihre Berge-Ritterin bitten, noch einmal genau die schlimmen Traumatisierungsszenen durchzugehen. Vielleicht findet sich dort noch ein uns unbekanntes Mädchen.«

Danach schicken wir den Berge-Ego-State mit einer Taschenlampe ins implizite Gedächtnis auf die Suche nach noch unentdeckten Traumaszenen und Kind-Ego-States: »Ich möchte Ihren Berge-Ritter bitten, in Ihr nicht bewusstes Gedächtnis zu gehen wie in unbekannte Verliese, die Mauern und die Stahltüren überwindend, um dort noch von der Dissoziation weggeschlossene Mädchen zu finden.«

Dissoziierte Kind-Ego-States über deren Körpersignale auffinden

Da sich die völlig dissoziierten Kind-Ego-States im Körpergedächtnis befinden, zeigen sie sich sehr häufig durch kleinste Körpersignale, die uns helfen, sie in aller

Behutsamkeit zu entdecken und – wie wir gleich sehen werden – mit ihnen auf der Körperebene zu arbeiten.

Bergeaktion durch das Unbewusste anregen

Wir können in Trance auch eine unbewusst bleibende Bergeaktion anregen. Dazu bitten wir das Unbewusste, für die Klientin die tief dissoziierten Kind-Ego-States so zu bergen, dass ihr Bewusstsein es nicht zu registrieren braucht. Die hier geborgenen Kind-Ego-States können zunächst an einen dem Bewusstsein unbekannten schützenden und heilsamen Bergeort gebracht werden, an dem sie vom Unbewussten fürsorglich versorgt werden. Diese Kind-Ego-States können dann später am bekannten heilsamen Ort auftauchen, sobald für sie die Zeit reif ist.

Auch bei einer sehr erfolgreichen Berge-Arbeit über mehrere Sitzungen hinweg können einzelne dissoziierte Kind-Ego-States in der Dissoziation verbleiben. Dies wird sich dann immer auch in freilich nun abgeschwächten Symptomen der bisherigen Störungen zeigen. Dann müssen wir die Klienten anleiten, konstruktiv mit diesen Restsymptomen zu leben, ohne die Hoffnung aufzugeben, dass die noch dissoziierten Kind-Ego-States doch noch auftauchen und dann von den Klienten auch ohne Hilfe der Therapeuten geborgen werden können.

Vertiefung und Weiterführung III

Die Körperarbeit mit präverbal traumatisierten oder gänzlich dissoziierten Kind-Ego-States

Der Körper und die Körpererfahrung sind ganz allgemein ein wichtiger Zugang zu den Kind-Ego-States, weil Kinder sehr körpernah leben und erleben. Für die Erstbeelterung hatten wir uns den Zugang über den Körper schon erschlossen (vgl. Kapitel 8), aber auch die weitergehenden Heilungsprozesse sind für die Kind-Ego-States über die Körperarbeit tiefgreifender und nachhaltiger (Hartman, 2015; Zanotta, 2018). Hier gibt es eine lange Tradition der Körperpsychotherapie, angefangen bei der Bioenergetik bis zu neueren Verfahren wie dem Somatic Experiencing (Levine, 2016), dem EMDR (Forgash & Copeley, 2007; Hofmann, 2014; Paulsen, 2009) und verschiedenen Klopftechniken (Bohne & Ebersberger, 2019). Ich nehme die wichtigsten Impulse der verschiedenen Körpertherapien für die Innere-Kind-Arbeit auf.

Bitte beachten!
Wer intensiv körpertherapeutisch mit den Kind-Ego-States, insbesondere traumatisierten und traumatisiert-dissoziierten Kind-Ego-States arbeitet, sollte eine Ausbildung in einem der bekannten körpertherapeutischen Verfahren absolvieren.

In der Inneren-Kind-Arbeit brauchen wir die Körperarbeit in dreifacher Weise als

- Zugang für alle Prozesse in der Inneren-Kind-Arbeit:
  Wir können alle Prozesse der Inneren-Kind-Arbeit, auch bei bindungsgestörten und neurotisierten Kind-Ego-States, intensiver wirken lassen, wenn wir prozessbegleitend ständig den Körper und die Körperreaktionen einbeziehen. Die Heilungsprozesse selbst sind nachhaltiger, wenn wir sie über den Körper verankern.
- Zugang zu dissoziiert bleibenden Kind-Ego-States:
  Die traumatisierenden Erfahrungen der dissoziiert bleibenden Kind-Ego-States sind im Wesentlichen in der Amygdala und der Insula gespeichert und zeigen sich über Körperempfindungen und Körperreaktionen, hier insbesondere über die Mikrobewegungen der Mimik, der Gestik und der Körperhaltung.
- Zugang zu präverbalen Kind-Ego-States:
  Die präverbalen Kind-Ego-States, also bis zum Alter von 3–4 Jahren, sind über erzählte und visuelle Erinnerungen nicht zugänglich, weil der für die biografischen Erinnerungen entscheidende Hippocampus erst bis zu diesem Alter ausreift. Die frühen, visuell nicht zugänglichen Erfahrungen sind aber im Körper als Körperempfindungen, besonders in der Insula, gespeichert.

Der Körperarbeit mit den Kind-Ego-States müssen wir die Stabilisierungsarbeit voranstellen, um erst dann die Körperarbeit als eigenen Zugang für die ganz frühen oder massiv dissoziierten Kind-Ego-States und deren Heilung zu nutzen:

Anleitung zur genauen Wahrnehmung der Körperempfindungen

Wir leiten die Klienten ständig an, in das Innere ihres Körper zu spüren, und verknüpfen dies mit möglichen Kind-Ego-States: »Spüren Sie nach innen, in die Bauchregion. In welcher Körperempfindung will sich hier das missbrauchte Mädchen zeigen?« Wir achten dabei besonders auf viszerale Körpersignale, die als Bauchgefühl sehr tief in den Körper und damit zu tief verborgenen Kind-Ego-States reichen. Wir lassen auch die Muskelreaktionen wie schmerzende Verspannungen und Herz-Kreislauf-Reaktionen wie den Pulsschlag spüren, weil sich hier die Schreckreaktionen und die verhinderten Flucht- und Kampfreaktionen bei einer Traumatisierung abbilden.

Bitte beachten!
Auch psychosomatische Symptome, insbesondere Schmerzsyndrome, sind häufig ein Hinweis auf noch unentdeckte traumatisierte Kind-Ego-States. Deshalb lassen wir Klienten ihre Körpersymptome genau spüren und wahrnehmen mit der Frage, welcher traumatisierte Kind-Ego-State sich hier mit seinem Leiden körperlich meldet.

Genaue Wahrnehmung von sichtbaren Körperreaktionen

Wir achten als Therapeutinnen genau auf sichtbare Körperreaktionen und Körpersignale und greifen sie für die Arbeit mit den Kind-Ego-States auf.

Sichtbare Körpersignale, die auf massiv dissoziierte oder präverbal traumatisierte Kind-Ego-States hindeuten, sind die Mikromimik im Gesicht, zum Beispiel werden Mundwinkel oder die Kiefermuskel starr oder es zeigen sich winzige Anzeichen von Schmerz oder Weinen im Gesicht. Auch die Hautfärbung von leichtem Rotwerden oder Blässe sind wichtige sichtbare Körperreaktionen.

Spüren lassen, intensivieren und verlangsamen

Wir lassen die Klienten ihre Körperempfindungen genau spüren und intensivieren das Spüren. Wir verlangsamen diesen Prozess, damit die Klienten einzelne Aspekte der Körperempfindung spüren können. Dieses sogenannte Titrieren (Levine, 2016) verhindert zum einen, dass es zu einer Überflutung durch Affekte kommt, und zum anderen ermöglicht es ein genaues, achtsames Wahrnehmen: »Spüren Sie diese Härte in Ihrem Kiefer ganz genau, ganz langsam, Stück für Stück. Dann lassen Sie die Härte stärker werden.«

Begleitendes Verbalisieren der Körperempfindungen und Körperreaktionen

Wir begleiten die Körperprozesse behutsam und fördernd, niemals aber vorwärtsdrängend. Wir verbalisieren und deuten an, dass dies auch Körperreaktionen des ganz frühen oder noch dissoziierten Kind-Ego-States sein können: »Ja, in diesem Ballen Ihrer Faust könnte sich ein ängstliches, aber auch wütendes Kind verbergen. Verlangsamen Sie die Bewegung und spüren Sie noch genauer in Ihre Faust.«

Wir könnten nun von hier aus aus direkt über die Körperbrücke zu einem Kind-Ego-State gelangen. Wir bleiben aber hier im Prozess der Körperarbeit zunächst ganz auf der Körperebene.

Bitte beachten!
Wie in Kapitel 5 weise ich ausdrücklich darauf hin, dass die Körperarbeit, insbesondere die direkte Berührung, äußerst zurückhaltend und behutsam gestaltet werden muss. Vor jeder Berührung durch uns als Therapeuten fragen wir um Erlaubnis und Zustimmung, die von Seiten der Klientinnen und Klienten auch nonverbal stimmig sein muss. Im Zweifelsfall sollten wir ein Halten oder Berühren unterlassen. Besonders achtsam müssen wir bei einer gegengeschlechtlichen Konstellation in der Therapie sein.

Abwehrreaktionen des Körpers schützend und stützend halten

Häufig zeigen sich die traumatisiert-dissoziierten Kind-Ego-States über muskuläre Schreck-, Abwehr- und Schutzreaktionen des Körpers, wie zum Beispiel in einem Zittern, einem Zusammenzucken, einem schreckhaften Zurückweichen oder Verschließen der Arme vor dem Oberkörper. Hier können wir die körperliche Abwehrreaktion behutsam halten, so dass sie sich in dem körperlichen Halt zum Beispiel ins Schluchzen hinein lösen kann. Eine andere Möglichkeit liegt darin, dass wir die Klienten bitten, eine der Schutzreaktion entgegengesetzte Körperhaltung einzunehmen, also zum Beispiel statt den Kopf einzuziehen nun sich aufzurichten. Auch diese lösende Gegenbewegung können wir mit den Händen stützen und stärken: »Ich bitte Sie oder genauer gesagt das Mädchen, aus diesem Einziehen des Kopfes nun in eine aufrechte Haltung zu gehen. Darf ich Sie, genauer gesagt das Mädchen, zwischen den Schultern dabei mit meinen Händen unterstützen?«

Impulse in Körperreaktionen vollenden lassen und dabei halten

Neben den genannten Schutzreaktionen zeigen die traumatisierten Kind-Ego-States auch Impulse zur Flucht und zum Kampf, die aber körperlich in der Traumasituation nicht ausagiert werden konnten und deshalb in den Muskeln, der Amygdala und in der Insula gespeichert sind. Anzeichen einer verhinderten Flucht- oder Kampfreaktion sind häufig das Ballen der Fäuste, das Zucken der Beine oder die Anspannung der Kiefermuskulatur. Wir laden nun die Klientinnen ein, den in der Körperreaktion steckenden Impuls zu vollenden. Damit kann die ursprüngliche Funktion und Absicht sich jetzt nachholend realisieren und an ihr

Ziel kommen: »Spüren Sie noch einmal das Zucken Ihres Beines und geben Sie dem Impuls nach. Vielleicht wollen Sie jetzt das tun, was das Kind damals nicht tun konnte, also aufstehen und weglaufen.«

Damit kann sich auch die muskulär blockierte Energie lösen und der ganze Muskelapparat der Klientin kann weicher und freier werden.

Eine weitere Möglichkeit liegt im Pendeln der Körperwahrnehmung (Levine, 2016) zwischen einer sich angenehm anfühlenden und einer sich aversiv anfühlenden Körperstelle. Durch diese Pendelbewegung in der Körperwahrnehmung können sich eingefrorene Muskelspannungen lösen.

Im Freezing erstarrte Körperenergie lösen lassen

Das Freezing und die Dissoziation wirken sich häufig tief im Körperinneren insbesondere in den Faszien des Bauchraumes als Blockade der Körperenergie aus. Oft frieren diese Klientinnen oder spüren in der Bauchregion winzige Anzeichen von Ziehen oder Übelkeit. Die im Körperinneren eingefrorene Energie lösen wir über den Atem, indem die Klientinnen beim Einatmen den warmen Atem tief bis zum Beckenboden fließen lassen, um dort die eingefrorenen Regionen zu lösen. Sehr häufig kommt es zu unwillkürlichem Schluchzen, zum Schreien und dann zum lösenden und befreienden Weinen. So kann sich das Freezing der Dissoziation lösen.

Zur Ruhe kommen und Erschöpfung spüren lassen

Nach diesen verschiedenen Prozessen, die zu einer Lösung der körperlichen Fixierungen führen, brauchen die Klienten immer auch eine Zeit, in der sie die Erschöpfung spüren und zur Ruhe kommen können. Manchmal gibt es noch ein Zittern oder ein abschließendes Schluchzen und Seufzen. In dieser Ruhephase kann sich der Körper und damit die bisherigen Körpertraumanetzwerke in der Amygdala und Insula reorganisieren, was sich in einem neuen, stimmigen Körpergefühl zeigt.

Zwar haben wir in diesem Prozess immer wieder die Verbindung zu einem noch dissoziierten oder sehr frühen Kind-Ego-State hergestellt, sind aber im Prozess auf der Körperebene geblieben und haben so mit dem Kind-Ego-State gearbeitet, ohne ihn zu imaginieren. Wir können aber auch die Körpererfahrungen in eine Imagination des Kind-Ego-States übersetzen:

Imagination des zum Körper gehörenden Kind-Ego-States

Wir arbeiten mit den Körperempfindungen oder Körperreaktionen so, wie oben dargestellt, bis diese sehr genau und deutlich im Spüren präsent sind. Dann bitten wir das Unbewusste der Klienten, ein zu dieser Körperempfindung oder Körperreaktion passendes Kind zu imaginieren. Ich betone ausdrücklich, dass dies kein visuelles Erinnerungsbild darstellt. Das Bild, das jetzt entsteht, ist vielmehr eine aus den Körperempfindungen unwillkürlich kreierte Imagination, die allerdings in aller Regel sehr genau zu den nur körperlich gespeicherten Körpererinnerungen der Kind-Ego-States passt. Nun können wir mit diesem aus dem Körper heraus imaginierten Kind-Ego-State wie mit anderen visuell zugänglichen Kind-Ego-States arbeiten, also zum Beispiel ihn beeltern und aus einer nicht bekannten traumatisierenden Situation an einen schützenden, heilsamen Ort bringen. Dabei sollten wir aber immer auf die Körperebene dieses Kind-Ego-States zurückkommen, damit die imaginativen Prozesse stets körperlich fundiert bleiben.

Die Körperarbeit mit den Kind-Ego-States ist also für deren Heilung eine unabdingbare Arbeitsebene, die wir im Prozess der Inneren-Kind-Arbeit ständig realisieren sollten (Zanotta, 2018; Hartman, 2015).

Theoretische Hintergründe und Neurobiologie

Die Wirkung der Traumatherapie auf der neurobiologischen Ebene

Zwar gibt es zur Wirkung der Traumatherapie auf neuronaler und kortikaler Ebene (Elbert & Schauer, 2014) noch viele offene Fragen, aber derzeit lassen sich folgende Wirkmechanismen beschreiben:

Traumatransformation aktiviert Traumanetzwerk im Toleranzfenster

Die behutsame Traumatransformation aktiviert das zu verändernde neuronale Traumanetzwerk auf einem mittleren Erregungsniveau, also im neurophysiologischen Toleranzfenster, so dass das Traumanetzwerk veränderbar wird. Dazu trägt auch die vorhergehende Stärkung der emotionalen Regulationsfähigkeit der Klientinnen in der Stabilisierungsphase bei.

Traumanetzwerk wird mit sozialem Kontaktsystem verbunden

Die aktivierten neuronalen Netzwerke der Traumasituationen und der dazugehörigen traumatisierten Kind-Ego-States werden in der Beziehung zur Therapeutin in Verbindung zum sozialen Kontaktsystem der Klientin (Porges, 2019) gebracht, woraufhin dieses die sympathische Erregung mildert und der präfrontale Cortex arbeitsfähig wird. Auch bisher dissoziierte neuronale Netzwerke können nun in Kontakt mit dem präfrontalen Cortex gebracht, bewusst werden und verändert werden.

Stärkung der Top-Down-Regulation durch Cortex

Der präfrontale Cortex und der anteriore cinguläre Cortex gewinnen in einer Top-Down-Regulation nun ihre Kontroll- und Steuerungsfunktion gegenüber der Amygdala wieder, wodurch die Angstreaktionen der Amygdala gedämpft werden.

Neuformation der neuronalen Traumanetzwerke

Die neuronalen Traumanetzwerke werden durch die Imagination der Bergung in einer Tiefenentspannung oder Trance neu formatiert. Bisherige »heiße« Knoten, also Knoten mit einer hohen Konnektivität werden gelöst. Damit wird die Intensität der Gefühle herunterreguliert und die gemilderten Gefühle werden weitgehend von den Erinnerungen abgekoppelt. Die visuellen neuronalen Netzwerke von den Traumasituationen und von dem Täter oder der Täterin werden weniger konnektiv und verblassen damit.

Einordnung in das autobiografische Gedächtnis

Das veränderte bisherige Traumanetzwerk kann nun vom Hippocampus zeitlich in das autobiografische Gedächtnis eingeordnet werden. Damit werden das Traumageschehen wie andere nicht traumatisierende Erfahrungen zur Vergangenheit und können kognitiv distanziert werden.

Entstehung von neuen neuronalen Netzwerken

Durch die neuen Erfahrungen in der Imagination entstehen neue Verbindungen und neue Netzwerke, die die Heilungsprozesse, insbesondere die visuellen neuronalen Netzwerke von den geborgenen Kind-Ego-States repräsentieren.

Veränderung der epigenetischen Ebene

Die neuronalen Veränderungen werden auf der genetischen Ebene über epigenetische Prozesse, zum Beispiel über die Methylisierung eingeschrieben und damit auf der epigenetischen Ebene gespeichert (Elbert & Schauer, 2014).

KAPITEL 12

Welche neue Familie braucht das Innere Kind?

Nachholende Familientherapie am Herkunftssystem des Inneren Kindes und am inneren Gesamtsystem der Klienten

Fallbeispiel 11

Eine fünfunddreißigjährige Klientin fühlt sich in Freundschaften und Beziehungen grundsätzlich weniger wert als die anderen. Deshalb vermeidet sie Beziehungen ganz oder zieht sich aus ihnen zurück, weil sie glaubt, dass sie für die anderen nicht wertvoll genug sei. In der Inneren-Kind-Arbeit wird in den verschiedenen Entwicklungsphasen ein schüchternes, sich klein und hässlich fühlendes Mädchen sichtbar. Die Klientin hätte als drittes Kind ein Junge sein sollen. Erst das vierte Kind wird dann der Junge, der von den Eltern, insbesondere vom Vater bevorzugt wird, während die Klientin als Mädchen abgelehnt und übersehen wird. Sie fühlt sich aus der Familie ausgeschlossen, während Vater, Mutter und jüngster Bruder eine enge Einheit bilden. Auch die beiden älteren Schwestern befinden sich in einer engen Koalition. Der Vater dominiert mit den patriarchalen Werten aus seiner Herkunftsfamilie das jetzige Familiensystem.

Die ersten beiden Beziehungen der Klientin scheiterten, weil sie unbewusst Männer wählte, die sie wie ihr Vater abwerteten. In ihrer Bankausbildung hatte sie einen sehr angenehmen und wertschätzenden Chef, den sie aber immer wieder auflaufen ließ, weil sie seiner wohlwollenden Art misstraute.

Die Klientin in dieser Fallvignette leidet als Kind nicht nur an der unmittelbaren Ablehnung und Ignoranz der beiden Eltern, sondern auch an ihrer Position als Übersehene und Ausgeschlossene und an den Werten und damit an den impliziten Regeln und Normen ihres Familiensystems. Das erlebte und dann auch internalisierte Familiensystem ist also Teil der Problematik der Klientin und ihrer Kind-Ego-States. Würden wir nur mit den Kind-Ego-States und den dazugehörigen internalisierten Ego-States, hier mit den Eltern-Ego-States arbeiten, würden wir nur einen Teil der problembedingenden Hintergründe erfassen.

Aber auch die beiden ersten Beziehungspartner und der Chef in der Ausbildung gehören zum inneren Gesamtsystem der Klientin. Die beiden ersten Partner agieren wie ihr Vater und folgen damit den unbewussten Regeln des Familiensystems. Zwar verhält sich der Chef anders als das Familiensystem der Klientin, aber in ihrer Abweisung des Chefs ist sie immer noch von ihrer familiären Erfahrung geprägt. Zum heutigen gesamten inneren System ihrer Persönlichkeit gehören also wesentlich mehr Ego-States als die aus der Familie kommenden. Dennoch funktioniert ihr heutiges System weitgehend immer noch nach den Werten und Regeln des internalisierten Familiensystems.

Grundinformationen

10 zentrale Basics zu den internalisierten Familiensystemen und zum inneren System der Person

Wie an dem Fallbeispiel deutlich wird, haben wir also systemisch verstanden verschiedene innere Systeme in einer Person:

- Internalisierte Herkunftsfamiliensysteme
  Wir haben viele internalisierte Familiensysteme aus verschiedenen Familienphasen aus der Kindheit und Jugend. Die Familie war für die obige Klientin zunächst das System mit den drei Mädchen, dann hat sich das Familiensystem aus ihrer Sicht durch die Geburt ihres kleinen Bruders noch einmal deutlich verändert.
  Jede der verschiedenen internalisierten inneren Familien besteht aus den internalisierten Mitgliedern der Herkunftsfamilie und aus dem jeweiligen Familiensystem mit seinen Werten, Strukturen und Regeln und – ganz entscheidend – aus der eigenen Position in diesen inneren Familien.
- Person-System aus der Gesamtheit der Ego-States
  Das Gesamtsystem einer Person besteht aus der Summe der Ego-States, die im Laufe eines Lebens bis zum heutigen Zeitpunkt von dem Klienten entwickelt oder internalisiert wurden. Man könnte dieses internale Gesamtsystem auch als internale Ego-State-Familie oder Selbstfamilie bezeichnen (Peichl, 2012; Peichl, 2013). Auch dieses Gesamtsystem kann in seiner Struktur, in seiner inneren Balance oder Abgrenzung nach außen als Ganzes gestört sein.

Das systemische Verständnis der Kind-Ego-States und der dazugehörigen internalisierten Familiensysteme macht die Innere-Kind-Arbeit zu einer systemischen Inneren-Kind-Arbeit, in der Verbindung mit der Hypnotherapie des Weiteren zu einer hypnosystemischen Inneren-Kind-Arbeit (Peichl, 2013; Schmidt, 2019), die sich in folgenden zehn Basics beschreiben lässt:

- Internalisierte Herkunftsfamiliensysteme bilden die Basis des Gesamtsystems einer Person
  Die verschiedenen internalisierten Herkunftsfamiliensysteme mit allen beteiligten Ego-States, die über die Entwicklung des Kindes und Jugendlichen gespeichert werden, bilden die Basis der gesammelten Lebenserfahrungen eines Menschen. Dann kommen in der weiteren Biografie viele weitere Ego-States dazu, die in den Begegnungen mit anderen Menschen erstens als internalisierte Ego-States aufgenommen und die im Gegenüber zu diesen Menschen zweitens als weitere, spät entstehende Kind-Ego-States gebildet werden. Sie bilden dann die erweiterte innere Familie bis zum heutigen Zeitpunkt eines Menschen. Die internalisierten Familiensysteme aus der Kindheit und Jugend und die späteren inneren Familien bilden zusammen das Gesamtsystem einer Person.
- Bindungsgestörte, neurotisierende und traumatisierende innere Familiensysteme
  In der Praxis der systemischen Inneren-Kind-Arbeit fokussieren wir auf die wenigen prägenden Familienrepräsentanzen, die für die Entstehung und Lösung des beklagten Problems eine wesentliche Rolle spielen. In der Auswirkung der internalisisierten Familiensysteme auf die Kind-Ego-States der Klienten können wir wieder bindungsgestörte, neurotisierende und traumatisierende internalisierte Familiensysteme unterscheiden.
- Zugehörigkeit und Grenzen des inneren Familiensystems
  Für ein internalisiertes Familiensystem und die damit verbundenen Kind-Ego-States ist entscheidend, wie klar das System nach außen abgegrenzt ist und wer zum System gehört beziehungsweise wer vom System ausgegrenzt oder tabuisiert ist. Im schlimmsten Fall ist das Kind – wie in Fallbeispiel 11 (S. 239) – selbst ausgegrenzt, ausgestoßen oder verachtet. Ziel der Transformation der internalisierten Familiensysteme ist es, die ausgeschlossenen und tabuisierten Ego-States zu integrieren und ihnen einen gewürdigten Platz in den internalisierten Familiensystemen zu geben.
- Strukturen der inneren Familie und Position der Kind-Ego-States
  Für ein internalisiertes Familiensystem und die damit verbundenen Kind-Ego-States ist die Struktur und damit die Position des Kindes innerhalb dieser

Struktur prägend. Hier stellt sich die Frage, ob es in der Familie damals und damit in den internalisierten Familiensystemen bis heute eine klare, geordnete Hierarchie von Eltern- und Kindebene gibt, ob die Intergenerationengrenzen eingehalten sind, ob es destruktive Koalitionen über die Intergenerationengrenzen hinweg und ob es missbräuchliche Machtpositionen gibt. Wenn diese Strukturen massiv gestört sind, entwickelt das Kind oder der Jugendliche in seiner Position als Lösungsversuch häufig Symptome wie beispielsweise eine Angst- oder Essstörung.

- Werte der inneren Familie sind prägend
  Für ein internalisiertes Familiensystem und die damit verbundenen Kind-Ego-States sind die bewussten und unbewussten Familienwerte entscheidend. Sie prägen die Atmosphäre, die Kommunikation im Familiensystem und den Umgang mit den Kindern beziehungsweise mit den Kind-Ego-States. Ist ein zentraler Wert des Familiensystems Nähe und Wärme, Konkurrenz und Leistung, Macht und Dominanz, männlicher Vorrang und Abwertung des Weiblichen, Gleichrangigkeit und Solidarität, heimliche Macht des Mütterlichen und Depotenzierung des Männlichen oder eine übermäßige Konfliktvermeidung und Harmonie?
- Blockierte oder fließende Entwicklungen der Familie
  Jedes Familiensystem muss sich ständig mit den Entwicklungen der einzelnen Familienmitglieder und der ganzen Familie auseinander setzen, zum Beispiel mit dem Heranwachsen und der Ablösung der Kinder. Viele Familiensysteme bleiben trotz der dabei entstehenden Krisen in einer organischen, fließenden Entwicklung, andere Familien geraten aber in eine Entwicklungsblockade. Blockierte internalisierte Familiensysteme müssen wir wieder zu einer Entwicklung anregen, damit die Kind-Ego-States sich ihrerseits noch einmal neu entwickeln können.
- Bewältigung von externalen Herausforderungen durch das Familiensystem
  Die Entwicklung eines Familiensystems hängt auch davon ab, wie es mit externalen und schicksalshaften Herausforderungen wie Krankheit, Arbeitslosigkeit, beruflichem Stress oder Tod eines Familienmitglieds umgeht. So verändert zum Beispiel eine chronische Erkrankung eines Kindes oft die Balance und die Atmosphäre des gesamten Familiensystems. Dabei engagieren sich die Eltern intensiv für das erkrankte Kind, während die Geschwisterkinder in eine Parentifizierung geraten und für die überforderten Eltern sorgen.
- Inneres Gesamtsystem als innere Ego-States-Familie
  Im System der heutigen Person gibt es über die Mitglieder der internalisierten

Herkunftsfamilien hinaus internalisierte Ego-States wie Erzieherinnen, Lehrer, später dann wichtige erste Freunde oder Liebespartner und die dazugehörigen Kind-Ego-States. Bei der fünfunddreißigjährigen Klientin gibt es zum Beispiel den ersten Geliebten, der sie wie ihr Vater behandelte, und den dazugehörigen Kind-Ego-State als Siebzehnjährige, später dann den wohlwollenden Chef und den Kind-Ego-State der Fünfundzwanzigjährigen.
Dieses nun erweiterte Innere Gesamtsystem kann man mit unterschiedlichen Konzepten wie das Innere Team (Schulz von Thun, 2013), das Innere Parlament (Schmidt, 2019) oder das Innere Selbstsystem (Peichl, 2012; Peichl, 2013) beschreiben.

- Strukturähnlichkeit zwischen internalisierten Familiensystemen und Gesamtsystem der Person
Die Erfahrungen mit dem Herkunftsfamiliensystem und die dabei erlebten Strukturen, Normen und Regeln prägen meist so stark, dass auch die späteren Erfahrungen und damit das Innere Gesamtsystem der Person nach ähnlichen Systemregeln und -strukturen funktioniert. Es gibt also eine hohe Strukturähnlichkeit zwischen den internalisierten Familiensystemen und dem heutigen Gesamtsystem der Person. Deshalb ist es sinnvoll, zunächst die grundlegenden Strukturen der internalisierten Familiensysteme zu verändern, um dann die ganz ähnlichen Strukturen des Gesamtsystems der Person sehr viel leichter transformieren zu können.
- Dysfunktionales oder funktionales Gesamtsystem – gestört oder ausbalanciert
Das Gesamtsystem einer Person kann als Ganzes in einer Stimmigkeit seiner Teile oder in einer hohen internalen Dissonanz und Unausgewogenheit strukturiert sein. Hier sind dann nicht nur die Einzelteile, also die Ego-States, sondern das Ganze der Person für die Problementstehung mitverantwortlich. Am deutlichsten ist das in der Borderline-Persönlichkeitsstörung sichtbar. Hier ist die Gesamtstruktur zu wenig ausgebildet oder geschwächt (Rudolf, 2014), weshalb die Ego-States chaotisch und destruktiv untereinander agieren und das gesamte System immer wieder massiv gefährden.
- Funktionales Gesamtsystem – selbstorganisierend und integriert
Das Gesamtsystem der heutigen Person organisiert sich ständig selbst, soweit es die internalisierten Herkunftsfamiliensysteme und die Ego-States zulassen. Eine gelingende Selbstorganisation des Gesamtsystems zeigt sich darin, dass es sich als Selbst fühlt und sich dieses Selbst über starke, integrierende Erwachsenen-Ego-States ständig aktualisiert (vgl. Kapitel 1). Ein gesundes Gesamtsystem einer Person fühlt sich als integriertes, mit sich identisches Selbst. Dem-

gegenüber gibt es bei der Borderline-Störung keine oder eine zu schwache Gesamtsteuerung.

Für die internalisierten inneren Familiensysteme und das Gesamtsystem der Person gelten die in der Tradition der Familientherapie vielfach beschriebenen Themen, Probleme und Störungen von Familiensystemen (Levold & Wirsching, 2016; von Sydow & Borst, 2018).

Kurz gefasst und im Überblick
Kinder und Jugendliche internalisieren die verschiedenen Familiensysteme im Laufe ihrer Kindheit und Jugend. Sie erleben die Familiensysteme aus ihrer Position und reagieren auf deren Strukturen, Regeln, Normen und Werte. Die Familiensysteme können dabei funktional oder dysfunktional die Kind-Ego-States prägen. Die internalisierten Familiensysteme und die dazugehörigen Ego-States bilden die Basis für das heutige Gesamtsystem einer Person.

Vertiefung und Weiterführung I

Die systemische Transformation der inneren bindungsgestörten und neurotisierenden Familie und des Gesamtsystems der Person

Die Kind-Ego-States wurden also vom jeweiligen Familiensystem in einer bestimmten Entwicklungsphase geprägt und brauchen auch von daher eine Transformation des Familiensystems, sollen ihre eigenen Veränderungen nachhaltig sein.

Die Transformation der internalisierten bindungsgestörten und neurotisierenden Familiensysteme können wir mit den Methoden der Familientherapie, hier im Besonderen mit einer inneren Familienaufstellung durchführen. Die schwer bindungsgestörten und traumatisierenden inneren Familiensysteme brauchen wieder eine andere Vorgehensweise.

Machen wir uns ganz kurz klar, wie sich die internalisierten bindungsgestörten und die neurotisierenden Familiensystemen auf die Kind-Ego-States auswirken:

Eng bindende, bindungsschwache und chaotisch bindende Familiensysteme

In stark bindenden Familiensystemen werden die Kinder festgehalten, eingeengt und blockiert. Eine Ablösung ist kaum möglich, und so bleiben viele Kinder dieser

Familien zu lange im System oder noch zu nahe am System mit dem Preis einer gestörten Autonomie und dem belastenden Gefühl der Ablöseschuld.

In bindungsschwachen, vernachlässigenden Familiensystemen fühlen sich die Kinder allein gelassen, sich selbst überlassen und verlassen. Viele Kinder ziehen sich häufig aus diesen Familien innerlich sehr früh in eine Phantasiewelt oder in die Pseudofamilie meist älterer Peers zurück. Sie entwickeln eine Pseudoautonomie und verlassen die Familie meist zu früh, ohne auf das Leben vorbereitet zu sein. Manche Kinder entwickeln Symptome wie eine Angststörung in der Hoffnung, die auseinander fallende Familie zusammenzuhalten.

In chaotisch, inkonsistent bindenden, meist auch vernachlässigenden Familiensystemen befinden sich Kinder in ständigen strukturellen *double binds* mit Botschaften wie »Bleib doch da« und »Geh fort«. Das erzeugt bei den Kind-Ego-States ein Grundgefühl der Verwirrung und inneren Zerrissenheit.

Neurotisierende Familiensysteme überfordern und parentifizieren

In neurotisierenden Familiensystemen sind Kinder und Jugendliche über die Loyalität und die Liebe ins und ans Familiensystem und an deren Werte und Normen gebunden. Kinder übernehmen meist angepasst die Werte und Normen der Familie und verzichten auf eigene Bedürfnisse. Aus der Loyalität wollen Kinder und Jugendliche die Familie nicht belasten und stören. Dabei nehmen sie sich ganz zurück und verzichten auf eigene Bedürfnisse und eigene Lebendigkeit.

In ihrer neurotisierenden Anpassung übernehmen Kinder meist die Verantwortung für das gute oder das perfekte Funktionieren des Familiensystems. Sie übernehmen Aufträge aus dem System oder geben sich selbst Aufträge, mit denen sie die Werte des Familiensystems wie Leistung oder Harmonie erfüllen.

In neurotisierenden Familiensystemen kommen Kinder deshalb praktisch immer in eine überfordernde Parentifizierung, durch die sie zu früh erwachsen werden müssen. Zugleich können sie die sich selbst gestellte Verantwortung nicht erfüllen und fühlen sich deshalb schuldig. In neurotisierenden Familiensystemen ist deshalb ein ständiges Überforderungs- und Schuldgefühl der Kinder die Regel. Diese Schuldgefühle versuchen sie durch noch mehr Leistung und noch mehr Anpassung auszugleichen.

Die Transformation der internalisierten Familie kann ganz im Gespräch über das Genogramm des Familiensystems, über das Familienbrett, über das durch Bodenanker aufgestellte Familiensystem oder über die innere Familienaufstellung stattfinden (Levold & Wirsching, 2016; von Sydow & Borst, 2018). Dabei restrukturieren wir die internalisierte Familie so, dass die Kind-Ego-States dort einen sicheren, kindgemäßen und gewürdigten Platz finden, um sich dann heute aus der Familie verabschieden zu können.

Ich zeige im Folgenden den Prozess der imaginativen inneren Familienaufstellung, die nach den Regeln der bekannten Familienaufstellungsansätze (Weber, 2017; Daimler et al., 2008) funktioniert:

Vorbereitung der imaginativen Transformation der inneren Familie

Neben den nun schon bekannten Vorbereitungen wie Psychoedukation über das Verfahren, Stabilisierung und Vertrag bitten wir die Klienten, für die innere Familientherapie eine Innere Bühne zu imaginieren.

Imagination des internalisierten Familiensystems auf der Inneren Bühne

Die Klientin und der Kind-Ego-State werden gebeten, sich zusammen in eine sicher entfernte Zuschauerreihe zu setzen und gemeinsam nach vorn auf die Bühne zu schauen, während dort die wichtigsten Familienmitglieder auftauchen und sich zu einer Familienaufstellung gruppieren: »Ich möchte Sie und das Mädchen nach der Geburt ihres Bruders bitten, sich in die fünfte oder sechste Zuschauerreihe vor der Bühne zu setzen, um zu sehen, wie die Familienmitglieder sich dort oben aufstellen.«

Die Position des Kindes wird zunächst freigehalten und kann zunächst mit einem Symbol markiert werden.

Wahrnehmung des Familiensystems in Distanz oder Identifikation

Wir leiten die Klientin und den Kind-Ego-State an, das Familiensystem nun anzuschauen und sich dabei zu spüren: »Ich möchte Sie und das Mädchen bitten, genau auf die Familie da vorne auf der Bühne zu schauen und dabei genau spüren, wie es Ihnen beiden mit dieser Familie geht.« Dabei werden rasch die zentralen Probleme in den Strukturen, Positionen oder Koalitionen eines Familiensystems sichtbar.

Wir können nun den Kind-Ego-State bitten, in Begleitung des Erwachsenen-Ego-States an seine Stelle in das System zu treten, um die Herkunftsfamilie von innen noch einmal deutlicher zu spüren. Könnte dies für den Kind-Ego-State emotional zu intensiv werden, lassen wir ihn in der Zuschauerreihe sitzen, aus der heraus er dann die Transformation der Familie durch den Erwachsenen-Ego-State der Klientin miterlebt.

Der Erwachsenen-Ego-State als Familienaufsteller für den Kind-Ego-State

Nun bitten wir den Erwachsenen-Ego-State, das Familiensystem so umzustellen, dass es dem Kind-Ego-State gut geht und das Gesamtsystem auch für die anderen Familienmitglieder stimmig wird. Der Erwachsenen-Ego-State hat also die Bedürfnisse des Kind-Ego-States im Blick und wirkt nun als Familienaufsteller, wie wir ihn aus den bekannten Ansätzen der Familienaufstellung (Weber, 2017; Daimler et al., 2008) kennen: »Stellen Sie nun Familiensystem so um, dass es dem Mädchen und dann auch allen anderen gut geht.«

Veränderung und Neustrukturierung des inneren Familiensystems

Zunächst wird geprüft, ob noch bisher übersehene oder verdrängte Familienmitglieder ins Familiensystem geholt werden müssen, damit in einem ersten Schritt das Familiensystem vollständig wird. Die Grenzen des Familiensystems werden bei offenen, vernachlässigenden Systemen bestimmt und eindeutig deklariert, bei zu bindenden Systemen dagegen geweitet und geöffnet. Dann werden die Subsysteme von Vater und Mutter als Paar und als Elternpaar neu definiert, so dass die Eltern ihre Funktion für die Kinder einnehmen. Die Verantwortung für das Familiensystem wird eindeutig bei den Eltern platziert. Damit werden implizit auch die Intergenerationengrenzen wieder hergestellt. Die Kinder werden dann ausdrücklich aus ihren Aufträgen, Zuschreibungen und Parentifizierungen entlassen und nehmen die ihrem Alter angemessene Familienposition ein. Dazu gehört auch, dass Koalitionen und zum Beispiel Abwertungsmechanismen benannt und aufgelöst werden.

Soweit einige allgemeine Kriterien, nach denen das gestörte Familiensystem in ein gelöstes, wohlgeordnetes Familiensystem durch Umstellung und Rituale transformiert wird (mehr dazu in Weber, 2017; Daimler et al., 2008).

Wirkung des gelösten, integrierten Familiensystems spüren lassen

Nun wird der Kind-Ego-State in seiner Position gebeten, das transformierte Familiensystem auf sich wirken zu lassen, die lösenden Veränderungen zu spüren und über den Körper nach innen zu nehmen und dort zu verankern. Falls der Kind-Ego-State noch beobachtend in der Zuschauerreihe sitzt, bitten wir ihn, seinen Platz im veränderten Familiensystem einzunehmen: »Ich möchte nun das Mädchen bitten zu spüren, wie es sich anfühlt, wirklich zur Familie zu gehören und als Mädchen geachtet zu werden.«

Betrauern des Unveränderbaren des internalisierten Familiensystems

Meist gibt es in jedem internalisierten Familiensystem Aspekte, die auch durch eine Umstellung und Klärungen ungelöst bleiben. Das muss offen benannt und vom Erwachsenen-Ego-State und vom Kind-Ego-State betrauert werden, damit es akzeptiert werden kann.

Verabschieden des Kind-Ego-States vom internalisierten Familiensystem hinein in das eigene Leben

Nachdem der Kind-Ego-State die veränderte, nun stimmige Familie gespürt und in sich aufgenommen hat, kann er noch eine Weile im Familiensystem bleiben, um sich dann von ihm zu verabschieden. Der Kind-Ego-State geht in sein Leben und in seine eigene Zukunft, während er das Familiensystem zurücklassen und ab und zu auf Besuch kommen kann.

Auch hier arbeiten wir meist mit zwei bis drei relevanten Familiensystemen zu unterschiedlichen Entwicklungszeitpunkten und den zugehörigen Kind-Ego-States, bis die Klientin sich von ihrer Familie ablösen und mit ihrer Familiengeschichte versöhnen kann.

Gesprächsbeispiel der Inneren-Kind-Arbeit

Die Transformation eines internalisierten Familiensystems

Die Klientin in Fallbeispiel 11 (S. 239) hat das Familiensystem nach Geburt des vierten Kindes, also des Bruders, auf der Inneren Bühne auftauchen lassen:

> **Therapeut:** »Ich möchte Sie bitten, dass Sie als erwachsene Frau nun auf die Bühne gehen und mit meiner Hilfe Ihre Familie so umstellen, dass es für alle, besonders für das bisher ausgeschlossene Mädchen stimmt.«

Klientin nickt und sagt nach einer Weile: »Ich bin auf der Bühne und sehe, wie meine Eltern den kleinen Bruder ganz bei sich haben und wie die Julia ganz abseits steht.«

Therapeut: »Gehen Sie zuerst an die Seite von Julia, sagen Sie ihr: ›Du gehörst zur Familie!‹ Drehen Sie sie zur Familie und stellen Sie sie näher zur Familie.«

Der Klientin kommen Tränen.

Therapeut: »Ja, es ist traurig, dass die Julia so ausgeschlossen war. Und es ist berührend, wenn sie nun näher zur Familie kommt.«

Klientin nickt.

Therapeut: »Nun treten Sie als erwachsene Frau zu Ihren Eltern und sagen ihnen: ›Ihr seid Eltern aller eurer vier Kinder.‹ Stellen Sie die beiden als Elternpaar und dann ihnen gegenüber die vier Kinder in der Reihenfolge ihrer Geburt, also so, dass der Bruder in der Reihe nach Julia steht.«

Klientin seufzt: »Wäre das schön gewesen …«

Therapeut: »Ja, es ist jetzt schön. Lassen Sie die Julia jetzt spüren, wie gut es tut, ganz dazuzugehören und von den Eltern wie die anderen Geschwister angeschaut zu werden.«

Danach verabschieden sich die erwachsene Frau und der Ego-State des Mädchens vom Familiensystem, verlassen die Bühne der Familie und gehen sozusagen aus dem Theater der Familie ins Freie zu dem heilsamen Entwicklungsort für das Mädchen.

Transformationsarbeit des Gesamtsystems der Person

Nach der Transformation der internalisierten Familiensysteme brauchen wir auch eine Transformation des gestörten Gesamtsystems einer Person. Im Prinzip arbeiten wir hier wie mit der internalisierten Familie, indem wir das für die Problematik relevante Gesamtsystem auf die Innere Bühne bitten, damit dann wieder der Erwachsenen-Ego-State der Klientin das System umstellen und transformieren kann. Am Beispiel der obigen Klientin tauchen auf der Inneren Bühne zum Beispiel neben dem Ego-State ihres abwertenden Vaters und ihres Kind-Ego-States der Achtjährigen auch der erste Geliebte und der siebzehnjährige Kind-Ego-State und der wohlwollende Chef und der dazugehörige Kind-Ego-State der Fünfundzwanzigjährigen auf. Wir lassen dann die Klientin dieses System auf der Bühne anschauen und bitten sie, mit ihrem Erwachsenen-Ich und unserer Unterstützung dieses System durch Umstellungen, Klärungen und lösende Rituale zu einer inneren Stimmigkeit zu führen, so dass sie sich mit und in ihrem Gesamtsystem wohlfühlt.

Vertiefung und Weiterführung II

Die Entmachtung der traumatisierenden inneren Familie und das Bergen der Kind-Ego-States aus dem traumatisierenden Familiensystem

Die Transformation von schwer bindungsgestörten und traumatisierenden Familiensystemen unterscheidet sich wieder sehr von der eben beschriebenen Veränderung von schwach bis mittel bindungsgestörten und neurotisierenden Familiensystemen (Hanswille & Kissenbeck, 2010). Dies wird deutlich, wenn wir uns noch einmal klarmachen:

In traumatisierenden Familiensystemen gibt es massive Grenzüberschreitungen

In traumatisierenden Familiensystemen erleben die Kinder und Jugendlichen massive Grenzverletzungen. Deshalb leben Kinder in diesen Familien in ständiger Angst bis hin zur Todesangst und damit in ständiger Alarmbereitschaft und Abwehr. Sie sind dem Familiensystem und der Macht des Täters oder der Täterin ausgeliefert und zugleich als Opfer an das Familiensystem gebunden, weil das Familiensystem den Täter heimlich schützt.

In traumatisierenden Familiensystemen gibt es massive Dissoziation und Spaltungen

Die Dissoziation durch die Traumatisierung zeigt sich im Familiensystem darin, dass das traumatisierende Verhalten und das Leid des betroffenen Kindes oder Jugendlichen geleugnet und übersehen werden. Deshalb kommt es zu Spaltungen im Familiensystem, wodurch es Wissende, Mitwissende und Nichtwissende, Mächtige und Ohnmächtige, Nichtleidende und Leidende gibt. Die damit verbundenen Familiengeheimnisse, die nach innen und nach außen gewahrt werden, führen zu Gefühlen der Fremdheit und Entfremdung bei den Kindern und Jugendlichen. Sie können und dürfen in diesem System nicht sie selbst sein, sondern müssen sich mit sich, ihren Gefühlen und ihrem Körper ständig neu dissoziieren.

In traumatisierenden Familiensystemen herrscht das System des Schweigens und des Verrats

Die Kinder und Jugendlichen werden vom Täter und von den mitwissenden, aber schweigenden Mittätern verraten. Deshalb sind die Kinder und Jugendlichen dazu gezwungen, sich ständig selbst zu verraten. Dafür schämen sie sich und sie entwickeln auch aus diesem Grund eine intensive, an Hass reichende Wut, die allerdings nicht gezeigt werden darf. Zudem wissen sie nicht, wem sie trauen können und wem sie misstrauen müssen, wodurch das Gefühl des Misstrauens dominierend wird und Kinder nicht lernen, sich selbst zu trauen.

Dies sind die wichtigsten Merkmale traumatisierender Familiensysteme (Hanswille & Kissenbeck, 2010), wobei sich natürlich je nach vorherrschender Form der Traumatisierung, zum Beispiel körperlicher oder sexueller Gewalt (Kahn, 2018), noch sehr viele weitere Merkmale beschreiben ließen.

Kommen wir nun zur Arbeit mit den schwer bindungsgestörten und traumatisierenden Familiensystemen, die sich wie die Täter- und Täterinnen-Introjekte nicht oder kaum verändern lassen. Deshalb arbeiten wir nun ganz ähnlich wie beim Depotenzieren der Introjekte. Die Bergearbeit (vgl. Kapitel 11), bezieht sich nun auf das traumatisierende Familiensystem, aus dem wir die traumatisierten und dissoziierten Kind-Ego-States bergen:

Vorbereitung der Arbeit mit schwer bindungsgestörten und traumatisierenden Familiensystemen

Wir übernehmen die bekannten Vorbereitungen für die Depotenzierungs- und Bergearbeit. Diese Arbeit für das traumatisierende Familiensystem wird wieder von den wirkmächtigen Ressourcengestalten durchgeführt, während der Erwachsenen-Ego-State von seinem sicheren Ort den Prozess beobachtet.

Projektion des schwer bindungsgestörten und traumatisierenden Familiensystems auf einen Bildschirm oder auf die Innere Bühne

Das entsprechende Familiensystem wird auf den Bildschirm oder auf die Innere Bühne projiziert: »Ich bitte Sie, die Familie einschließlich des missbrauchenden Großvaters auf dem Bildschirm entstehen zu lassen. Dabei sind Sie als Erwachsene an einem sicheren Ort« und »Wie sieht diese traumatisierende Familie jetzt auf dem Bildschirm aus?«

In aller Regel sieht man hier sofort die massiven Strukturverwerfungen solcher Familiensysteme ebenso wie das Leiden des betroffenen Kind-Ego-States und der Kind-Ego-States der Geschwister, die natürlich auch von den Spaltungen und Geheimnissen betroffen sind.

Depotenzierung durch die machtvolle Ressourcengestalt

Die depotenzierende und bergende Ressourcengestalt tritt dem Familiensystem gegenüber und benennt als Erstes den Täter oder die Täterin, sowie die Mitttäter und Mittäterinnen und deren jeweilige Verantwortung: »Ich bitte nun die machtvolle Ritterin, dem Familiensystem gegenüberzutreten. Sie soll klar und deutlich sagen, dass der Großvater der Täter ist und die Eltern geschwiegen haben.« Damit sind diese Introjekte und die damit verbundenen traumatisierenden Mechanismen, Geheimnisse und leugnenden Spaltungsstrukturen offen gemacht und entmachtet, zumal wir die Täter- und Täterinnen-Introjekte in einem eigenen Prozess schon vorher depotenziert hatten. Dann erklärt die depotenzierende Ressourcengestalt das Familiensystem als beendet, vergangen und unwirksam: »Ich bitte Ihre starke Ritterin, jetzt der Familie zu sagen, dass ihre Geschichte und ihre schlimme Wirkung nun ein für alle Mal zu Ende ist.«

Bergen der traumatisierten und dissoziierten Kind-Ego-States und der Geschwister-Ego-States aus dem Familiensystem

Nun wird der betroffene Kind-Ego-State aus dem Familiensystem und damit aus dessen destruktiven Strukturen geborgen: »Ich bitte nun die Ihre starke Ritterin, das Mädchen aus dieser Familie, in der der Missbrauch verschwiegen wurde, herauszuführen, so dass das Mädchen die Familie jetzt ein für alle Mal hinter sich lässt.«

Dies ist zugleich auch ein Bergen aus der destruktiven Beziehung und Bindung zu den Täter-Introjekten. Wichtig ist, dass auch die im Familiensystem befindlichen Geschwister-Ego-States geborgen werden, weil sich sonst die Kind-Ego-States der Klientin aus Loyalität zu den Geschwistern gegen das Bergen wehren oder dieses nur mit großen Schuldgefühlen möglich ist. Der geborgene Kind-Ego-State wird einschließlich der Geschwister-Ego-States wieder an den schützenden, heilsamen Ort gebracht.

Bannen und Verwahren des zurückbleibenden depotenzierten Familiensystems

Nun wird das verbleibende Familiensystem ohne (!) die inzwischen geborgenen Kind-Ego-States als ein Schwarz-Weiß-Foto auf einer Fotoplatte festgehalten und um dieses Foto ein breiter Metallrahmen gelegt. Dann wird dieses Foto samt Rahmen an einen sicheren, weit entfernten Verwahrort, zum Beispiel auf einen unbekannten Planeten oder in einen Stahltresor gebracht.

Wir führen diesen Prozess mit dem frühesten und massivsten traumatisierenden internalisierten Familiensystem durch. Spätere weiterhin traumatisierende Familiensysteme werden danach bearbeitet.

Genauso wird gearbeitet, wenn zum Beispiel ein Jugendtrainer oder Priester der Missbraucher war. Dann wird dieses traumatisierende Missbrauchssystem einschließlich der Eltern, die ihr Kind nicht genügend schützten, auf einem Bildschirm visualisiert. Hier ist allerdings meist – nicht immer! – eine Betroffenheit und Reue der Eltern oder anderer Verantwortlicher möglich, so dass die Entmachtung und Distanzierung sich nur auf die Täter und das unmittelbare Tätersystem beziehen muss.

Transformation des traumatisierenden Gesamtsystems der Person

Schwer und komplex traumatisierte Klienten haben praktisch immer auch ein traumatisierendes inneres Gesamtsystem, weil es auch später traumatisierende und retraumatisierende Erfahrungen mit anderen Personen wie dem gewalttätigen Partner gab. Hier müssen wir zunächst die späteren traumatisierenden Ego-States, also die Ego-States eines schlagenden Partners oder eines demütigenden Chefs, entmachten und depotenzieren. Dabei darf es auch hier keinen weiteren Täterkontakt geben. Dann müssen wir die späteren Kind-Ego-States, also die Kind-Ego-States der dreißigjährigen geschlagenen Frau oder der vierzigjährigen gedemütigten Frau, bergen und heilsam versorgen. Schließlich müssen wir die Systemregeln des Gesamtsystems – zum Beispiel sich immer wieder zu demütigen – außer Kraft setzen und liebevolle Regeln des Selbstumgangs einsetzen und einüben lassen. Zum Abschluss des Prozesses stärken wir die Erwachsenen-Ego-States so, dass sie das Selbstgefühl und das Gefühl für eine integrierte, stimmige Ganzheit der Person schrittweise herstellen.

KAPITEL 13

Was erlöst und heilt das Innere Kind?

Die Lösung des Lebensskriptes und die Heilungsarbeit für das verletzte Innere Kind

Fallbeispiel 3

Die Klientin, deren Vater die Familie verließ, als sie 2 Jahre alt war (vgl. S. 53), formuliert schon im ersten Gespräch den Satz »Ich kann mich auf niemanden verlassen«. Dies ist ein typischer Satz, der zum Lebensskript des verlassenen Kind-Ego-States gehört. Ich frage nach, wie sich dieser Satz anfühlt und was sie wohl als Kind daraus abgeleitet hat. Es zeigt sich dann folgendes Lebensskript: »Mein Papa ist gegangen, weil ich ihm nicht wichtig genug war. Ich kann mich auf niemanden verlassen. Deshalb muss ich alles für andere tun, dass sie bei mir bleiben. Aber das wird mir doch nicht gelingen.«

Fallbeispiel 4

Der vierzigjährige Manager (vgl. S. 73) formuliert bei der Schilderung seines Burn-outs immer wieder ganz unbewusst den folgenden Satz: »Ich habe mich mein ganzes Leben angestrengt.« Auch dies ist Teil eines Skriptes, das ausformuliert so lautet: »Ich bin für meinen Vater nicht gut genug. Mein Vater will so viel von mir und ich will es ihm recht machen, weil ich ihn doch liebe. Deshalb muss ich mich anstrengen, vielleicht schaffe ich es doch noch, dass er mich liebt.«

Der Junge fühlt sich also dem Vater gegenüber ungenügend und formuliert aus diesem Minderwertigkeitsgefühl eine Überlebensschlussfolgerung, die zur Anstrengung auffordert.

Fallbeispiel 6

Bei der dreißigjährigen Frau, die kaum sexuelle Bedürfnisse hat, nachdem sie von ihrem Großvater missbraucht wurde (vgl. S. 137), zeigt ihr Körper eine unwillkürliche Überlebensreaktion, die unbewusst bleibt. Sie lässt sich in einen Skriptsatz übersetzen: »Ich verschließe mich und schütze mich.« Die Klientin kann nun mit diesem Satz ihre für sie bisher unverständliche sexuelle Aversion verstehen und als Schutzreaktion ihres Körpers auch akzeptieren.

Mit diesen Fallbeispielen kommen wir nun zu dem Konzept des Lebensskriptes, das ich in diesem letzten Kapitel näher beleuchten will.

Grundinformationen

10 zentrale Basics zur Überlebensreaktion und zum Lebensskript

Der Embryo, das Neugeborene und das Kleinkind sind zwar den Eltern und den destruktiven Umständen ausgeliefert und insofern immer auch Opfer einer schwierigen oder destruktiven Situation im Familiensystem. Doch Kinder sind immer auch Überlebenskünstler und versuchen, das destruktive Elternverhalten und die Defizite im Familiensystem, die Verletzungen und die traumatischen Erfahrungen zu bewältigen. Wie jeder Organismus versuchen sie zunächst, das eigene physische und psychische Überleben zu sichern und sich dabei bestmöglich anzupassen. Diese Bewältigungs- und Überlebensreaktion wird in der Transaktionsanalyse als Lebensskript (Schmale-Riedel, 2016) und in der Schematherapie als Schemabewältigung (Roediger, 2016) bezeichnet. Systemisch verstanden ist die Überlebens- und Bewältigungsreaktion ein Lösungsversuch des Kindes, mit dem es die schwierige Situation für sich und oft auch für andere, zum Beispiel für die kranke Mutter oder das ganze Familiensystem, lösen will.

- Kinder reagieren auf Destruktives mit einer psychophysiologischen Überlebensreaktion
  Kinder reagieren auf destruktive Erfahrungen von außen und auf eine destruktive Umwelt mit einer unwillkürlichen Überlebensreaktion, die dann im jeweiligen Kind-Ego-State gespeichert und erhalten bleibt. Systemisch verstanden ist sie ein Bewältigungs- und Lösungsversuch in einer Situation, in der es nur beschränkte Lösungsmöglichkeiten gibt.
- Die Basis der Überlebensreaktion ist evolutionär angelegt
  Die Überlebensreaktionen eines Kindes umfassen seinen gesamten Organismus und sind evolutionär angelegt mit Flucht-, Kampf- und Totstellreflex

(Cozolino, 2007; Peichl, 2012). Die physischen und affektiven Körperreaktionen erfolgen sehr schnell, unwillkürlich und unbewusst.
Wir können die organismische Überlebensreaktion nun als Teil des späteren Skriptes ausformulieren, wie für die obige Klientin in Fallbeispiel 6 (S. 137): »Ich bin ausgeliefert und von unbekannten, verwirrenden Gefühlen überflutet und verwirrt.« Die Reaktion des Körpers kann in Worte gefasst werden: »Mein Körper ekelt sich und verschließt sich.«

- Weitere Funktionen der Überlebensreaktion
Die Überlebens- und Bewältigungsreaktion hat neben dem unmittelbaren physischen und psychischen Überleben weitere Funktionen wie das Erhalten der Bindung zu den Eltern, die Abwehr von Ohnmachtsgefühlen und die Sicherung des eigenen Selbstwertgefühls. Bei der missbrauchten Klientin bezieht sich die Überlebensreaktion des Körpers auch auf den Schutz des innersten Kerns als Kind: »Wenn ich mich verschließe, dann wird mein Innerstes nicht berührt und geschädigt.«
- Die Überlebensreaktion war die einzige und zugleich beste Reaktion
Die Überlebensreaktion ist die damals beste, dem Kind zur Verfügung stehende Möglichkeit, mit einer belastenden oder traumatisierenden Erfahrung umzugehen. Dies müssen wir gegenüber den Kind-Ego-States anerkennen und würdigen.
- Die Überlebensreaktion und das Lebensskript waren damals funktional, heute dysfunktional
Zwar waren die Überlebens- und Bewältigungsreaktion und das daraus folgende Lebensskript damals in der destruktiven Situation die bestmögliche, also relativ funktionale Möglichkeit des Kindes, aber schon damals waren sie eine Antwort des Kindes mit seinen ganz natürlichen, entwicklungspsychologisch gesetzten Grenzen. Das Lebensskript ist deshalb für die Herausforderungen eines Erwachsenen in aller Regel dysfunktional und langfristig destruktiv.
- Aus der Überlebensreaktion entwickelt sich das Lebensskript
Der Embryo, das Neugeborene und das Kleinkind zeigen eine gesamtorganische Überlebensreaktion, die noch keine oder nur eine rudimentäre kognitive Verarbeitung enthält. Kinder ab dem vierten bis fünften Lebensjahr versuchen dann auch kognitiv zu verstehen, was in einer destruktiven Situation mit ihnen geschieht. Sie deuten im Rahmen ihrer altersgemäßen kognitiven Möglichkeiten zum Beispiel die gewalttätigen Ausbrüche des Vaters als berechtigte Reaktion auf ihr eigenes »böses« Verhalten. Kinder formulieren dann erst ab dem

siebten bis neunten Lebensjahr ein Lebensskript, zum Beispiel »Ich bin böse, deshalb ist Papa böse und deshalb muss ich mich kleinmachen.«
Ab diesem Zeitpunkt entstehen auch neue Lebensskripte, die nicht auf einer intensiven organismischen Überlebensreaktion beruhen, sondern sich auf Grund späterer belastender Erfahrungen einstellen: »Meine Eltern haben sich getrennt, weil ich ›böse‹ bin. Deshalb muss ich mich schuldig fühlen.«
Die Skriptentstehung wird oft als Skriptentscheidung bezeichnet. Da die Überlebensreaktionen und besonders die frühen Skripte unwillkürlich und unbewusst auf der Körperebene entstehen, können wir eigentlich nicht von einer Skript-»Entscheidung« oder einem Lebens-»Plan« reden, sondern müssen von einer zunächst unbewussten Überlebens- und Anpassungsreaktion reden, die die Kinder später als Skript ausarbeiten, das wir nachträglich ausformulieren können.

- Die Struktur des Lebensskriptes
  Ein ausformuliertes Lebensskript folgt in der Regel einer bestimmten Struktur. So basiert das Lebensskript auf einem Skriptgefühl, das als Selbstbeschreibung formuliert wird: »Ich bin allein«, »Ich bin ausgeliefert« oder »Ich bin ohnmächtig«. Dieses Grundgefühl des Skriptes wird generalisiert formuliert: »Ich bin immer! allein.« »Ich bin immer! ausgeliefert.« Die Selbstbeschreibung wird oft auf die Menschen und die Welt ausgedehnt: »Alle! Menschen wollen nur Böses.« »Alle! Menschen sind übermächtig.« »Die ganze! Welt ist böse oder ungerecht.«
- Skriptschlussfolgerungen und deren Folgen
  Aus dem Grundgefühl des Skriptes und der Selbstbeschreibung beziehungsweise den Beschreibungen der anderen und der Welt entsteht dann eine – scheinbar unausweichliche – Schlussfolgerung. Die Skriptschlussfolgerung will dem Kind Wege aufzeigen, mit den destruktiven Erfahrungen und den negativen Botschaften der Eltern umzugehen. Dabei gibt es für die Schlussfolgerungen zwei Möglichkeiten: Das Innere Kind versucht in seiner Schlussfolgerung gegen die destruktive Erfahrung anzugehen, indem es rebellisch gegen das Skript kämpft oder ihm durch Perfektionismus und Leistung entkommen will. Die andere Lösung liegt darin, sich dem Skript resignativ zu ergeben und die negative Schlussfolgerung tatsächlich und wortwörtlich in einem selbstdestruktiven Verhalten umzusetzen.
  Die Schlussfolgerungen sind meist konkrete Lösungsvorschläge, die häufig in Form von Antreibern zu formulieren sind: »Deshalb muss ich mich anstrengen … anpassen … aufgeben … resignieren … oder vernichten!«

Zunächst sichern diese vom Kind empfundenen Antreiber das Überleben, später aber führen sie wie in Fallbeispiel 4 (S.73) mit dem Burn-out zu Problemen.

- Das Lebensskript als sich selbst erfüllender Lebensplan
  Das Lebensskript ist nicht nur eine Deutung, sondern auch eine Handlungsanweisung, wie Ego-States auf Situationen, die der damaligen destruktiven Kindheitssituation ähneln, nun wieder reagieren sollen. Insofern stimmen der Begriff des Lebensplanes und das Bild vom Lebensskript als Theaterskript eines Theaterstückes. Das Skript legt den Kind-Ego-States im Sinne einer Prognose und einer *self-fulfilling prophecy* nahe, wie sein Leben aussehen wird: »Du kannst lieb und nett sein, aber du wirst doch keinen Partner finden.«
  Manchmal allerdings gibt es glückliche Umstände im Leben, weshalb die Kind-Ego-States nicht in ihr vorgegebenes Lebensskript gehen müssen, sondern sich daraus lösen können. Manchmal treffen sie mit ihren Lebensskripten auf verständnisvolle, freundliche Menschen mit einer großen Liebesfähigkeit, so dass sich das Lebensskript allmählich abschwächt und sich weitgehend lösen kann. Zuletzt gibt es auch die Möglichkeit, dass sich Kind-Ego-States oder die Erwachsenen-Ego-States allmählich selbst aus ihrem Lebensskript herausarbeiten und befreien.
- Die Lösung der Überlebensreaktion und des Lebensskriptes
  Die Lösung der Überlebensreaktion und des Lebensskriptes geht vom Erwachsenen-Ego-State aus, der den Kind-Ego-State unterstützt, die Überlebensreaktion und das Lebensskript aufzulösen, sich daraus zu befreien und schließlich eine neue, konstruktive Lebensüberschrift zu finden.

Kurz gefasst und im Überblick

Kinder und Jugendliche reagieren auf frühe destruktive Erfahrungen mit einer unwillkürlichen Überlebensreaktion ihres Organismus. Diese Überlebens- und Bewältigungsreaktion wird dann als Lebensskript ausgearbeitet und kann später als Skriptsatz mit einer Schlussfolgerung formuliert werden. Die Überlebensreaktion und das Lebensskript sind die damals besten Möglichkeiten, mit einer destruktiven oder traumatisierenden Situation umzugehen. Allerdings sind die automatisch und unbewusst einsetzenden Überlebens- und Skriptreaktionen im Erwachsenenalter häufig selbstdestruktiv.

Vertiefung und Weiterführung I

Lösung der Überlebensreaktion und der Lebensskripte

Bevor wir uns nun der Lösung der Überlebensreaktion und des Lebensskriptes zuwenden, sollten wir uns noch einmal klarmachen, dass die Lebensskripte für die Kind-Ego-States und damit für die Klientinnen unterschiedlich massiv und damit unterschiedlich selbstdestruktiv sein können:

Lebensskripte von bindungsgestörten und neurotisierten Kind-Ego-States

Diese Kind-Ego-States reagieren auf die Bindungsstörungen und Neurotisierungen mit Skriptgefühlen, die sich in Skriptsätzen wie »Ich bin nicht geborgen«, »Ich bin festgehalten«, »Ich werde nur geliebt, wenn ich lieb bin«, »Ich bin nicht so wichtig«, »Ich gehöre nicht dazu« oder »Ich bin nur wertvoll, wenn ich freundlich bin« äußern. Die Skriptschlussfolgerung besteht sehr häufig im Versuch, diese Skriptgefühle durch Anstrengung oder Anpassung zu kompensieren, in der Hoffnung, doch noch gesehen, anerkannt zu werden, dazuzugehören oder geliebt zu werden. Manchmal gibt es auch rebellische, trotzige Schlussfolgerungen wie zum Beispiel: »Ich will gar nicht geliebt werden!« »Dann halt ohne mich!« Diese Lebensskripte sind zwar einengend, blockierend und oft auch überfordernd wie in unserem Fallbeispiel 4 (S.73), aber sie betreffen nicht das grundlegende Existenzgefühl eines Kindes und die Schlussfolgerungen haben meist auch einen positiven, antreibenden Aspekt. Die Lebensskripte von bindungsgestörten und neurotisierten Kind-Ego-States sind meist bewusstseinsnah und können rasch herausgearbeitet und formuliert werden.

Lebensskripte der traumatisierten Kind-Ego-States

Die Lebensskripte der schwer bindungsgestörten und traumatisierten Kind-Ego-States betreffen in aller Regel die existentielle Ebene des physischen und psychischen Überlebens. Sie sind deshalb auch sehr tief im Körper physiologisch verankert. Sie reagieren und agieren deshalb unwillkürlich und sind für die Klienten kaum zu steuern. Diese existentiell bedrohlichen und physiologischen Skriptgefühle lassen sich in folgenden Skriptsätzen ausdrücken: »Ich bin ein Nichts oder Ich bin nicht.« »Ich darf nicht sein.« »Ich bin überhaupt nichts wert.« »Ich bin schmutzig und abscheulich.« »Ich bin böse.« »Ich bin selbst an allem schuld.«

Auch die Schlussfolgerungen von traumatisierten Kind-Ego-States sind massiv selbstdestruktiv: »Deshalb darf ich gar nicht da sein.« »Deshalb muss ich verschwinden.« »Deshalb muss ich mich zu Tode schämen.« »Deshalb macht alles keinen Sinn – das Leben und ich selbst.« »Deshalb vernichte ich mich und alle Beziehungen.« »Deshalb lohnt es sich nicht zu leben.« »Deshalb bestrafe ich mich und mache mich kaputt.« »Deshalb habe ich nie eine Beziehung oder nie Sexualität.«

Bitte beachten!
Selbstdestruktives Verhalten von Klientinnen stammt nicht nur aus den Aktivitäten der Täter- und Täterinnen-Introjekte, sondern wird immer auch von den destruktiven Lebensskripten der Kind-Ego-States verursacht.

Lebensskripte der dissoziierten Kind-Ego-States

Die dissoziierten Kind-Ego-States haben zunächst dieselben Skriptsätze wie die traumatisierten Kind-Ego-States, aber haben als Überlebensreaktion die Dissoziation als Schutzreaktion erfahren, die wir formulieren können: »Deshalb bin ich ganz weg.« »Deshalb gibt es mich nicht mehr.« »Deshalb zeige ich mich nie mehr.«

Lebensskripte der täterangepassten, täterloyalen und täteridentifizierten Kind-Ego-States

Die Ohnmacht, in der die Kind-Ego-States dem Täter oder der Täterin in der traumatisierenden Beziehung ausgeliefert sind, führen zu einer Anpassung mit folgenden Schlussfolgerungen: »Deshalb kann und darf ich mich nicht wehren.« »Deshalb darf ich niemandem davon etwas sagen oder erzählen.« »Wenn ich mich wehre oder es mitteile, wird alles nur noch schlimmer.« »Wenn ich es mitteile, glaubt mir niemand und ich werde ausgelacht.«

Die täterloyalen oder täteridentifizierten Kind-Ego-States gehen noch einen Schritt weiter und haben in der Beziehung zum Täter eine eigene Überlebensschlussfolgerung gezogen: »Damit ich nicht ganz ohnmächtig bin, werde ich es dem Täter recht machen.« »Der Täter ist nicht nur schlimm, deshalb muss ich ihn mögen.« Oder aber: »Auch die Täterin hat es schwer, deshalb helfe ich ihr oder schütze ich sie.« »Wenn ich so bin wie der Täter, kann ich gegenüber dem Täter nichts falsch machen.«

Wir müssen diese täterbezogenen Schlussfolgerungen lösen, damit sich die an den Täter angepassten, täterloyalen und täteridentifizierten Kind-Ego-States aus der Täter- oder Täterinnenbeziehung lösen können und die Täter nicht mehr schützen müssen.

Zwar kann die Destruktivität der verschiedenen Lebensskripte differieren, aber der Prozess der Therapie und Lösung von Lebensskripten bleibt in den Grundzügen für alle Fälle zunächst gleich (Schmale-Riedel, 2016). Bei sehr destruktiven Skripten müssen wir als Therapeutin gegenüber der Dynamik und Macht des Skriptes sehr klar und eindeutig auftreten. Die Lösung der Überlebensreaktion und des Skriptes setzt erst ein, wenn die traumatisierten und dissoziierten Kind-Ego-States geborgen und an ihrem sicheren und heilsamen Ort sind. Nun können sich die Kind-Ego-States auch auf die Lösung ihres Skriptes einlassen, die folgende Prozessschritte umfasst:

Einladung der Kind-Ego-States zur Lösung des Skriptes

Wir bitten die Klienten, die Kind-Ego-States mit destruktiver Überlebensreaktion und destruktivem Lebensskript zum heilsamen Ort zu rufen. Wir achten darauf, dass der heilsame Ort lösende und befreiende Qualitäten besitzt.

Erklären der Überlebensreaktion und des Lebensskriptes

Wir bitten die Klienten, in ihren Erwachsenen-Ego-States nun in die Begegnung mit den noch skriptgebundenen Kind-Ego-States zu gehen und ihnen die Entstehung und die Funktion der Überlebensreaktion und des Lebensskriptes zu erklären: »Sagen Sie dem Mädchen, dass sein Körper sich damals bei dem schlimmen Verhalten des Großvaters verschlossen hat, um es zu schützen.« Ältere Kind-Ego-States kann man auch direkt bitten, die Entstehung und Teile des Skriptes selbst zu beschreiben.

Formulieren und Würdigen des Skriptes

Wir formulieren zusammen mit der Klientin die erste Überlebensreaktion der Kind-Ego-States in einem Skriptsatz, zum Beispiel: »Mein Körper musste sich zusammenziehen und dicht machen.« Auch das später entstandene Lebensskript des Kind-Ego-States sprechen wir als Satz aus und fragen diesen, ob die Formulierung auch für ihn stimmig ist: »Deshalb mag ich keine körperliche Nähe.« Wir formulieren das Skriptgefühl, die Selbstbeschreibung, die Skriptschlussfolgerung und dann die Prognose. Schließlich würdigen wir das Skript als beste Möglichkeit, die destruktive Situation als Kind oder Jugendliche zu überstehen und dann später diese auch zu verstehen.

Dank für das Skript und Benennung seiner Begrenztheit

Die Klientin sagt dem Kind-Ego-State nun Dank für seine erste spontane Überlebensreaktion und für das daraus entwickelte Lebensskript als Überlebenshilfe, benennt aber auch die Destruktivität des Skriptes: »Sagen Sie dem Jungen, dass der Satz ›Ich werde mich immer anstrengen!‹ früher hilfreich war, aber später den Jungen auch überfordert hat.«

Lösen der Überlebensreaktion über den Körper

Da die unwillkürliche Überlebensreaktion besonders bei schwer bindungsgestörten und traumatisierten Kind-Ego-States im und über den Körper entstand, muss sie auch wieder über den Körper gelöst werden. Wir lassen den Kind-Ego-State über den Körper erleben, dass die Überlebensreaktion heute nicht mehr nötig ist und sie sich lösen kann. Dazu leiten wir die Klientin an, als Erwachsene den Kind-Ego-State in seiner Überlebensreaktion in die Arme zu nehmen, ihm Wärme zukommen zu lassen, ihn gut zu halten, zu streicheln und dabei zu formulieren: »Ich halte dich in deinem Körper, der sich zusammenzieht und sich ekelt. Das darf sich jetzt ganz langsam lösen, weil ich dich und deinen Körper heute und für immer schützen werde.«

Beenden, Lösen und Verabschieden des Lebensskriptes

Nachdem die psychophysiologische Überlebensreaktion gelöst ist, können wir nun das daraus entstandene oder eigenständig entstandene Lebensskript beenden und lösen. Wir zeigen nun dem Kind-Ego-State, dass er heute das Lebensskript, insbesondere auch die destruktive Schlussfolgerung nicht mehr braucht, weil die belastenden Situationen von damals vergangen sind und er sich heute an einem sicheren und heilsamen Ort befindet: »Heute brauchst du nicht mehr erschrecken und diesen alten Satz nicht mehr. Du kannst ihn loslassen und jetzt auflösen.«

Wir können dies dem Kind-Ego-State auch mit einem Bild verdeutlichen: »Dieser Satz ›Ich bin nur etwas wert, wenn ich mich anstrenge‹ kann sich jetzt auflösen, wie eine dunkle Wolke sich am Himmel auflöst und das Blau freigibt. So kannst du jetzt diesen Satz verabschieden und loslassen.«

Ähnlich lösen wir die Skriptsätze der täterangepassten, täterloyalen und täteridentifizierten Kind-Ego-States: »Du wolltest es dem Großvater recht machen oder so sein wie er, damit nicht noch etwas Schlimmeres passiert. Das ist nun nicht mehr nötig. Und du kannst auch deine Rücksicht auf den Großvater aufgeben, stattdessen kannst du dich jetzt ganz frei fühlen.«

Formulierung einer neuen stärkenden Lebensüberschrift

Wir suchen nun zusammen mit den Klientinnen für ihre Kind-Ego-States eine neue konstruktive, die Kind-Ego-States fördernde Lebensüberschrift. Das gelingt am besten, wenn wir nun – nicht rebellisch, sondern bewusst und frei – nach einer erlaubenden Gegenformulierung zum Skript suchen, also zum Beispiel statt der Vernichtungsbotschaft »Du darfst nicht sein« die Lebensbotschaft »Du darfst sein, da sein und leben – und das ist richtig gut und schön«. Für die Schlussfolgerung und die Prognose suchen wir nach einer ermutigenden Botschaft: »Deshalb darfst du jetzt richtig gut großwerden.«

Spüren und Internalisieren der neuen Lebensüberschrift

Wir lassen nun den Kind-Ego-State die neue Lebensüberschrift über den Atem in den Körper aufnehmen, sie im Körper spüren und darin verankern. So wird die neue Lebensüberschrift am besten für den Ego-State und damit auch für die Klientin und ihre Symptomatik wirksam.

Konkretes Symbol für die neue Lebensüberschrift

Wir bitten den Klienten oder die älteren Ego-States, für die neue Lebensüberschrift ein Symbol zu finden, das der Kind-Ego-State erhält. Das könnte ein besonderer Stein oder eine kleine Tierfigur sein. Beides soll den Kind-Ego-State immer wieder an die neue Lebensüberschrift erinnern.

Wir schließen diesen Prozess wieder mit der Bitte an die Klienten ab, zu prüfen, wie die Lösung des Skriptes auch die Symptomatik weiter lösen wird.

Vertiefung und Weiterführung II

Die heilsame Arbeit mit den Verwundungen und Verletzungen der Kind-Ego-States

Wir haben nun für die Kind-Ego-States viele hilfreiche Prozesse, die Erstbeelterung über die Bergearbeit, die Auseinandersetzung mit den internalisierten Ego-States, eine erste Heilungsarbeit (vgl. Kapitel 10) und schließlich die Lösung des Lebensskriptes durchgeführt. Allerdings bleiben besonders bei schwer bindungsgestörten und traumatisierten Kind-Ego-States häufig noch tiefe Verwundungen und Verletzungen zurück.

Bitte beachten!
Auch diese heilsame Arbeit können wir für die leichter bindungsgestörten und neurotisierten Kind-Ego-States anwenden, falls es bei ihnen noch tiefere Enttäuschungen und Verletzungen gibt. Bei den schwer bindungsgestörten und traumatisierten Kind-Ego-States ist die Vernichtungserfahrung meist existentiell so tief, dass sie praktisch immer eine eigene Heilungsarbeit für die erlebten Vernichtungsbedrohungen oder psychischen Vernichtungen brauchen.

Ausgestaltung des heilsamen Ortes für die verwundeten und verletzten Kind-Ego-States

Wir bitten die Klienten gemeinsam mit den noch verletzten Kind-Ego-States zu überlegen, wie ein Ort für die Heilung ihrer Verletzungen aussehen soll. Dann lassen wir die Klientinnen diesen heilenden Ort imaginieren und beschreiben, wodurch wir sie unterstützen können, ihn noch weiter für die spezifischen Verletzungen ihrer Kind-Ego-States auszustatten.

Beschreibung und Würdigung der Wunden und Verletzungen

Wir fragen die Kind-Ego-States, welche Verletzungen zum Beispiel aus Verratserfahrungen, Beschämungen, körperlichen Übergriffen oder existentiellen Bedrohungen zurückgeblieben sind und noch schmerzen: »Was tut dir noch weh, nach dem, was dir angetan wurde? Wo hast du noch Schmerzen von damals?«

Wir verbalisieren die verbleibenden Schmerzen und Verletzungen, würdigen deren Schwere und deren Verbleiben bis heute.

Symbolisierung der Wunden und Verletzungen

Wir bitten nun die Erwachsenen-Ego-States oder die Kind-Ego-States, ein Bild der noch schmerzenden Verletzungen entstehen zu lassen: »Wie sieht diese Verwundung aus. Welches Bild passt dafür?« Sehr häufig werden Bilder von einer Wunde, einem blutenden Herz oder einem dunklen Loch gewählt; oft wird auch beschrieben, dass etwas wie eine Vase zerbrochen oder wie ein Ast abgebrochen ist.

Lindern und Versorgen der Wunden und Verletzungen

Wir bitten nun den Erwachsenen-Ego-State, bei schweren Verletzungen auch einen heilsamen Ressourcen-Ego-State, die Wunden zu versorgen, den Schmerz zu lindern und für sie etwas Heilendes zu tun. Wir können die Wunden mit Heilsalbe eincremen, mit einer Heiltinktur bestreichen oder sie verbinden lassen. Wir können den Kind-Ego-State mit seinen Wunden ein kühlendes Bad in einem See oder ein wärmendes Bad mit Kräuteressenzen nehmen lassen. Wir können heilsame Gerüche inhalieren lassen, Gongs zum Vibrieren bringen oder heilende Musik für die Kind-Ego-States zum Klingen bringen.

Heilungsprozesse geschehen und spüren lassen

Wir laden die Kind-Ego-States ein, die heilsamen Prozesse an den Wunden, Verletzungen und im ganzen Körper zu spüren: »Bitten Sie das Mädchen zu spüren, wie die heilende Salbe jetzt auf der Wunde wirkt, wie sie die Durchblutung fördert und wie sich das Zuwachsen der Wunde jetzt anfühlt.« Dann verankern wir die Gefühle, die mit der Heilung verbunden sind, im Körper.

Beschämung und Scham lösen

Beschämungen und die massiven, meist überflutenden Gefühle der Scham hinterlassen immer auch eine weiter bestehende Reaktionsbereitschaft für Schamgefühle (Zanotta, 2018). Wir sichern dem Kind-Ego-State zu, dass er hier am sicheren und heilsamen Ort nie mehr eine Beschämung erleben wird und die Beschämungen sich jetzt auflösen können. Wir laden die Kind-Ego-States stattdessen ein, sich selbst zu lieben und stolz auf sich zu sein.

Mit bleibenden Narben leben lernen

Wir bereiten die Klientin und ihre betroffenen Kind-Ego-States darauf vor, dass bei schweren Verletzungen auch Narben zurückbleiben, die immer wieder auch schmerzen werden. Dies lässt sich nicht verhindern und sollte auch nicht verhindert werden, sind doch die Narben und die immer wieder auftauchenden Schmerzen auch eine spürbare Erinnerung an das Leid des Kindes oder Jugendlichen damals. Dieses Leid darf nie ganz vergessen werden, gehört es doch zur Biografie und Identität der einzelnen Kind-Ego-States und der Klienten selbst.

Die Heilung der Verwundungen und Verletzungen besonders bei schwer bindungsgestörten und traumatisierten Kind-Ego-States macht diese nun frei, die eigene bisher blockierte Entwicklung wieder aufzunehmen und weiterzuführen.

Vertiefung und Weiterführung III

Nachholende Entwicklungsarbeit für die Kind-Ego-States

Im nun letzten Schritt der Inneren-Kind-Arbeit leiten wir die Kind-Ego-States an, ihre durch die Bindungsstörung, Neurotisierung oder Traumatisierung blockierte Entwicklung wieder aufzunehmen und damit ins Leben hineinzugehen:

Abschied von Trauer und Wut über ungelebtes Leben

Damit die Kind-Ego-States und damit die Klienten wieder ihr Leben aufnehmen können, müssen sie zuerst das bis heute ungelebte und durch das Leid verhinderte Leben betrauern: »Ja, es ist traurig, dass du lange Zeit nicht so fröhlich sein konntest wie andere Kinder.« Auch die Wut darüber, dass diesen Kind-Ego-States das normale Leben von Kindern versagt wurde, muss und darf geäußert werden: »Du darfst zu Recht wütend sein, dass es dir lange Zeit nicht gut gehen konnte.«

Abschied vom Problem und vom Symptom

Die Symptomatik hatte dazu beigetragen, das Leben zu bremsen oder zu blockieren, aber die Symptomatik gehört auch zum bisherigen Leben der Kind-Ego-States und ist gewohnter Teil von ihnen geworden. Deshalb müssen die Kind-Ego-States und die Klienten selbst auch die Symptomatik, insbesondere die vom Lebensskript verursachte Symptomatik eigens verabschieden: »Es ist gut, wenn du dich jetzt von deiner traurigen, lähmenden Seite, die ein Teil von dir geworden ist, verabschiedest.«

Erlaubnis und Einladung zum Leben und zum Lebendigsein

Die Kind-Ego-States brauchen entgegen ihren bisherigen Einschränkungen und Lebensverboten nun eine ausdrückliche Erlaubnis, sich lebendig fühlen und das eigene Leben annehmen zu dürfen: »Ja, du darfst dich wie alle anderen Kinder auch jetzt ganz lebendig fühlen. Und das ist richtig schön.«

Im Grunde ist die Einladung zum Leben und zur Lebendigkeit die Einladung, das freie Kind zu entdecken und nun nachträglich zu leben und zu genießen.

Blockierte Entwicklungsthemen aufgreifen und nachholend entwickeln

Wir schauen nun zusammen mit dem Erwachsenen-Ego-State, welche Entwicklungsthemen besonders blockiert und nicht gelebt werden konnten, so zum Beispiel das Thema der Nähe, die Beziehung zum eigenen Körper oder die blockierte sexuelle Entwicklung (vgl. Kapitel 2). Wir leiten nun – soweit das nicht schon im bisherigen Prozess geschehen ist – den Kind-Ego-State an, diesen bisher blockierten Entwicklungsbereich nachzuholen und zu entwickeln: »Ja, du kannst jetzt lernen, deinen Körper gern zu haben und zu merken, dass er dir auch Lust bereiten kann, so wie du es als Zehnjährige magst.«

In die Entwicklung hineinleben mit einer Timeline

In der Entwicklungsarbeit mit den Kind-Ego-States führen wir diese aus der bisherigen blockierten Timeline in eine Timeline der neuen nachholenden Entwicklung hinein (Nemetschek, 2006; Keweloh, 2018). Wir können mit der Klientin eine Timeline der zukünftigen Entwicklung zum Beispiel mit einem Seil auf dem Boden auslegen und die anstehenden Entwicklungsaufgaben und -schritte symbolisch markieren. Dann lassen wir den Klienten zusammen mit dem Kind-Ego-State auf dieser Timeline in die neue Entwicklung nach vorn in die Zukunft gehen. Wir können die Klientinnen die weitergehende Entwicklung auch imaginieren lassen, indem wir sie mit dem Kind-Ego-State von einem hohen Berg aus auf den zukünftigen Entwicklungsweg blicken lassen, um dann diesen Weg imaginativ zu beschreiten und schließlich konkret im Leben umzusetzen.

Vorbereiten von Rückfällen und des Umgangs mit ihnen

Möglicherweise gibt es auch in Zukunft sogenannte Rückfälle in alte Symptomatiken, in alte Skriptgefühle oder auch in die Aktivierung der internalisierten Ego-States. Diese Rückfälle sind ein Zeichen dafür, dass es an einer bestimmten Stelle noch Unbearbeitetes und Ungeklärtes gibt. Rückfälle sind also für die Erwachsenen-Ego-States ein dringender Impuls, sich wieder mehr um die Kind-Ego-States zu kümmern, sie noch einmal zu beeltern, die internalisierten Ego-States erneut zu begrenzen oder noch ungeklärte Teile des Lebensskriptes zu bearbeiten.

Damit steht nun den Klientinnen und Klienten mit ihren geheilten Kind-Ego-States das Leben offen. Jetzt müssen sie es nur noch leben – und das liegt nicht mehr in unserer Verantwortung.

Statt eines Schlusswortes

Das Innere Kind heilen!

»Das Innere Kind heilen« war im Vorwort des Buches mit einem Fragezeichen versehen. Ich hoffe, dass sich für Sie nun am Ende dieses Fragezeichen aufgelöst hat, vielleicht sogar in ein Ausrufezeichen verwandelt hat. Wir dürfen an der Heilung des Inneren Kindes arbeiten und wir dürfen auf dessen Heilung hoffen. Und ich hoffe, dass Sie immer wieder Heilungsprozesse bei den Menschen, die zu Ihnen kommen, erleben werden. Ich wünsche Ihnen, dass Sie dafür in diesem Buch Wege, die oft auch Umwege sein müssen, gefunden haben und immer wieder neu entdecken werden.

Roland Kachler
Remseck bei Stuttgart

Literaturverzeichnis

Abramowitz, E. G. & Torem, M. S. (2018): The Roots and Evolution of Ego-State Theory and Therapy. International Journal of Clinical and Experimental Hypnosis, 66:4, pp. 353–370.

Asper, K. (1994): Von der Kindheit zum Kind in uns. Olten (Walter).

Berne, E. (2002): Spiele der Erwachsenen: Psychologie der menschlichen Beziehungen. Reinbek bei Hamburg (Rowohlt), 20. Aufl.

Berne, E. (2006): Die Transaktions-Analyse in der Psychotherapie. Eine systematische Individual- und Sozial-Psychiatrie. Paderborn (Junfermann), 2. Aufl.

Biedermann, S. F. (2018): Sexuelle Funktionsstörung nach Traumatisierung. In: Büttner, M. (Hrsg.), Sexualität und Trauma: Grundlagen und Therapie traumaassoziierter sexueller Störungen, Stuttgart (Schattauer).

Bierhoff, H.-W. (2009): Psychologie prosozialen Verhaltens: Warum wir anderen helfen. Stuttgart (Kohlhammer), 2., vollständig überarbeitete Aufl.

Bohne, M. & Ebersberger, S. (2019): Synergien nutzen mit PEP: Die integrative Kompetenz der Prozess- und Embodimentfokussierten Psychologie in Psychotherapie, Beratung und Coaching. Heidelberg (Carl Auer).

Bohus, M. (2019): Borderline-Störung (Fortschritte der Psychotherapie/Manuale für die Praxis). Göttingen (Hogrefe), 2. Aufl.

Bohus, M. & Lieb, K. (2019): Borderline-Persönlichkeitsstörungen (ICD-10 F 6). In: Voderholzer, U. & Hohagen, F. (Hrsg.), Therapie psychischer Erkrankungen, State of Art, München (Elsevier).

Bolle, R. H. (2012): Das Konzept »Inneres Kind« und die Analytische Psychologie nach C. G. Jung. In: Herbold, W. & Sachsse, U. (Hrsg.), Das sogenannte Innere Kind, Stuttgart (Schattauer), 2. Aufl.

Brisch, K. H. (2012): Die Bedeutung von Gewalt in der Paarbeziehung von Eltern für die Psychotherapie mit Kindern. In: Brisch, K. H. (2012), Bindungen – Paare, Sexualität und Kinder. Stuttgart (Klett-Cotta).

Brisch, K. H. (2019): Bindungsstörungen: Von der Bindungstheorie zur Therapie. Stuttgart (Klett-Cotta), 16. Aufl.

Büttner, M. (2018): Einführung in die Thematik. In: Büttner, M., Sexualität und Trauma: Grundlagen und Therapie traumaassoziierter sexueller Störungen, Stuttgart (Schattauer).

Cozolino, L. (2007): Die Neurobiologie menschlicher Beziehungen. Kirchzarten bei Freiburg (VAK).

Daimler, R., Sparrer, I. & von Kibéd, M. (2008): Basics der Systemischen Strukturaufstellungen: Eine Anleitung für Einsteiger und Fortgeschrittene – mit Beiträgen von Insa Sparrer und Matthias Varga von Kibéd. München (Kösel), 6. Aufl.

Dornes, M. (2006): Die Seele des Kindes: Entstehung und Entwicklung. Frankfurt a. M. (Fischer Taschenbuch), 4. Aufl.

Elbert, T. & Schauer, M. (2014): Wenn Gegenwart zur Illusion wird: Spuren belastender Lebenserfahrungen in Genom, Gehirn und Geist. In: Güntürkün, O. & Hacker, J. (Hrsg.), Geist – Gehirn – Genom – Gesellschaft: Wie wurde ich zu der Person, die ich bin? Stuttgart (Wissenschaftliche Verlagsgesellschaft).

Erickson, M. H. & Rossi, E. L. (2016): Hypnotherapie: Aufbau – Beispiele – Forschungen. Stuttgart (Klett-Cotta), 9. Aufl.

Fitzgerald, D. A., Angstadt, M., Jelsone, L. M., Nathan, P. J. & Phan, K. L. (2006): Beyond threat: amygdala reactivity across multiple expressions of facial affect. In: Neuroimage 30 (4), pp. 1441–1448.

Flatten, G. (2011): Posttraumatische Belastungsstörungen. In: Schiepeck, G. (Hrsg.), Neurobiologie der Psychotherapie, Stuttgart (Schattauer), 2. Aufl.

Fonagy, P., Gergely, G., Jurist, E. L. & Target, M. (2019): Affektregulierung, Mentalisierung und die Entwicklung des Selbst. Stuttgart (Klett-Cotta), 7. Aufl.

Forgash, C. & Copeley, M. (2007): Healing the Heart of Trauma and Dissociation: With Emdr and Ego State Therapy. New York (Springer Publishing Company).

Freyd, J. J. (2008): Betrayal trauma. In: Reyes, G., Elhai, J. D. & Ford, J. D. (Eds.): Encyclopedia of Psychological Trauma. New York (John Wiley & Sons).

Fritzsche, K. (2013): Praxis der Ego-State-Therapie. Heidelberg (Carl Auer).

Fritzsche, K. & Hartman, W. (2016): Einführung in die Ego-State-Therapie. Heidelberg (Carl Auer), 3. Aufl.

Glöckner, A. (2000): Lieber Vater, liebe Mutter. Sich von den Schatten der Kindheit befreien. Freiburg (Herder), 2. Aufl.

Hanswille, R. & Kissenbeck, A. (2010): Systemische Traumatherapie. Konzepte und Methoden für die Praxis. Heidelberg (Carl Auer), 2. Aufl.

Hartman, W. (2015): Ego-State-Therapie und heilsame Körperarbeit. DVD. Müllheim/ Baden (Auditorium).

Hartmann, U. & Becker, H. (2013): Störungen der Geschlechtsidentität: Ursachen, Verlauf, Therapie. Wien, New York (Springer).

Heathcote, A. (2010): Eric Berne's development of Ego State Theory: Where did it all begin and who influenced him? In: TAJ, Vol. 40, No. 3–4, 2010, pp. 254–260.

Hecker, T. & Maercker, A. (2015): Komplexe posttraumatische Belastungsstörung nach ICD-11. Beschreibung des Diagnosevorschlags und Abgrenzung zur klassischen posttraumatischen Belastungsstörung. In: Psychotherapeut 2015, 60: 547–561.

Hofmann, A. (Hrsg.) (2014): EMDR: Praxishandbuch zur Behandlung traumatisierter Menschen. Stuttgart (Thieme), 5. Aufl.

Huber, M. (2003): Trauma und die Folgen. Trauma und Traumabehandlung, Teil 1. Paderborn (Junfermann), 4. Aufl.

Huber, M. (2006): Wege der Traumabehandlung. Trauma und Traumabehandlung, Teil 2. Paderborn (Junfermann), 3. Aufl.

Huber, M. (2010): Multiple Persönlichkeiten: Seelische Zersplitterung nach Gewalt. Paderborn (Junfermann).

Johnson, M. H. & de Haan, M. (2015): Developmental Cognitive Neuroscience: An Introduction. Oxford (Wiley Blackwell), 4th Ed.

Jung, C. G. (1976): Die Archetypen und das kollektive Unbewusste. In: Gesammelte Werke Bd. 9/1, 6. Aufl. 1991. Düsseldorf, Zürich (Walter Verlag).

Kachler, R. (2018): Nachholende Trauerarbeit: Hypnosystemische Beratung und Psychotherapie bei frühen Verlusten. Heidelberg (Carl Auer).

Kachler, R. (2019): Hypnosystemische Trauerbegleitung: Ein Leitfaden für die Praxis. Heidelberg (Carl Auer), 5. Aufl.

Kahn, G. (2010): Das Innere-Kinder-Retten: Sanfte Traumaverarbeitung bei Komplextraumatisierung. Gießen (Psychosozial).

Kahn, G. (2018): Sexuelle Komplextraumata: Das Innere-Kinder-Retten als wirksames Verfahren der sanften Traumaverarbeitung. Gießen (Psychosozial).

Kaiser Rekkas, A. (2013): Klinische Hypnose und Hypnotherapie: Praxisbezogenes Lehrbuch für die Ausbildung. Heidelberg (Carl Auer), 6. Aufl.

Kernberg, O. F. (1981): Objektbeziehungen und Praxis der Psychoanalyse. Stuttgart (Klett-Cotta).

Keweloh, A. (2018): Einführung in das Lebensflussmodell. Heidelberg (Carl Auer).

Kirn, T., Echelmeyer, L. & Engberding, M. (2015): Imagination in der Verhaltenstherapie (Psychotherapie: Praxis). Berlin, Heidelberg (Springer), 2. Aufl.

Klass, D., Silverman, P. R. & Nickman, S. L. (Eds.) (1996): Continuing Bonds: New Understanding of Grief. Bristol (Taylor & Francis).

Klöpper, M. (2018): Reifung und Konflikt: Säuglingsforschung, Bindungstheorie und Mentalisierungskonzept in der tiefenpsychologischen Psychotherapie. Stuttgart (Klett-Cotta), 3. Aufl.

Levine, A. L. (2016): Trauma und Gedächtnis: Die Spuren unserer Erinnerung in Körper und Gehirn – Wie wir traumatische Erfahrungen verstehen und verarbeiten. München (Kösel), 2. Aufl.

Levold, T. & Wirsching, M. (Hrsg.) (2016): Systemische Therapie und Beratung – das große Lehrbuch. Heidelberg (Carl Auer).

Maercker, A. (Hrsg.) (2013): Posttraumatische Belastungsstörungen. Berlin, Heidelberg (Springer), 4. Aufl.

Meiss, O. (2016): Hypnosystemische Therapie bei Depression und Burnout. Heidelberg (Carl Auer).

Nemetschek, P. (2006): Systemische Familientherapie mit Kindern, Jugendlichen und Eltern: Lebensfluss-Modelle und analoge Methoden. Stuttgart (Klett-Cotta).

Nijenhuis, E. (2006): Somatoforme Dissoziation: Phänomene, Messung und theoretische Aspekte. Paderborn (Junfermann).

Panksepp, J. (2004): Affective Neuroscience: The Foundations of Human and Animal Emotions. Oxford, New York (Oxford University Press).

Paulsen, S. (2009): Looking Through The Eyes of Trauma and Dissociation. An Illustrated Guide for EMDR Therapists and Clients. Charleston, South Carolina (Booksurge Pub.).

Peichl, J. (2012): Die inneren Trauma-Landschaften: Borderline – Ego-State – Täter-Introjekt. Stuttgart (Schattauer), 2. Aufl.

Peichl, J. (2013): Innere Kritiker, Verfolger und Zerstörer. Ein Praxishandbuch für die Arbeit mit Täterintrojekten. Stuttgart (Klett-Cotta).

Peichl, J. (2018): Integration in der Traumatherapie: Vom Opfer zum Überlebenden. Heidelberg (Carl Auer).

Peichl, J. (2019): Hypnoanalytische Teilearbeit: Ego-State-Therapie mit inneren Selbstanteilen. Stuttgart (Klett-Cotta), 3. Aufl.

Phillips, M. & Frederick, C. (2003): Handbuch der Hypnotherapie bei posttraumatischen und dissoziativen Störungen. Heidelberg (Carl Auer).

Porges, S. W. (2019): Die Polyvagal-Theorie und die Suche nach Sicherheit: Traumabehandlung, soziales Engagement und Bindung. Lichtenau (Probst), 3. Aufl.
Quindeau, I. & Brumlik, M. (Hrsg.) (2012): Kindliche Sexualität (Kindheiten). Weinheim, Basel (Beltz Juventa).
Reddemann, L. (2020): Psychodynamisch Imaginative Traumatherapie: PITT – Das Manual. Ein resilienzorientierter Ansatz in der Psychotraumatologie. Stuttgart (Klett Cotta), 10. Aufl.
Reich, R. & Cierpka, M. (Hrsg.) (2010): Psychotherapie der Essstörungen: Krankheitsmodelle und Therapiepraxis – störungsspezifisch und schulenübergreifend (Lindauer Psychotherapie-Module). Stuttgart, New York (Thieme), 3. Aufl.
Revenstorf, D. (2012): Hypnotherapie: Neurobiologie und Wirksamkeit und klinische Anwendung. Download von http://www.meg-tuebingen.de/5-downloads.htm; abgerufen am 2. 1. 2020.
Revenstorf, D. & Peter, B. (Hrsg.) (2015): Hypnose in Psychotherapie, Psychosomatik und Medizin: Manual für die Praxis. Berlin, Heidelberg (Springer), 3. Aufl.
Roediger, E. (2016): Schematherapie. Grundlagen, Modell und Praxis. Stuttgart (Schattauer), 3. Aufl.
Roth, G. & Strüber, N. (2019): Wie das Gehirn die Seele macht. Stuttgart (Klett-Cotta), 2. Aufl.
Rudolf, G. (2014): Psychodynamische Psychotherapie: Die Arbeit an Konflikt, Struktur und Trauma. Stuttgart (Schattauer), 2. Aufl.
Sachsse, U. (2009): Traumazentrierte Psychotherapie: Theorie, Klinik und Praxis. Stuttgart (Schattauer).
Schauer, M. & Elbert, T. (2010): Dissociation following traumatic stress. In: Zeitschrift für Psychologie/Journal of Psychology 2010; Vol. 218(2): 109–127.
Schauer, M., Elbert, T. & Neuner, F. (2017): Narrative Expositionstherapie (NET) für Menschen nach Gewalt und Flucht. Ein Einblick in das Verfahren. In: Psychotherapeut 2017, 62: 306–313.
Schiepek, G. (Hrsg.) (2011): Neurobiologie der Psychotherapie. Stuttgart (Schattauer), 2., vollständig neu bearbeitete und erweiterte Auflage.
Schmale-Riedel, A. (2016): Der unbewusste Lebensplan: Das Skript in der Transaktionsanalyse. Typische Muster und therapeutische Strategien. München (Kösel), 3. Aufl.
Schmidt, G. (2019): Liebesaffären zwischen Problem und Lösung: Hypnosystemisches Arbeiten in schwierigen Kontexten. Heidelberg (Carl Auer), 8. Aufl.
Schmucker, M. & Köster, R. (2019a): Praxishandbuch IRRT: Imagery Rescripting & Reprocessing Therapy bei Traumafolgestörungen, Angst, Depression und Trauer. Stuttgart (Klett-Cotta), 4. Aufl.
Schmucker, M. & Köster, R. (2019b): »… und wie reagiert das KIND?« Diagnostik und Heilung durch Innere-Kind-Arbeit in der IRRT (Imagery Rescripting & Reprocessing Therapy). Stuttgart (Klett-Cotta).
Schulz von Thun, F. (2013): Miteinander reden, Band 3: Das »Innere Team« und situationsgerechte Kommunikation. Reinbek bei Hamburg (Rowohlt), 28. Aufl.
Schwartz, R. (2018): Systemische Therapie mit der inneren Familie. Stuttgart (Klett-Cotta), 8. Aufl.
Seifert, A. (2003): Kindarchetyp. In: Müller, L. & Müller, A. (Hrsg.), Wörterbuch der Analytischen Psychologie. Düsseldorf, Zürich (Walter Verlag).

Siegler, R., Eisenberg, N., DeLoache, J. & Saffran, J. (2016): Entwicklungspsychologie im Kindes- und Jugendalter. Deutsche Ausgabe hrsg. von S. Pauen. Berlin, Heidelberg (Springer), 4. Aufl.

Sinigaglia, C. & Rizzolatti, G. (2011): Through the looking glass: self and others. Consci. Cogn. 20 (2011), 64–74.

Sporns, O. (2013): The human connectome: Origins and challenges. NeuroImage 80 (2013), 53–61.

Trepel, M. (2015): Neuroanatomie. Struktur und Funktion. München (Elsevier), 6. Aufl.

Tudor, T. (2010): The state of the ego: Then and now. TAJ, Vol. 40, No. 3–4, July–October 2010, S. 261–277.

Tyson, P. & Tyson, R. L. (2012): Lehrbuch der psychoanalytischen Entwicklungspsychologie. Stuttgart, Berlin, Köln (Kohlhammer), 4. Aufl.

van der Hart, O., Nijenhuis, E. & Steele, K. (2009): Das verfolgte Selbst: Strukturelle Dissoziation. Die Behandlung chronischer Traumatisierung. Paderborn (Junfermann).

von Schlippe, A. & Schweitzer, J. (2016): Lehrbuch der systemischen Therapie und Beratung I und II: Limitierte Studienausgabe. Göttingen (Vandenhoeck & Ruprecht).

von Sydow, K. & Borst, U. (Hrsg.) (2018): Systemische Therapie in der Praxis. Weinheim (Beltz).

Watkins, J. G. & Watkins, H. H. (2003): Ego-States – Theorie und Therapie. Heidelberg (Carl Auer).

Weber, G. (Hrsg.) (2017): Zweierlei Glück: Das klassische Familienstellen Bert Hellingers. Heidelberg (Carl Auer), 18. Aufl.

WHO (2019): https://icd.who.int/browse11/l-m/en#/http://id.who.int/icd/entity/585833559; abgerufen am 14. 12. 2019.

Zanotta, S. (2018): Wieder ganz werden: Traumaheilung mit Ego-State-Therapie und Körperwissen. Heidelberg (Carl Auer).

Zum Autor

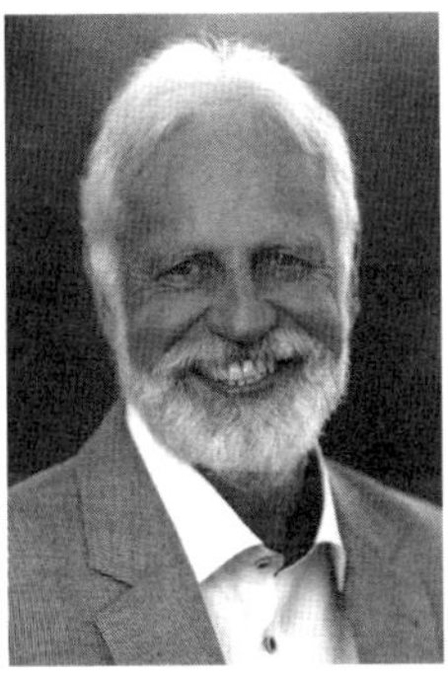

Roland Kachler, Diplom-Psychologe, approbierter Psychologischer Psychotherapeut und evangelischer Theologe, Transaktionsanalytiker CTA (P) (DGTA), Systemischer Paartherapeut (bei Jellouschek ausgebildet), Supervisor (EZI/DGSv), Klinische Hypnose (MEG), Fortbildungen in systemischen Ansätzen und in psychodynamisch-imaginativer Traumatherapie (PITT), Ego-State-Therapie bei Hartmann und Phillips; war lange Jahre Leiter einer psychologischen Beratungsstelle; ist als Paar-, Sexual- und Familientherapeut in eigener Praxis in Remseck bei Stuttgart sowie in der Trauerbegleitung tätig; Vortrags- und Workshoptätigkeit und Autor von Büchern zur Trauerarbeit und zur Paartherapie, zum Beispiel »Die Therapie des Paar-Unbewussten: Ein tiefenpsychologisch-hypnosystemischer Ansatz«, Stuttgart (Klett-Cotta) 2015.

www.klett-cotta.de/fachbuch

Roland Kachler
Psychotherapie bei Komplextraumata
Depotenzierung des Inneren Täters und Heilung der Traumawunden
196 Seiten, broschiert
ISBN 978-3-608-89308-3

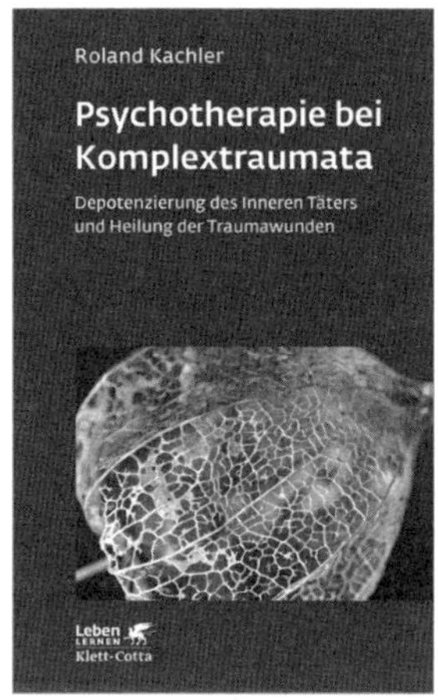

Wie Trauma-Opfer sich von »Inneren Tätern« befreien

Traumatisierungen, die durch Menschen erfolgen, wie bei sexueller, körperlicher oder emotionaler Gewalt, stellen Traumatherapeut:innen immer noch vor große Herausforderungen. Hier werden nun die toxischen Prozesse bei einer Man-made-Traumatisierung ganz neu als Intrusion verstanden, bei der ein Täter gewaltsam in den Innenraum des Opfers eindringt und sein destruktives »Täter-Imprint« hinterlässt. Das führt bei den Betroffenen zu tiefen Verletzungen. Es entstehen bei ihnen ein Trauma-Körper-Haus und ein Trauma-Selbst-Haus mit massiven Traumafolgestörungen. Anhand zahlreicher Behandlungsbeispiele werden Wege zur Traumaheilung aufgezeigt.